临床外科常见疾病综合诊治与护理

张珊珊等主编

吉林科学技术出版社

图书在版编目（ＣＩＰ）数据

临床外科常见疾病综合诊治与护理 / 张珊珊等主编. -- 长春：
吉林科学技术出版社, 2023.7
ISBN 978-7-5744-0756-5

Ⅰ. ①临… Ⅱ. ①张… Ⅲ. ①外科－常见病－诊疗②
外科－常见病－护理 Ⅳ.①R6②R473.6

中国国家版本馆 CIP 数据核字(2023)第 155309 号

临床外科常见疾病综合诊治与护理

主　　编	张珊珊等
出 版 人	宛　霞
责任编辑	刘建民
封面设计	张　璐
制　　版	张　璐
幅面尺寸	185mm×260mm
开　　本	16
字　　数	337 千字
印　　张	13.5
印　　数	1–1500 册
版　　次	2023年7月第1版
印　　次	2024年2月第1次印刷

出　　版	吉林科学技术出版社
发　　行	吉林科学技术出版社
地　　址	长春市福祉大路5788号
邮　　编	130118
发行部电话/传真	0431-81629529 81629530 81629531
	81629532 81629533 81629534
储运部电话	0431-86059116
编辑部电话	0431-81629518
印　　刷	三河市嵩川印刷有限公司

书　　号	ISBN 978-7-5744-0756-5
定　　价	87.00元

编 委 会

前　言

　　普通外科学是临床医学中与各科联系最密切的一个学科,涉及面广,医学整体知识性强,是临床各科的基础。随着医学科学和医学教育事业的发展,有关普通外科学方面的诊治方法和手术水平有了很大提高,医务工作者需要不断用新的知识来丰富自己,鉴于此,由多位有丰富外科临床经验与护理经验的医护学者倾力编写成了这本书。

　　本书内容主要以临床常见外科疾病、多发病为出发点,以诊断、治疗和护理为中心,详细介绍每种疾病的病因、临床表现、诊断、治疗、护理措施等,对临床上经常遇到的疑难问题、重要治疗手段与护理方法等均进行了系统阐述。编写过程中,编委们在参考国内外相关资料的基础上,加入各临床医师多年的经验,使得本书在内容上做到了新颖和一致,以帮助读者能在实践中更方便地应用。

　　由于参加编写的作者较多,写作水平和风格不尽一致,书中难免存在疏漏或错误之处,敬请广,大读者批评指正,以便再版时修订,谢谢。

《临床外科常见疾病综合诊治与护理》编委会

目　录

第一章 神经外科疾病

第一节 脑出血

脑出血(cerebral hemorrhage,CH)是指非外伤性脑实质内血管破裂引起的出血,占全部脑卒中的20%~30%,发生的原因主要与脑血管的病变有关,即与高血脂、糖尿病、高血压、血管的老化、吸烟等密切相关。脑出血的患者往往由于情绪激动、费劲用力时突然发病,早期病死率较高,幸存者中多数留有不同程度的运动障碍、认知障碍、言语吞咽障碍等后遗症。

一、病因

常见病因是高血压合并细小动脉硬化,其他包括脑血管畸形、动脉瘤、血液病、血管炎、瘤卒中等。用力过猛、气候变化、饮酒、情绪激动、过度劳累等为诱发因素。

二、临床表现

1.运动和语言障碍

运动障碍以偏瘫较为多见;言语障碍主要表现为失语和言语含糊不清。

2.呕吐

约一半的患者发生呕吐,可能与脑出血时颅内压增高、眩晕发作、脑膜受到血液刺激有关。

3.意识障碍

意识障碍表现为嗜睡或昏迷,程度与脑出血的部位、出血量和速度有关。在脑较深部位的短时间内大量出血,大多会出现意识障碍。

三、辅助检查

1.CT检查

颅脑CT扫描可清楚显示出血部位、出血量大小、血肿形态、是否破入脑室以及血肿周围有无低密度水肿带和占位效应等。病灶多呈圆形或卵圆形均匀高密度区,边界清楚,脑室大量积血时多呈高密度铸型,脑室扩大。

1周后血肿周围有环形增强,血肿吸收后呈低密度或囊性变。动态CT检查还可评价出血的进展情况。

2.MRI和MRA检查

MRI和MRA检查对发现结构异常,对检出脑干和小脑的出血灶和监测脑出血的演进过程优于CT扫描,对急性脑出血诊断不及CT。

四、诊断与鉴别诊断

(一)诊断

中老年患者在活动中或情绪激动时突然发病,迅速出现局灶性神经功能缺损症状以及头痛、呕吐等颅高压症状应考虑脑出血的可能,结合头颅 CT 检查,可以迅速明确诊断。脑出血诊断主要依据如下所示。

(1)大多数患者为 50 岁以上,有长期的高血压动脉硬化病史。

(2)体力活动或情绪激动时突然发病,有头痛、呕吐、意识障碍等症状。

(3)发病快,在几分钟或几小时内出现肢体功能障碍及颅内压增高的症状。

(4)查体有神经系统定位体征。

(二)鉴别诊断

1.脑梗死

老年人多见,多有动脉粥样硬化的危险因素,可有短暂性脑缺血发作的病史,头痛、恶心、呕吐少见,颅脑 CT、MRI 有助于鉴别。

2.蛛网膜下腔出血

各年龄组均可见,以青壮年多见,多在动态时起病,病情进展急骤,头痛剧烈,多伴恶心、呕吐,多无局灶性神经功能缺损的症状和体征,颅脑 CT、MRI 及脑脊液检查有助于明确诊断。

3.外伤性颅内血肿

外伤性颅内血肿,特别是硬膜下血肿:这类出血以颅内压增高的症状为主,但多有头部外伤史。

五、治疗

主要目的是清除血肿,降低颅内压,挽救生命,其次是尽可能早期减少血肿对周围脑组织的损伤,降低致残率。同时应针对病因,如脑动静脉畸形、脑动脉瘤等进行治疗。脑实质出血主要包括开颅血肿清除术、微创手术、去骨瓣减压术三大类。脑室出血主要包括脑室引流和血块溶解术。

1.开颅血肿清除术

手术的作用是清除血肿,并尽量减少二次伤害。研究表明,小脑出血患者手术减压可降低死亡率,改善功能预后。

建议神经功能恶化或脑干压迫和(或)脑室梗阻性脑积水的小脑出血患者尽快进行血肿清除手术。

2.微创手术

微创手术具有减少手术创伤、缩短手术时间,局部麻醉操作降低麻醉风险等优势,近年来出现了精准立体定向穿刺设备的应用、溶栓药物促进血肿液化引流、手术通道建立后局部药物应用、局部监测等。

3.去骨瓣减压术

当其他选择既不可用也不可行时,神经外科医生可能会采取半颅骨切除术作为最后治疗手段。

4.脑室引流、血块溶解术

脑室出血可见于 45% 的自发性脑出血患者。虽然脑室插管可引流出脑室内的血液和脑脊液,但难以保持引流管通畅,同时脑室内血液引流缓慢,单纯使用脑室插管可能无效。有时使用溶栓药作为脑室插管的一种辅助手段。此外,对伴有意识障碍的脑积水患者可行脑室引流以缓解颅内压增高。

六、护理

（一）术前护理

1. 一般护理

患者在出血急性期或有动脉瘤破裂的危险时应绝对卧床休息,不宜长途运送及过多搬动,翻身应保护头部,动作轻柔,以免加重出血,抬高床头15°～30°,促进脑部血液回流,减轻脑水肿。保持环境安静,限制人员探视,告知患者保持情绪稳定,大便通畅,禁止摒便,尽量卧床休息,避免各种不良刺激诱发血压升高。

2. 严密观察

(1)意识:观察过程中如出现意识下降及肌力、肌张力或言语功能变化,应及时通知医师处理。如患者主诉剧烈的头痛、恶心,并伴有喷射样的呕吐、血压升高,应警惕脑疝发生。

(2)瞳孔:观察瞳孔的大小、形状及直接和间接对光反射,瞳孔先小后大,对光反射迟钝继而消失往往提示该侧脑疝的发生;脑桥部位出血会出现针尖样瞳孔,对光反射消失,伴有中枢性高热;如发现瞳孔忽大忽小,双侧交替变化,对光反射消失伴有眼球歪斜应警惕中脑出血;双侧瞳孔散大和对光反射消失,为生命末期症状。

(3)血压:密切监测血压尤为重要。监测血压时要定部位、定体位和定血压计,以及时发现血压的细微变化。遵医嘱控制血压,必要时根据医嘱给予镇静剂。血压过低引起脑血流灌注不足会加重脑缺血、脑水肿,血压过高则易引起再出血。

(4)体温:体温调节中枢位于丘脑下部,颅脑手术后部分患者会出现发热,一般<38℃。手术数天后出现体温突然上升,且变化不规则,提示颅内或伤口感染。体温常骤然升高(>40℃),不伴有炎症及中毒表现,解热镇痛药无效,提示丘脑部位出血。

（二）术后护理

1. 卧位

开颅术后抬高床头15°～30°以促进脑部血液回流,减轻脑水肿。颅内外血管搭桥术后患者禁头偏向患侧,禁用弹力帽。介入术后患者取平卧位,穿刺下肢制动24h或遵医嘱,对留鞘患者拔鞘后,遵医嘱继续制动。穿刺部位加压包扎24h或遵医嘱。禁做屈髋、屈膝动作。

2. 病情观察

(1)观察脉搏、呼吸、血压、意识、瞳孔、SpO_2及GCS评分,每小时1次,×6次,后改为每2h1次,×12次。若病情需要,可根据医嘱继续观察。其中,血压监测尤为重要,应维持血压在适当范围内,以防诱发脑梗死、脑出血等并发症的发生。

(2)遵医嘱观察穿刺部位足背动脉的搏动、肢体温暖度及伤口敷料有无渗血情况,每半小时1次,×8次。第1次触摸时,可在动脉搏动最显著皮肤上做记号,以便后续观察。如遇搏动减弱或不清,应及时通知医师,在触摸足背动脉搏动的同时可感觉患者下肢的温度,如温度过低应立即通知医师。

(3)观察语言、肢体运动和感觉功能,如有异常,及时通知医师。

3. 饮食护理

鼓励患者多饮水,不食辛辣食物,多食新鲜蔬菜、水果,保持大便通畅。

4. 肝素化护理

术后需肝素化者,按时抽取血标本。以术前白陶土部分凝血活酶时间(kaolin partial

thromboplastin time,KPTT)值 2～3 倍为标准进行,若 KPTT 值高于此标准,及时降低肝素化量;若低于标准,则及时加大肝素化量。其间注意观察患者的皮肤黏膜、口腔黏膜、大便及尿液颜色,一旦发现出血倾向立即通知医师,严重者立即停止肝素化,按医嘱给予鱼精蛋白抗凝。

第二节　颅内动脉瘤

颅内动脉瘤是颅内动脉壁的囊性膨出,是自发性蛛网膜下隙出血(SAH)的首位病因。颅内动脉瘤破裂导致的蛛网膜下隙出血的发病率位于脑血管意外中的第 3 位,仅次于脑梗死和高血压、脑出血,可以发生于任何年龄,但多在 40～60 岁,女性略多于男性。

一、病因

(一)先天性因素

脑动脉管壁的厚度为身体其他部位同管径动脉的 2/3,周围缺乏组织支持,但承受的血流量大,尤其在动脉分叉部。管壁中层缺少弹力纤维,平滑肌较少,由于血流动力学方面的原因,分叉部又最易受到冲击,这与临床发现分叉部动脉瘤最多、向血流冲击方向突出是一致的。管壁的中层有裂隙、胚胎血管的残留、先天动脉发育异常或缺陷(如内弹力板及中层发育不良)都是动脉瘤形成的重要因素。先天动脉发育不良不仅可发展成囊性动脉瘤,也可演变成梭形动脉瘤。

(二)后天性因素

1.动脉硬化

动脉壁发生粥样硬化使弹力纤维断裂及消失,削弱了动脉壁而不能承受巨大压力。硬化造成动脉营养血管闭塞,使血管壁变性。40～60 岁是动脉硬化发展的明显阶段,同时也是动脉瘤的好发年龄,这足以说明二者的相互关系。

2.感染

感染性动脉瘤约占全部动脉瘤的 4%。身体各部的感染皆可以小栓子的形式经血液播散停留在脑动脉的周末支,少数栓子停留在动脉分叉部。颅底骨质感染、颅内脓肿、脑膜炎等也会由外方侵蚀动脉壁,引起感染性或真菌性动脉瘤。感染性动脉瘤的外形多不规则。

3.创伤

颅脑闭合性或开放性损伤、手术创伤,由于异物、器械、骨片等直接伤及动脉管壁,或牵拉血管造成管壁薄弱,形成真性或假性动脉瘤。

二、临床表现

(一)动脉瘤破裂出血症状

未破裂动脉瘤,临床可无任何症状。动脉瘤一旦破裂出血,表现为蛛网膜下隙出血,患者突然剧烈头痛、频繁呕吐、大汗淋漓、体温升高、颈项强直、克氏征阳性,重症者可出现意识障碍,甚至昏迷。部分患者出血前有劳累、情绪激动等诱因,亦有少部分患者无明显诱因或在睡眠中发病。约有 1/3 的患者在动脉瘤破裂后病情进展迅速,且未及时恰当诊治导致呼吸循环衰竭而死亡。

多数动脉瘤破口周围会被凝血块封闭而暂时停止出血,病情逐渐稳定。随着动脉瘤破口周围血块溶解,动脉瘤可能再次破溃出血。再次出血多发生在第 1 次出血后的 2 周内。血液破入蛛网膜下隙后,红细胞破坏分解可产生 5 - 羟色胺、儿茶酚胺等多种血管活性物质,这些物质作用于其周围的脑血管,导致血管痉挛发生,发生率为 21% ~ 62% ,多发生在出血后的 3 ~ 15d。

(二)局灶症状

局灶症状取决于颅内动脉瘤的部位、解剖结构、动脉瘤大小及破裂出血后形成较大血肿对周围脑组织的压迫。颈内动脉后交通动脉瘤和大脑后动脉的动脉瘤常见动眼神经麻痹,表现为单侧眼睑下垂、瞳孔散大、内收、上、下视不能、直、间接对光反应消失。有时局灶症状出现在蛛网膜下隙出血之前,被视为动脉瘤出血的前兆症状,此时应警惕随之而来的蛛网膜下隙出血,如轻微偏头痛、眼眶痛,继之出现动眼神经麻痹等。

大脑中动脉的动脉瘤出血如形成血肿,或其他部位动脉瘤出血后可发生脑血管痉挛,出现偏瘫、失语、视力视野障碍等症状。

三、辅助检查

辅助检查包括 SAH 和脑动脉瘤两个方面的评估诊断。

1. 头颅 CT

主要用于 SAH 的诊断,为首选检查,也可对脑动脉瘤的某些方面做出评估。如果 SAH 后 48h 内进行 CT 扫描,超过 95% 的 SAH 患者可确诊 SAH。出血表现为蛛网膜下隙内高密度(白色)。通过颅脑 CT 扫描还可评定以下方面:

(1)脑室大小:21% 的动脉瘤破裂患者立即发生脑积水。

(2)有占位效应的脑内血肿或大量硬膜下血肿。

(3)脑梗死。

(4)脑池和脑沟中出血量:血管痉挛的重要预后因素。

2. 腰椎穿刺

腰椎穿刺是 SAH 最敏感的检查方法,但目前已不常用。假阳性也可发生,例如穿刺损伤。脑脊液检验阳性表现包括以下两点:

(1)腰椎穿刺压力升高。

(2)性状:①无血凝块的血性液体,连续几管不变清;②脑脊液黄变。黄色变,通常经过 1 ~ 2d 出现(偶尔见于 6h)。如果液体血性非常浓,需要离心沉淀并观察上清液变黄,分光光度计较肉眼观察更精确;③细胞计数。RBC 计数通常大于 100000/mm³,比较第一管与最后一管 RBC 计数(不应该有差别);④蛋白。由于血分解产物而升高;⑤糖。正常或减少(RBC 可以代谢部分糖)。注意:降低脑脊液压力有可能由于增加跨壁压力而促使再出血。所以建议仅用于 CT 不能证实而临床高度怀疑的病例放出少量脑脊液(几毫升)即可,同时应用较细的腰椎穿刺针。

3. 数字减影脑血管造影(DSA)

数字减影脑血管造影是诊断颅内动脉瘤的"金标准",大部分患者可以显示出动脉瘤的部位、大小、形态、有无多发动脉瘤,仅少数患者归于"不明原因 SAH"。另外,脑血管造影还可以显示是否存在血管痉挛及其程度。

脑血管造影的一般原则如下:

(1)首先检查高度怀疑的血管,以防患者病情改变而不得不停止操作。

(2)即使动脉瘤已经显示,建议继续完成全脑血管(4 根血管:双侧颈内动脉和双侧椎动脉)造影,以确诊有无多发动脉瘤并且评价侧支循环状况。

(3)如果确诊有动脉瘤或者怀疑有动脉瘤,应摄取更多的位像以帮助判断和描述动脉瘤颈的指向。

四、诊断与鉴别诊断

(一)诊断

1.确定有无蛛网膜下腔出血(SAH)

出血急性期,CT 确诊 SAH 阳性率极高,安全迅速可靠。腰穿压力升高伴有血性脑脊液常是诊断动脉瘤破裂后蛛网膜下腔出血的直接证据。但颅内压较高时,腰穿要慎重进行。

2.确定病因及病变部位

脑血管造影是确诊颅内动脉瘤的"金标准",能够明确判断动脉瘤的部位、形态、大小、数目、是否存在血管痉挛以及最终手术方案的确定。首次造影阴性,应在 3～4d 后重复造影。CTA 在一定程度上能够代替脑血管造影检查,为动脉瘤的治疗决策提供更多的资料。

(二)鉴别诊断

1.以自发性蛛网膜下腔出血起病的患者

除了颅内动脉瘤破裂出血以外,脑动静脉畸形、硬脑膜动静脉瘘、海绵状血管瘤、烟雾病、脊髓血管畸形等同样能造成自发性蛛网膜下腔出血。脑血管造影检查与头颅的 CT 或 MRI 检查,均能够对相应疾病做出确定的诊断。

2.未破裂出血的高度怀疑颅内动脉瘤的患者

无出血的动脉瘤,在头颅 CT 平扫和强化扫描时需和高密度肿瘤和囊肿鉴别,如发现脑外高密度结节或肿块,应考虑到肿瘤、囊肿、结核瘤、血肿、动脉瘤等。MRI 具有重要鉴别价值,动脉瘤瘤腔流空信号与其他肿瘤明显不同,而血栓 T_1 高信号和含铁血黄素沉积也较具特征。

五、治疗

(一)治疗原则

颅内动脉瘤应进行手术治疗。采取保守治疗的患者约 70% 会死于动脉瘤二次出血。现代显微手术使颅内动脉瘤的手术病死率已降至 2% 以下。据 Hunt 五级分类法,病情在Ⅰ级、Ⅱ级的患者应尽早进行造影和手术治疗。Ⅰ级以下的患者出血后 3～4d 手术夹闭动脉瘤,可以防止动脉瘤再次出血,减少血管痉挛发生。椎－基底动脉或巨大动脉瘤,病情Ⅲ级以上的患者,提示出血严重或存在血管痉挛和脑积水,手术危险性大,应待病情好转后手术。

(二)手术治疗

1.动脉瘤蒂夹闭术

开颅夹闭动脉瘤蒂是最理想的首选方法,它既不阻断载瘤动脉,又能完全彻底清除动脉瘤,保持载瘤及供血动脉继续通畅,维持脑组织正常血运。

2. 动脉瘤孤立术

动脉瘤孤立术则是把载瘤动脉在瘤的远端及近端同时夹闭,使动脉瘤孤立于血液循环之外。但在未能证明脑的侧支供血良好时应慎用。

3. 动脉瘤包裹术

动脉瘤包裹术采用不同的材料加固动脉瘤壁,虽可减少破裂的机会,但疗效无法保证,应尽量少用。

4. 血管内介入治疗

利用股动脉、颈动脉、桡动脉穿刺,将纤细的微导管放置于动脉瘤腔内或瘤颈部位,再经过微导管将柔软的钛合金弹簧圈送入动脉瘤腔内并将其充满,使得动脉瘤腔内血流消失,从而消除再次破裂出血的风险。

六、护理

(一)术前护理

目的在于防止再出血和预防血管痉挛。

1. 卧床休息

绝对卧床休息,适当抬高头部,保持患者安静,对患者及其家属进行健康教育,为患者创造一个安静、清新、舒适的休养环境。

2. 减轻焦虑

评估患者焦虑的程度,给患者提供适当的环境,让患者能够表达自己的焦虑,并且加强患者对疾病认知,尤其是疾病治疗方法及预后的了解。保持患者情绪稳定,避免不良刺激,任何负性情绪都可能导致瘤体破裂,危及患者生命。

3. 控制血压

降低血压是减少再出血的重要措施之一。通常降低基础血压的 10%～20%,高血压患者则可降低动脉收缩压的 30%～50%。若出现头晕、意识障碍等缺血症状,应适当回升血压。

(二)术后护理

1. 一般护理

全麻后取去枕平卧位,头偏向健侧,保持呼吸道通畅;患者清醒后,血压平稳者床头抬高 15°～30°;持续低流量吸氧,床旁心电监护,密切观察意识、瞳孔、生命体征、四肢活动及血氧饱和度情况;特别注意血压变化,根据医嘱控制血压在适当范围,防止术后发生出血;若患者出现头晕、头痛、呕吐、失语、肌力下降等症状,应立即报告医师,尽快采取紧急处理措施。

2. 平稳度过水肿期

由于手术创伤、牵拉致脑组织受刺激,术后 2～4d 可发生脑组织水肿,应准确记录液体出入量,控制入液量,正确应用脱水剂,维持水、电解质平衡。

术后高热患者及时采取降温措施,如头部冰帽、间断酒精擦浴、温水擦浴等,因高热易造成脑组织相对低氧、水肿,加重脑损害。

3. 营养支持

营养治疗是临床治疗的重要组成部分,也是一种基本治疗手段。因此,必须及时有效地补充能量和蛋白质,以减轻机体损耗。评估患者的营养状况,如体重、氮平衡、血浆蛋白、血糖、电解质等,以便及时调整营养素供给量和配方,做好饮食指导。便秘者应多食富含纤维素的食物和蔬菜,必要时服用缓泻剂。

第三节　颅脑损伤

颅脑损伤是暴力直接或间接作用于头部引起颅骨及脑组织的损伤。可分为开放性颅脑损伤和闭合性颅脑损伤。颅脑损伤临床表现为意识障碍、头痛、恶心、呕吐、癫痫发作、肢体瘫痪、感觉障碍、失语及偏盲等。颅底骨折可出现脑脊液耳漏、鼻漏。脑干损伤时可出现意识障碍、去大脑强直,严重时发生脑疝危及生命。重度颅脑损伤以紧急抢救、纠正休克、清创、抗感染及手术为主要治疗方法。

一、病因

和平时期颅脑损伤的常见原因为交通事故、高处坠落、失足跌倒、工伤事故和火器伤;偶见难产和产钳引起的婴儿颅脑损伤。战时导致颅脑损伤的主要原因包括房屋或工事倒塌、爆炸性武器形成高压冲击波的冲击。

二、临床表现

脑震荡患者表现为短暂意识丧失,意识恢复后常有头痛、恶心、呕吐、眩晕等症状;脑挫裂伤和颅内血肿的患者有意识障碍(硬膜外血肿典型的表现为昏迷 - 清醒 - 再昏迷,有中间清醒期)、颅内压增高的表现、神经损害体征、脑膜刺激症状和生命体征的改变等临床特点。

三、辅助检查

颅骨 X 线片可明确有无凹陷骨折。CT 扫描一般均可见受伤处头皮软组织高密度肿胀影,发现颅骨骨折线及颅内血肿存在与否。

四、诊断与鉴别诊断

应从以下八个方面判断伤情:意识状态、生命体征、眼部征象、运动障碍、感觉障碍、小脑体征、头部检查、脑脊液漏合并损伤。另外,还要考虑影响判断的因素如酒后受伤、服用镇静药物、强力脱水后、休克等。颅脑损伤早期诊断除了根据病人的致伤机制和临床征象之外,还要选择快速准确的检查方法,首选 CT 扫描。

五、治疗

1.非手术治疗

绝大多数轻、中型及重型颅脑损伤病人多以非手术治疗为主。非手术治疗主要包括颅内压监护、亚低温治疗、脱水治疗、营养支持疗法、呼吸道处理、脑血管痉挛防治、常见并发症的治疗、水电解质与酸碱平衡紊乱处理、抗菌药物治疗、脑神经保护药物等。

2.手术治疗

颅脑损伤手术治疗原则为救治病人的生命,恢复神经系统的重要功能,降低死亡率和伤残率。手术治疗主要针对开放性颅脑损伤、闭合性颅脑损伤伴颅内血肿或因颅脑外伤所引起的合并症或后遗症。主要手术方式有大骨瓣减压术、开颅血肿清除术、清创术、凹陷性骨折整复术和颅骨缺损修补术。

六、护理

1. 术前护理

(1)迅速建立静脉通路,脑疝患者立即静脉快速输入脱水药。

(2)积极做好手术前患者的各项工作,如剃头、清洁头部皮肤等。

(3)保持呼吸道通畅,重度颅脑损伤患者伴有不同程度的意识障碍,应采取侧卧位或半卧位,头偏向一侧,以利于呼吸道分泌物排出,防止呕吐物误吸引起窒息。舌后坠阻塞呼吸道时,应放置导气管或用舌钳将舌拉出,必要时可行气管切开。

(4)纠正休克,开放性颅脑损伤引起失血性休克,应使患者保持平卧,注意保暖,补充血容量。

(5)有脑脊液耳漏者,头偏向患侧,以便引流,防止脑脊液逆流造成颅内感染。

(6)预防颅内感染,开放性颅脑损伤应及时清创和常规应用抗生素。有脑脊液耳、鼻漏者要注意保持耳、鼻孔及口腔的清洁,尽可能避免挖鼻孔、打喷嚏和咳嗽,严禁填塞或用水冲洗耳、鼻以及经鼻吸痰和置胃管,以免引起逆行感染。定时测体温,密切观察有无颅内感染征象。

2. 术后护理

(1)卧位:术后均应抬高床头 15°~30°,以利于静脉回流,减轻脑水肿。

(2)生命体征的观察:定时监测意识、瞳孔、呼吸、血压等,做好记录。

(3)高热护理:感染或脑损伤均引起高热,应查明原因。体温高时应及时给予降温,保持体温在正常或接近正常范围内。可采用药物及物理降温。对中枢性高热多以物理降温为主,如酒精擦浴、冰水灌肠、冰水洗胃或应用冰毯;必要时行低温冬眠疗法。

第四节 脑脓肿

化脓性病原体侵入脑组织内形成脓肿是一种严重的疾病,患者多危重,需进行急症处理。脑脓肿的发病率约占神经外科住院患者总数的 1.3%;可发生于任何年龄,据统计,11 岁以下的占 14%,11~35 岁占 67.5%,36~55 岁占 1.7%,56 岁以上占 1%。

一、病因

脑脓肿大多数继发于颅外感染,由开放性颅脑损伤直接感染者占少数,根据感染来源可分为以下四点:

(一)邻近感染灶直接蔓延

1. 耳源性脑脓肿

由慢性化脓性中耳炎或乳突炎引起。炎症通过鼓室上壁和中颅窝底向颅内发展,可发生颞叶脓肿,或通过鼓室后壁向颅后窝发展,引起小脑脓肿。脓肿多为单发性,少数为多发或多房性。耳源性脑脓肿约占全部脑脓肿的 48%,2/3 在颞叶,1/3 在小脑半球,在其他部位者很少。目前,由于对中耳炎防治的普及,其发生率已大为减少。

2.鼻源性脑脓肿

额窦炎引起者较多见,感染通过额窦后壁直接蔓延到额叶。筛窦炎可经筛板入颅,或由血栓性静脉炎逆行进入额叶底部。上颌窦炎可经上颌窦后壁蔓延入脑。蝶窦炎可引起颞叶或很少见的鞍内、脑干等处脓肿。

(二)血源性脑脓肿

血源性脑脓肿约占脑脓肿的30%。原发感染病灶最常见于肺脓肿、慢性脓胸、支气管扩张等胸部化脓性炎症,也可源于细菌性心内膜炎、先天性心脏病(特别是发绀型心脏病)、腹部和盆腔器官感染、骨髓炎以及皮肤疖肿、痈肿等感染。胸部感染多由动脉进入脑内。感染栓子多进入大脑中动脉分布区。微小的栓子能通过灰质血管进入白质内(灰质血管的口径较大),故细菌多在白质内生长。面部、头皮、牙周、颅骨等的感染,可经静脉(静脉丛或导静脉)入脑。肝、胆管、泌尿系,子宫及附件等的感染,可经椎旁静脉的吻合支逆行,经椎管静脉丛及椎静脉入脑。血源性脑脓肿发病率较高,占1/3~1/2。

(三)外伤性脑脓肿

外伤性脑脓肿约占9%。主要由开放性颅脑损伤所引起,细菌经伤口或由异物、碎骨片带入脑内,如未及时彻底清创,数周内即可在伤道或异物所在处形成脓肿。非金属异物所引起的脓肿多发生较早,金属异物所致者一般发生较晚,甚至伤后多年才出现脓肿。闭合性颅脑损伤时,脑脓肿可在挫伤、白质软化及出血区发展起来,但较少见。

(四)隐源性脑脓肿

隐源性脑脓肿约占11%,其脓肿感染源不明,称为隐源性脑脓肿。可能是原发感染灶较轻而未被介意或已自愈,但细菌经血行潜伏于脑内,一旦机体抵抗力减弱,潜在的感染灶就发展形成脓肿。

致病菌随感染来源而异。耳源性脑脓肿多为变形杆菌、链球菌、金黄色葡萄球菌、大肠埃希菌或混合感染。鼻源性脓肿多为链球菌和肺炎球菌。胸源性脓肿多为混合性感染,常见致病菌有肺炎双球菌、链球菌、金黄色葡萄球菌等。从肠道而来的感染多为大肠埃希菌、阿米巴原虫。外伤性脓肿以金黄色葡萄球菌和链球菌为多见。少数脑脓肿由产气菌所致,脓腔内可有气体存在。脓液中细菌培养常为阴性,此多由于广泛地使用了抗生素或未做厌氧菌培养之故。厌氧菌脑脓肿的发生率日益增多,多数为链球菌,其次为杆菌和其他球菌。厌氧菌的抵抗力低,如脓液长时间暴露在空气后再培养,则不易生长。

二、临床表现

典型表现具有急性感染症状,颅内压增高症状和脑部定位症状。还可能发生脑疝与脓肿破裂两种危象,二者均可使病情急剧恶化。有些患者全身感染症状不明显,临床易误诊为脑瘤。有些患者合并脑膜炎,仅表现脑膜炎症状,增加了鉴别诊断的困难。

(一)急性感染症状

多数患者有原发感染病史,如耳源性脑脓肿常伴有中耳炎和乳突炎;血源性脑脓肿常伴有胸部化脓性疾患、腹部或盆腔感染、细菌性心膜炎、皮肤疖痈,牙周脓肿等;鼻源性脑脓肿伴有鼻旁窦炎,外伤性脑脓肿伴有头部创伤和颅内感染史。在急性脑炎期,患者可出现发热、恶心、呕吐、头痛、嗜睡、脑膜刺激征等。血常规检查白细胞增多,血沉加快。急性期一般为1~2周,全身及脑部感染症状逐渐消退。如合并明显化脓性脑膜炎者,急性感染症状可延续较久。

脓肿进入局限阶段,临床上可出现一段潜伏期,这时患者全身症状基本消退,仍会有头痛、消瘦、疲乏、淡漠或反应迟钝等症状。此期可延续数周、数月,直到出现严重的颅内压增高和脑部定位症状。

(二)颅内压增高症状

颅内压增高虽在急性脑炎阶段就存在,但大多数患者于脓肿形成后才出现临床症状。头痛在夜间及早晨重,多呈持续性胀痛,阵发性加重,剧烈时常伴有呕吐。半数患者有视盘水肿。由于感染性病变引起周围的脑水肿较重,且颅内压增高进展较快,故脉搏徐缓及血压升高等表现往往比颅内肿瘤患者显著。患者的精神和意识变化也比较明显,出现精神萎靡、淡漠、迟钝,甚至转入昏睡和昏迷。

(三)脑病灶症状

因脓肿部位不同而异。额叶脓肿常出现精神性格改变、表情淡漠、局灶性或全身性癫痫发作、对侧肢体瘫痪、运动性失语(优势半球)等。耳源性颞叶脓肿多位于颞中后部或与颅底粘连,故定位症状可能不明显。脓肿较大时可出现对侧同向偏盲、轻偏瘫、感觉性或健忘性失语(优势半球)等。

顶叶脓肿可有深浅感觉或皮质感觉障碍,优势半球可有失读、失写、计算不能等。耳源性小脑脓肿常伴有枕部疼痛、眼球震颤、同侧肢体肌张力减弱及共济失调、强迫性头位等,晚期可出现后组脑神经麻痹和脑干症状。

(四)脑疝形成或脓肿破裂

脑疝多在脓肿形成后发生。偶尔发生在急性脑炎期或化脓期,系因严重脑水肿所致,颞叶脓肿易发生小脑幕切迹疝,小脑脓肿易引起枕骨大孔疝,而且脓肿所致的脑疝多较脑瘤者发展急剧。当腰椎穿刺放液、大便秘结排便用力时,会使脑疝突然加重,若不及时救治,患者即可迅速死亡。脓肿破裂多数为接近脑室或脑表面的包膜较薄的脓肿,由于脓腔内压力持续增加而发生,也可因周身用力、腰椎穿刺、脑室造影、不恰当的脓肿穿刺等而使其突然破裂,引起急性化脓性脑膜炎或脑室炎。患者突然高热、昏迷、抽搐和明显的脑膜刺激征。脑脊液、脑室液可呈脓性。其病情较急性化脓性脑膜炎更凶险。

三、辅助检查

1. 脑 CT 检查

脑 CT 检查是目前诊断脑脓肿的首选方法。在急性化脓性脑炎阶段,CT 平扫呈边界模糊的低密度区或不均匀的混合密度影,占位效应明显。注射造影剂后,低密度区不增强。在化脓和脓肿包膜形成阶段,平扫呈边界清晰的低密度灶(0~15HU),约 50% 的病例在低密度灶的周边可见等密度或略高密度的环。增强后扫描脓肿内仍为低密度,包膜呈环状强化。如增强后脓肿周边出现完整、薄壁、厚度均一的明显强化,表明包膜形成良好。多房脓肿呈多个相连的环形强化。若脓肿内有气体形成,可见密度更低的气影和液平面。脓肿周围脑组织有显著低密度水肿带,并可见脑室系统受压、推移。

脑脓肿的典型 CT 表现,结合临床资料,术前正确诊断率可达 85% 以上。但是,脑脓肿的环形强化并无特异性,胶质瘤、转移瘤、脑梗死、脑内血肿及脑瘤手术后残腔有时可出现类似的"环征"。因此,应结合病史注意鉴别。

2.磁共振成像(MRI)

在急性化脓性脑炎阶段,T_1 像可见白质内不规则的略低信号区,在 T_2 像病灶呈明显的高信号改变,中心区的信号略低。在炎性坏死灶形成脓液的化脓期,T_1 像脓肿显示为明显低信号区,其周围水肿带则为中度低信号区,T_2 像脓肿呈等到中度的高信号,其周围的水肿变为明显的高信号。脓肿包膜表现为等到高信号的环,在 T_2 像偶可呈低信号改变。用 Gd-DTPA 增强后扫描,T_1 像呈明显的高信号环,中心为无强化的低信号区。MRI 对脑组织内水分含量的变化比 CT 敏感,故对坏死液化和水肿的分辨率比 CT 强,并可根据组织的 T_1 和 T_2 弛豫时间的变化来反映脑组织的改变,能对脑炎早期做出诊断。但对脓肿包膜的确定常不及 CT 敏感。

3.头颅 X 线片

急性期一般颅骨无异常,慢性脑脓肿可显示颅内压增高征象。偶见囊壁钙化或脓肿内积气(产气杆菌感染)。幕上脓肿可见钙化松果体侧移。耳源性及鼻源性脑脓肿可发现乳突、鼻旁窦和颞骨岩部有炎性病变。外伤性脑脓肿可发现颅内碎骨片、金属异物或颅骨骨髓炎等改变。

四、诊断与鉴别诊断

DWI 是现如今能在活体组织中进行水分子扩散测量的方法,基于脑脓肿和囊性肿瘤内囊液的性质不同,可以检测囊液中水分子的弥散受限程度,对两者进行区分。脑脓肿腔内是炎性黏性液体,水分子弥散受限,在 DWI 上一般呈明显高信号,表观弥散系数(ADC)值低,ADC 图呈低信号;脑肿瘤坏死囊变区以浆液为主,水分子弥散相对自由,在 DWI 上呈低信号,ADC 值增高,ADC 图呈高信号。

针对脑脓肿与囊性肿瘤的病理性质不同,MRS 可通过对囊液、囊壁及其周围组织的检测,鉴别脑脓肿与囊肿。在 MRS 检测中,包膜期脑脓肿的坏死中心胞质氨基酸和乳酸(LAC)水平升高,同时伴有或不伴有醋酸和琥珀酸的增高。因在脑肿瘤中也可检测到乳酸信号而无 AA,故 AA(缬氨酸、亮氨酸和异亮氨酸)是诊断脑脓肿的关键性标志。但如果脑脓肿或肿瘤的囊腔较小,囊壁不厚,周围肿瘤组织浸润不明显,MRS 检测将受限。因此,只有在囊腔相对较大、囊壁不规则且较厚时,MRS 对鉴别有一定帮助。

五、治疗

脑脓肿的病情变化较快,凡较重病例均需按急症处理。应根据患者的不同情况、不同病期选用不同的治疗方法。

(一)化脓性脑膜脑炎阶段

一般采用非手术方法治疗。此时选用有效的抗菌药和脱水药,可促使全身感染症状好转及脓肿局限,有时可避免脓肿形成。但应严密观察病情变化。少数脑脓肿,虽经大量抗菌药物和脱水药,病情仍继续发展,出现高颅压,并有发生脑疝趋势时,则不应继续等待,需及时行炎性坏死脑组织切除及减压术,以挽救患者生命。抗菌药物的选择,在致病菌未查明前可选用抗菌谱广和容易通过血-脑屏障的药物,以后根据细菌培养和药敏试验结果,改用对致病菌敏感的抗生素。由于血-脑屏障存在,抗生素剂量要较大才能达到足够的治疗量。例如,青霉素钠盐或钾盐 2400 万 U/d,分 2 次静脉点滴,氨苄西林 200mg/(kg·d),分 2 次静脉点滴,氯霉素 50mg/(kg·d),分 2 次静脉点滴;羧苄西林 600mg/(kg·d),分 2 次静脉点滴;甲硝唑(灭滴灵)20mg/(kg·d),分 2 次静脉点滴;头孢哌酮钠(先锋必)4~8g/d,分 2 次静脉点滴,头孢三嗪(菌必治)2g/d,1 次静脉点滴;头孢呋辛(西力欣)4.5~6g/d,分 3~4 次静脉点滴;头孢他定(复达欣)6.0g/d,分 3 次静脉点滴。为提高抗生素在脑脊液中的有效浓度,必要时可选用 1~2 种抗生素做鞘内注射,或脑室内给药(藉头皮下储液囊)。在用药期间应注意改善患者的全身情况,纠正水、盐、电解质及酸碱的平衡失调,少量多次输新鲜血,以增强患者的抵抗力。为了减轻症状及降低颅压,应同时给予氢氯噻嗪(双氢克尿塞)、呋塞米(速尿)及甘露醇等脱水利尿药。

(二)脑脓肿

当已有脓液形成时,必须以手术治疗为主,同时给予抗菌药物治疗。对包膜尚未完全形成的早期脓肿,个别深在的或多发性小脓肿,或患者年老体弱不能耐受手术,可先采用非手术治疗,但必须严密观察病情变化,定期做 CT 复查。关于手术时机,凡病情较重或当病情恶化时,为防止发生脑疝及脓肿自行破溃,一旦确诊应立即手术;当有脑疝先兆征象时,应进行紧急处理。手术方法有以下两种:

1.穿刺抽脓术

此法简单易行,对脑组织损伤小。1/4~1/3 的患者经 1 次或数次穿刺抽脓后可以治愈。紧急穿刺有时能使已有脑疝的重危患者转危为安,很快清醒。近年来,脑 CT 检查可达到准确定位,穿刺抽脓常作为首选的治疗方法。但有时需反复多次穿刺,疗程较长。对包膜厚、多房性脓肿、脓腔内有异物者不适用。

(1)适应证:脑脓肿患者(急性化脓性脑炎阶段除外)都可以试行穿刺治疗。下列情况,此法应作为首选手术:①脑深部或重要功能区脓肿;②先天性心脏病引起的脑脓肿、年老体弱、婴儿及病情危重不能耐受脓肿切除术者。

下述两种情况不适宜穿刺术治疗:①尚无脓液形成,处于化脓性脑炎阶段的脑脓肿;②经重复多次穿刺抽脓不愈者,表明穿刺术效果不好或为多房性,应改用切除法。

(2)操作方法:采用立体定向穿刺或徒手穿刺法。在距脓肿最近处做头皮小切口及颅骨钻孔,但应避免在中央区或大血管部位施行。十字切开硬脑膜,电凝脑表面小血管,然后按病变方向用脑针进行穿刺,穿过包膜时有阻力感,最好保持针尖在脓腔中央,注意切勿穿透脓肿对侧壁和进入脑室。抽脓时宜缓慢,直至排空为止,并用生理盐水 5mL 缓慢注入脓腔,再缓慢抽出,这样,反复多次。应注意防止脓液污染术野。脑针应由助手固定,勿使移动。脓腔冲洗干净后,可向腔内注入青霉素 5 万~20 万 U 和链霉素 0.5g,或庆大霉素 4 万~8 万 U,或选用其他能鞘内注射的抗菌药物,但剂量不宜过大。最后注入碘苯酯造影剂 1~2mL,将脑针拔出,并用棉片压迫皮质穿刺孔 1 至数分钟,防止脓腔内的液体流出,以免发生癫痫。切口一层缝合,皮下留置一小橡皮片引流 24h。

(3)术后脑 CT 复查:通常 1 次穿刺并不能将脓肿治愈。以后继续观察临床症状,每周摄颅骨 X 线片,或做 CT 复查,如临床症状再度加重或脓肿体积有所增大,应即进行穿刺。重复穿刺不必将伤口打开,可用较粗的腰穿针经皮进行,方法与第一次相同。脓液逐渐转清,脓量逐渐减少,细菌培养转为阴性,临床症状好转及 X 线片或 CT 显示脓肿缩小,表明治疗有效应继续坚持治疗。一般需穿刺 2~3 次,多至 4~5 次。当脓量<2~4mL 或脓肿直径<1.5cm,就可认为已趋治愈,可停止穿刺,但仍应继续随访观察至少半年。如脓肿为多房性、脓肿壁太厚或细菌有耐药性,用穿刺法多不能奏效,应改用脓肿切除术。

2. 脓肿切除术

开颅完整地切除脓肿,治疗彻底,但手术损伤比穿刺法重。

(1)适应证:①包膜形成良好、位于非重要功能区且部位不很深在、患者情况能耐受开颅术;②反复穿刺(3~5次)治疗无效;③多房性脓肿;④聚集的多发性脓肿;⑤脓肿破溃(破入脑室或蛛网膜下隙),应紧急手术切除;⑥外伤性脑脓肿有异物或碎骨片存留。

(2)操作方法:幕上脓肿做骨瓣开颅(或将原有的颅骨缺损区扩大)。硬脑膜做瓣状切开后;用钝头脑针进行探测(抵达包膜有阻力感,不要刺入脓腔),找到脓肿的最表浅部位,切开脑组织(注意避开中央区和言语区),沿包膜分离。应尽量避免使脓肿壁破裂,防止感染扩散。如脓肿张力大,囊壁较薄,或脓肿体积过大,游离摘出有困难,可先用较细针头吸出脓液缩小脓腔,然后将脓肿完整游离摘出。伤口用含有抗生素的生理盐水冲洗干净,缝合硬脑膜。如脑水肿严重则不缝合硬脑膜,去骨瓣减压或留一较宽敞的减压区。小脑脓肿切除后,在病变侧做较大的枕下骨窗减压。

脓肿破入脑室或蛛网膜下隙应争取尽早在数小时内,在脑膜炎尚未形成之前行紧急手术,将包膜全部切除,伤口用抗生素溶液彻底冲洗。如破入侧脑室,将脑室内脓液冲尽,留置引流管,以备术后脑室持续引流数日。多发性脑脓肿可根据其分布情况,1次或分次切除,有些情况可切除、引流或穿刺法并用。

少数所谓"暴发性脑脓肿"经积极非手术治疗,脑部化脓性病灶不能局限,无包膜形成,病变范围仍不断扩大,出现严重颅内压增高或发生脑疝时,可行开颅手术,将化脓和坏死的脑组织用吸引器全部清除,直到显露至正常脑组织,并做减压术。

六、护理

(一)术前护理

1. 一般护理

患者在出血急性期或有动脉瘤破裂的危险时应绝对卧床休息,不宜长途运送及过多搬动,翻身应保护头部,动作轻柔,以免加重出血,抬高床头15°~30°,促进脑部血液回流,减轻脑水肿。保持环境安静,限制人员探视,告知患者保持情绪稳定,大便通畅,禁止摒便,尽量卧床休息,避免各种不良刺激诱发血压升高。

2. 严密观察

(1)意识:观察过程中如出现意识下降及肌力、肌张力或言语功能变化,应及时通知医师处理。如患者主诉剧烈的头痛、恶心,并伴有喷射样的呕吐、血压升高,应警惕脑疝发生。

(2)瞳孔:观察瞳孔的大小、形状及直接和间接对光反射,瞳孔先小后大,对光反射迟钝继而消失往往提示该侧脑疝的发生;脑桥部位出血会出现针尖样瞳孔,对光反射消失,伴有中枢性高热;如发现瞳孔忽大忽小,双侧交替变化,对光反射消失伴有眼球歪斜应警惕中脑出血;双侧瞳孔散大和对光反射消失,为生命末期症状。

(3)血压:密切监测血压尤为重要。监测血压时要定部位、定体位和定血压计,以及时发现血压的细微变化。遵医嘱控制血压,必要时根据医嘱给予镇静剂。血压过低引起脑血流灌注不足会加重脑缺血、脑水肿,血压过高则易引起再出血。

(4)呼吸:呼吸中枢主要位于脑干,可以通过观察呼吸频率、节律及幅度来判断病情变化。不规则的呼吸往往提示脑干出血;颅内压增高初期,呼吸变浅变慢;脑疝发展到中晚期,呼吸转为深而慢,最后出现潮式或叹息样呼吸。

(5)脉搏:影响脉搏的因素很多,在脑血管疾病的患者中,若脉搏由快而弱转为慢而有力,常提示可能发生脑疝,应立即处理。

(6)体温:体温调节中枢位于丘脑下部,颅脑手术后部分患者会出现发热,一般<38℃。手术数天后出现体温突然上升,且变化不规则,提示颅内或伤口感染。体温常骤然升高(>40℃),不伴有炎症及中毒表现,解热镇痛药无效,提示丘脑部位出血。

3.用药护理

(1)为防止血管痉挛,患者术前常使用钙离子通道阻断剂尼莫地平。使用时需用静脉推注泵控制滴速,避光使用,24h维持,根据病情做调整。因尼莫地平制剂中含有一定浓度的乙醇,单独使用可发生心率增快、面部潮红、头痛、头晕及胸闷不适等症状,对血管也有一定的刺激,故尼莫地平必须与另一路补液同时滴注。同时监测血压,收缩压<100mmHg时慎用。

(2)术前行抗血小板治疗,服用小剂量抗凝药的患者,在服药前,应询问患者的过敏史及服药史。抗凝期间严密监测出凝血时间,观察患者齿龈、皮下等有无出血倾向,各种注射后适当延长针眼按压时间。

(二)术后护理

1.卧位

开颅术后抬高床头15°~30°以促进脑部血液回流,减轻脑水肿。颅内外血管搭桥术后患者禁头偏向患侧,禁用弹力帽。介入术后患者取平卧位,穿刺下肢制动24h或遵医嘱,对留鞘患者拔鞘后,遵医嘱继续制动。穿刺部位加压包扎24h或遵医嘱。禁做屈髋、屈膝动作。

2.病情观察

(1)观察脉搏、呼吸、血压、意识、瞳孔、SpO$_2$及GCS评分,每小时1次,×6次,后改为每2h1次,×12次。若病情需要,可根据医嘱继续观察。其中,血压监测尤为重要,维持血压在适当范围内,以防诱发脑梗死、脑出血等并发症的发生。

(2)遵医嘱观察穿刺部位足背动脉的搏动、肢体温暖度及伤口敷料有无渗血情况,每半小时1次,×8次。第1次触摸时,可在动脉搏动最显著皮肤上做记号,以便后续观察。如遇搏动减弱或不清,应及时通知医师,在触摸足背动脉搏动的同时可感觉患者下肢的温度,如温度过低应立即通知医师。

(3)观察语言、肢体运动和感觉功能,如有异常,及时通知医师。

第五节　脑积水

脑积水仅为一种临床表现,凡由各种不同原因引起的脑脊液循环不正常,导致脑脊液在脑室系统内增加,与此同时脑实质容积相应减少,脑室逐渐扩大并伴颅内压力增高称为脑积水。

一、病因

任何引起脑脊液分泌过多、循环通路受阻或吸收障碍的病变都可以引起脑积水。病变性质可以有先天性发育异常、炎症、出血、肿瘤和外伤等。一般在婴幼儿以先天性发育异常多见，在成人以继发性病变多见。

二、临床表现

除梗阻性和交通性高压性脑积水可有颅内压增高的症状或体征外，还可表现为渐进性脑室系统扩大、视力减退、智力降低、尿失禁及小碎步态等。而婴儿及儿童先天性脑积水的共同特点是头颅逐渐增大，其中婴儿脑积水更具其特殊性。可表现为出生后数周或数月头颅呈进行性增大，且脑颅比面颅明显，前额突出，颅缝分离，囟门逐渐增大、加宽、饱满，额颞部静脉逐渐怒张，双眼球呈下视位，视力逐渐减退，严重时失明，智力低下及缺乏情感表现。头颅叩诊可闻"破罐音"，重者可有震颤或水囊感。

三、辅助检查

（一）头围的动态观察（小儿）

头围测量的方法是取前额平眉与枕外隆突之间的周边长度。若出生后一年中的任何一个月内，头围增长的速度＞2cm，应高度怀疑脑积水。

（二）CT 和 MRI 检查

CT 和 MRI 检查可清晰显示梗阻部位、脑室扩大及大脑皮层的厚薄程度。

四、诊断与鉴别诊断

（一）诊断

成人慢性梗阻性脑积水常表现为间断性头痛、头胀、头沉、头晕、耳鸣耳堵、视力下降；婴幼儿梗阻性脑积水多见头颅增大，前囟紧张饱满，颅缝开裂，头皮静脉怒张，落日目，眼球震颤，斜视，可伴有语言、运动功能障碍，抽搐，智力低下。

（二）鉴别诊断

1. 婴儿硬膜下血肿或积液

虽然硬膜下血肿或积液的婴儿也有头颅增大、颅骨变薄，但常伴有视神经乳头水肿，但缺少落日征。CT 扫描可以鉴别。

2. 佝偻病

佝偻病的颅骨不规则增厚，致使额骨和枕骨突出，呈方形颅，貌似头颅增大，但无颅内压增高症状和脑室扩大，却有全身骨骼异常。

3. 脑发育不全

虽然脑室也扩大，但头不大无颅内压增高表现，却有神经功能及智力发育障碍。

五、治疗

以手术治疗为主，可分为针对病因治疗的手术和脑脊液分流术两种。目前临床上常用的分流术是侧脑室－腹腔(V－P)分流术和侧脑室－右心房(V－A)分流术。

1. V－P 分流术

V－P 分流术适用于各类梗阻性脑积水、交通性脑积水、常压性脑积水，有颅内或腹腔内感染、腹腔积液、妊娠、腹腔内粘连、脑室或腹腔内有新鲜出血或出血后的近期脑脊液中蛋白含量过高(＞500mg/L)，以及头部－腹部隧道途径之处有炎症者，均不宜施行此手术。分流管堵塞是最常见的并发症。其他还有分流管装置功能障碍、过度分流或分流不足、引流管移位、感染、消化道症状、假性囊肿形成及脏器穿孔等并发症。

2. V – A 分流术

V – A 分流术适用于各类梗阻性脑积水、交通性脑积水患者。患有先天或后天性心脏疾患和全身、颅内及心血管系统有炎症及体弱婴儿等不宜应用此法。并发症是感染,一旦发生感染必须及时拔除分流管并给予抗感染治疗,以免进一步发展引起细菌性心内膜炎或败血症,从而导致不良后果。

六、护理

（一）术前护理

1. 心理护理

护士应主动关心患者,认真听取患者主诉,加强沟通,及时评估患者的心理、生理需求,耐心解答患者提出的问题并通过播放录像、幻灯、发放健康宣教手册或医护人员的讲解,使患者了解所患疾病的相关知识并清楚地知道自己应如何配合医师、护士进行治疗、护理和康复;对术中、术后可能出现的情况有充分的心理准备和积极的应对措施,从而减轻患者紧张、恐惧心理,增强战胜疾病的信心。

2. 对症护理

严密观察患者的生命体征及意识、瞳孔、GCS 评分、颅高压症状,发现异常及时通知医师,及时处理。对出现共济失调、视力障碍的患者做好安全宣教,防止外伤跌倒。

3. 术前准备

根据手术医嘱做好皮肤及物品准备、手术备血、药物过敏试验;指导患者练习床上大小便、修剪指(趾)甲、沐浴、更换清洁衣裤;手术前一晚 10 时后禁食、禁水;对入睡困难者,可遵医嘱给予口服镇静剂帮助其入睡。

（二）分流术后护理

（1）平卧或侧卧位,床头抬高 15°～30°,有利于颅内静脉回流,降低颅内压。

（2）遵医嘱观察患者的生命体征、SaO_2 及意识、瞳孔、GCS 评分,以及有无颅内高压或颅内低压症状(低颅压综合征表现为:头痛于坐起时加重,平卧时减轻)。V – A 分流术后应观察患者有无气急、呼吸困难、大汗淋漓及肢体偏瘫等情况;观察伤口敷料渗血、渗液情况,保持伤口敷料清洁、干燥。

（3）对 Ommaya 置入并做局部外引流的患者,应妥善固定引流装置;加强观察 Ommaya 储液囊处皮肤有无发红、突起等表现;保持 Ommaya 储液囊处外接头皮针头与无菌引流袋连接的整个引流装置密闭、通畅、无菌。对清醒者,应向其解释并指导其主动合作;对意识障碍者,可用约束带适当加以约束。

（4）遵医嘱定时按压分流泵。如发现有颅内压增高症状且按压分流泵有阻力和切口处有皮下积液时,常表明分流管堵塞。观察患者术后症状有无改善、有无分流过度导致的低颅压性头痛。

第六节 脊髓空洞症

脊髓空洞症是累及脊髓的慢性进行性疾患,属先天性发育性脊髓异常,内有空洞形成。临床特点是肌肉萎缩,相应节段痛温觉消失,触觉和本体觉相应保留,肢体瘫痪及营养障碍等。此病多在 20~30 岁发生,偶可起病于童年,男多于女。起病较隐蔽,病程也较缓慢,经常以手部肌肉萎缩无力或感觉迟钝而引起注意。表现出来的症状也因病变的部位和范围不同而不同。

一、病因

确切病因尚不清楚,可分为先天发育异常性和继发性脊髓空洞症两类,后者罕见。

1. 先天性脊髓神经管闭锁不全

本病常伴有脊柱裂,颈肋,脊柱侧弯,环枕部畸形等其他先天性异常支持这一看法。

2. 脊髓血液循环异常

引起脊髓缺血,坏死,软化,形成空洞。

3. 机械因素

因先天性因素致第四脑室出口梗阻,脑脊液从第四脑室流向蛛网膜下腔受阻,脑脊液搏动波向下冲击脊髓中央管,致使中央管扩大,并冲破中央管壁形成空洞。

二、临床表现

1. 临床表现主要有以下三个方面

(1)感觉异常,通常表现为一侧或两侧上肢痛觉和温度觉减退或消失,或可有麻木感,严重者手被烫伤或刀割伤而不知觉。

(2)运动异常,主要表现为一侧或双侧上肢力量下降,手部肌肉萎缩,严重者小指及无名指不能伸直,手呈爪形。可并有下肢力量下降。

(3)自主神经症状,如一侧肢体和躯干皮肤干燥少汗等。其他,还可能伴有疼痛等症状。

2. 可伴有下列部分或全部症状

(1)颅神经和颈神经症状:声音嘶哑、吞咽困难、颈项部疼痛及活动受限等。

(2)脑干延髓症状:肢体运动障碍,偏瘫和四肢瘫,四肢感觉障碍及大小便障碍等。

(3)小脑症状:共济失调,走路不稳及眼球震颤。

(4)颅内压增高症状:头疼、呕吐、眼底水肿及视力下降等。

三、辅助检查

MRI 检查:空洞显示为低信号,矢状位出现于脊髓纵轴,横切面可清楚显示所在平面空洞的大小及形态。MRI 对本病诊断价值较高。

四、诊断与鉴别诊断

(一)诊断

根据慢性发病和临床表现的特点,有节段性分离性感觉障碍,上肢发生下运动神经元性运动障碍,下肢发生上运动神经元性运动障碍等,多能做出明确诊断,结合影像学的表现,可进一步明确诊断。

（二）鉴别诊断

1.颈椎骨关节病

颈椎骨关节病虽可有上肢的肌萎缩及节段性感觉障碍，但无浅感觉分离，根性疼痛多见，肌萎缩常较轻，一般无营养障碍，病变水平明显的节段性感觉障碍是少见的。颈椎摄片、必要时做脊髓造影以及颈椎 CT 或 MRI 有助于证实诊断。

2.颈肋

颈肋可以造成手部小肌肉局限性萎缩以及感觉障碍，伴有或不伴有锁骨下动脉受压的证据，而且由于在脊髓空洞症中常伴有颈肋，诊断上可以发生混淆。不过颈肋造成的感觉障碍通常局限于手及前臂的尺侧部位，触觉障碍较痛觉障碍更为严重。上臂腱反射不受影响，而且没有锥体束征，当能做出鉴别。颈椎摄片也有助于建立诊断。

五、治疗

脊髓空洞症原来认为是神经内科疾病，予以 B 族维生素、三磷腺苷、辅酶 A、肌苷及镇痛药等对症治疗；历史上亦有用 X 线照射，或放射性核素碘等放射治疗以减缓症状的发展；外科治疗的发展与本病的病因及发病机制等病理生理的了解密切相关。如早年的治疗包括空洞穿刺、脊髓切开空洞引流等手术企图治疗脊髓空洞，为了防止切开的空洞重新闭合，在空洞腔内安放一个支架以防止其闭合。因 Gardner 水动力学理论相应而生的在闩部填充肌肉等以阻断第四脑室与脊髓空洞的交通，阻断了水压对空洞水锤样的冲击，因后脑畸形、小脑扁桃体下疝影响脑脊液循环的理论而行颅后窝减压手术等，而交通性脊髓空洞行脑室分流术即可治愈。手术种类繁多，但根据各种手术的疗效、手术并发症等诸多因素的考虑，目前对脊髓空洞症进行的手术分两大类，即脊髓空洞分流手术和颅后窝减压手术。

1.脊髓空洞分流术

基于空洞穿刺及切开手术疗效不佳，切开的空洞很快就闭合了，故推出脊髓空洞分流手术，将脊髓空洞内的液体经导管分流至脊髓外以使空洞缩小或消失。基于对空洞内的压力和椎管内蛛网膜下隙压力高低的认识不同，有以下两种不同的分流方法，一种是脊髓空洞内的压力高于蛛网膜下隙的压力，故用硅胶管等将空洞内液体引流至蛛网膜下隙，达到治疗目的；另一种是脊髓空洞内压与蛛网膜下隙间无压力差故引流效果不佳，空洞不能闭锁。因此，有学者主张将空洞液分流至腹腔、小脑脑桥三角池、胸腔等压力低的区域。常见的空洞引流术有以下三种：

（1）空洞–蛛网膜下隙引流术：手术具体步骤是选脊髓空洞宽大部位的头端处行椎板切除术，一般切除 1~2 个椎板，切开硬脊膜后在脊髓背侧进入空洞，一般脊髓纵行切开约 0.5cm 即可，亦可在脊神经背根入脊髓处的无血管区切开脊髓进入空洞，这样术后损伤少。当大量空洞内无色透明液体流出后脊髓即塌陷并恢复搏动，然后将分流用的 T 形管缓缓送入脊髓空洞内展平，一般用硅橡胶引流管、带蒂硬脊膜或肌肉，向头部方向插入空洞 2~3cm，并将其固定缝合在脊髓切开部的软膜或蛛网膜上，再将另一端向尾部插入蛛网膜下隙 2~3cm。目的是引流空洞液体，平衡空洞内外压力，以阻止空洞进展。

（2）空洞–腹腔引流术：脊柱的手术具体步骤同空洞–蛛网膜下隙引流术，T 形管在空洞内安放好后将长的分流管用缝线固定与蛛网膜及硬脊膜上，严密缝合伤口然后在皮下切口将此长管于腹下部送入盆腔。腹腔是低压系统,空洞－腹腔引流术不仅可避免空洞－蛛网膜下隙引流术的反流现象,而且对空洞内液体有较强的吸引作用。其缺点有感染、低颅压性头痛及引流管阻塞等并发症。

(3)中央管末端开口术:此手术主要是切开终丝及圆锥末端,引流中央管内异常灌注的脑脊液,虽然一部分患者扩大的中央管可延伸到终丝部,但大部分的患者中央管并不是全部开放,空洞是多房的。其优点是比颅后窝减压及空洞切开安全,但手术不能缓解枕大孔区受压,不能阻止空洞的灌注等,治疗上不能首选。此外,还有空洞－胸腔引流术、有空洞－小脑脑桥三角池引流术、带蒂大网膜脊髓移位植入空洞手术、空洞穿刺术及 CO_2 及激光显微手术等,用于治疗脊髓空洞症。但至今尚无一种公认理想的治疗方法。空洞分流术的并发症有分流管阻塞、脊髓栓系综合征、感染、腹腔假性囊肿形成、分流管远端脱节等。分析造成分流管堵塞的原因时发现囊腔液中高蛋白含量是分流管尖端阻塞主要原因之一。

此外,胶质增生经分流管侧孔长入管腔也会造成分流管阻塞。另外,脊髓空洞可有间隔,这些隔可为纵行的也可是横行的,间隔将空洞分成几个小腔,这些小腔可能是相通的,也可能不通,如若不通分流一两个腔而其他腔并不塌陷,多囊性脊髓空洞常见于炎症后脊髓空洞症。有些病例空洞分流术后从影像学上看空洞塌陷,但临床症状在恶化。这是因脊髓栓系综合征所致。脊髓栓系综合征常出现在外伤后脊髓空洞症患者,当分流管停留在脊髓背侧并发生粘连,当脊柱、脊髓移动时在分流管处损伤脊髓,特别是分流管在颈椎活动多的时候,因此当颈活动时症状加重。

2.颅后窝减压术(posterior fossa decompres - sion)

鉴于绝大多数脊髓空洞症合并有 Chiari 畸形,小脑扁桃体下疝在枕大孔区压迫脑干下端和脊髓首端,并影响了脑脊液循环,以致根据 Williams 的颅、椎管压力分离学说提出了颅后窝或枕大孔减压术。早在 1938 年 Panfield 和 Coburn 用颅后窝减压术来治疗 Chiari 畸形并有脊髓空洞症,手术可行一个大范围的颅后窝减压手术,术后小脑扁桃体回缩,脑脊液循环改进,或者行一小的枕大孔减压手术及硬脑膜成形术以达到上述目的。

标准的颅后窝减压术应切除部分枕骨及枕大孔后缘,枕大孔后缘咬除范围不应少于2cm,并应咬除寰椎后弓,如小脑扁桃体下疝严重的则应咬除颈后弓,或直到显露下疝的小脑扁桃体下缘为止。硬脑膜行 Y 形切开,枕窦等应结扎及彻底电灼止血。尽量不打开蛛网膜以免血液进入蛛网膜下隙术后出现蛛网膜粘连。下疝的小脑扁桃体无须切除,特别是下疝的小脑扁桃体与延髓或脊髓常有粘连。切除可能加重粘连部位延髓和脊髓的损伤,但我国张远征、黄延林所报道行颅后窝减压术的部分患者切除了下疝的小脑扁桃体,取得了良好效果,对扩大颅后窝容量、提高减压效果行颅后窝硬脑膜成形术是有益的。可取材于阔筋膜,修补缝合 Y 形切开的硬脑膜,增加颅后窝容量,提高减压效果,并可预防术后脑脊液漏。颅后窝减压手术的术后并发症包括术后脑脊液细胞增多、发热、伤口感染、手术后伤口部脑脊液聚积、颅后窝假性囊肿和呼吸功能紊乱等。

六、护理

(一)术前护理

1.安全护理

由于患者部分肢体冷、热、痛感觉迟钝或消失,护士及家属应防止患者烫伤、压伤、冻伤,谨慎使用热水袋,温度以45℃~50℃为宜。对步态不稳、无力者,要有专人陪护以防止跌倒、坠床等意外发生。

2.术前留置导尿管患者

应做好导管护理,通知手术护士重新安置无菌集尿袋。

(二)术后护理

1.病情观察

全麻术后测量血压为每小时1次,连续3次;观察意识、瞳孔、肌力每小时1次,连续6次,后每2h1次,连续12次。肌力观察主要依据0°~Ⅴ°分级标准。

(1)呼吸的观察:严密观察呼吸频率和呼吸方式。发现呼吸频率、方式改变或呼吸无力时,应及时汇报医师。

(2)脊髓功能的观察:在观察过程中,发现感觉障碍平面上升或四肢肌力减退,应考虑脊髓出血或水肿,必须立即通知医师采取措施。

2.移动

搬动患者时要保持脊柱水平位置,尤其是在搬运高颈位手术患者时,更应注意颈部不能过伸过屈。最好能给患者佩戴颈托,避免搬动造成脊髓损伤。搬运时应采取3人平托法:3位搬运员同时位于患者外侧,分别托起患者的头颈、躯干及下肢,保持患者身体轴线平直不扭曲,将患者轻轻放置在病床上。

3.体位

术后一般取卧位。高颈位手术取坐位者,术后一天可以半坐位。术后以睡木板床或硬垫床为佳。

4.引流管

(1)保持伤口引流管的通畅,观察引流液的色、质、量,翻身时避免引流管脱出,一般引流管在手术后2~3d拔除。

(2)术后不能自行解尿者应给予留置导尿管,保持导尿管的通畅,观察尿液的色、质、量,定时夹取引流管,以训练膀胱功能。鼓励患者多饮水,预防泌尿道感染。

5.伤口

(1)下颈上胸段术后的患者禁止做拥抱用力动作,以免伤口崩裂。

(2)注意术后伤口感染征象,保持敷料的干燥,尤其是骶尾部,污染衣裤应及时更换。伤口感染常在术后3~7d出现,表现为局部搏动性疼痛、皮肤潮红、肿胀、皮温升高、压痛明显,并伴有体温升高,应及时通知医师检查伤口情况。

第七节 脊髓损伤

脊髓损伤可分为原发性脊髓损伤与继发性脊髓损伤。前者是指外力直接或间接作用于脊髓所造成的损伤。后者是指外力所造成的脊髓水肿、椎管内小血管出血形成血肿、压缩性骨折以及破碎的椎间盘组织等形成脊髓压迫所造成的脊髓的进一步损害。

一、病因

实验研究证明,原发性脊髓损伤常常是局部的、不完全性的,而损伤后在局部有大量儿茶酚胺类神经递质如去甲肾上腺素、多巴胺等的释放和蓄积,使脊髓局部微血管痉挛、缺血,血管通透性增加,小静脉破裂,产生继发性出血性坏死。这种脊髓损伤后脊髓中心部分大面积出血性坏死的自毁现象简称为出血性坏死,是脊髓损伤后继发的重要病理过程。脊髓损伤是脊柱骨折的严重并发症,由于锥体的移位或碎骨片突出于椎管内,使脊髓或马尾神经产生不同程度的损伤。

二、临床表现

1. 脊髓损伤

在脊髓休克期间表现为受伤平面以下出现弛缓性瘫痪,运动、反射及括约肌功能丧失,有感觉丧失平面及大小便失禁等。2～4周后逐渐演变成痉挛性瘫痪,表现为肌张力增高,腱反射亢进,并出现病理性锥体束征,胸端脊髓损伤表现为截瘫,颈段脊髓损伤则表现为四肢瘫,上颈椎损伤的四肢瘫均为痉挛性瘫痪,下颈椎损伤的四肢瘫由于脊髓颈膨大部位和神经根的毁损,上肢表现为弛缓性瘫痪,下肢仍以痉挛性瘫痪为主。脊髓半切征:又名 Bnmn – Sequard 征。损伤平面以下同侧肢体的运动及深感觉消失,对侧肢体痛觉和温觉消失。脊髓前综合征:颈脊髓前方受压严重,有时可引起脊髓前中央动脉闭塞,出现四肢瘫痪,下肢瘫痪重于上肢瘫痪,但下肢和会阴部仍保持位置觉和深感觉,有时甚至还保留有浅感觉。脊髓中央管周围综合征多数发生于颈椎过伸性损伤。颈椎管因颈椎过伸而发生急剧溶剂变化,脊髓受皱褶黄韧带、椎间盘或骨刺的前后挤压,使脊髓中央管周围的传导束受到损伤,表现为损伤平面以下的四肢瘫,上肢于下肢,没有感觉分离,预后差。

2. 脊髓圆锥损伤

正常人的脊髓终止于第 1 腰锥体的下缘,因此第 1 腰椎骨折可发生脊髓圆锥损伤,表现为会阴部皮肤鞍状感觉缺失,括约肌功能丧失致大小便不能控制和性功能障碍,两下肢的感觉和运动仍保留正常。

3. 马尾神经损伤

马尾神经起自第 2 腰椎的骶脊髓,一般终止于第 1 骶椎下缘,马尾神经损伤很少为完全性的。表现为损伤平面以下弛缓性瘫痪,有感觉及运动功能障碍及括约肌功能丧失,肌张力降低,腱反射消失,没有病理性锥体束征。

三、辅助检查

1. CT

常规 X 线检查脊椎骨折损伤常常遗漏微小骨折,而且不能清楚的显示椎管和椎管内的改变。使用连续薄层 CT 扫描,可以显示出 X 线片显示不清楚的部分,了解锥体骨折移位,特别是锥体后缘骨折块及向椎管内移位程度,关节突骨折移位,椎板骨折下陷突入椎管的情况,并可在 CT 片上测量椎管的狭窄程度,椎间盘突出压迫脊髓的程度。所以 CT 用于检查脊椎损伤合并脊髓神经损伤非常重要,并为手术入路及内固定物选择提供重要的依据。

2. MRI

MRI 能从纵及横的方向同时清楚显示脊椎及脊髓的改变,在纵向侧位断层片上,不但能清楚显示出锥体、椎板移位压迫脊髓的情况,并能清晰显示脊髓的损伤情况。如脊髓中心出血受压迫情况,横断脊髓的部位、范围、长度等。并可区别脊髓慢性损伤改变的脊髓软化、创伤后脊髓囊肿、脊髓空洞形状及创伤后粘连、血管改变。所以 MRI 不仅可显示脊椎、脊髓的损伤情况,还可早期诊断脊髓病理改变。根据脊髓损伤病灶的性质和范围,判断其预后及指导临床治疗。

四、诊断与鉴别诊断

（一）诊断

根据患者发生脊髓和脊髓损伤事件后出现运动、感觉障碍等症状体征,脊髓损伤程度,结合 CT、X 线检查,可发现脊髓损伤部位的脊柱骨折或脱位,可明确诊断。

（二）鉴别诊断

1. 外伤性癔症性瘫痪

患者受外伤后导致中枢神经功能失调而引起的感觉和运动功能障碍,没有器质性病变。X 线、磁共振成像(MRI)检查等无异常,可引起腹壁及提睾反射。感觉、运动功能障碍和神经分布区不符。

2. 脊髓拴系综合征

好发于儿童和青少年,无外伤史,表现为下肢运动障碍、括约肌功能障碍。磁共振成像(MRD)检查可见增粗、短缩的终丝牵拉脊髓。

3. 椎管内出血

高处坠落等外伤可引起椎管内血管破裂出血形成血肿,发病突然,病变平面以下感觉减退或消失,数小时内会出现肢体瘫痪,磁共振成像(MRI)、CT 检查可诊断。

五、治疗

1. 一般治疗

(1)合适的固定,防止因损伤部位的移位而产生脊髓的再损伤。一般先用颌枕带牵引或持续的颅骨牵引。

(2)减轻脊髓水肿和继发性损害的方法。

1)地塞米松,10～20mg 静脉滴注,连续应用5～7d 后,改为口服,3/d,每次 0.75mg,维持2周左右。

2)甘露醇,20% 甘露醇 250mL 静脉滴注,2/d,连续 5～7 次。

3)甲泼尼龙冲击疗法,每千克体重 30mg 剂量一次给药,15min 静脉注射完毕,休息45min,在以后23h 内以 5.4mg/(kg·h)剂量持续静脉滴注,本法只使用于受伤后8h 内者。

4)高压氧治疗,据动物实验,伤后 2h 进行高压氧治疗效果最好,这显然不适合于临床病例。根据实验经验,一般伤后 4～6h 应用也可收到良好的效果。

3. 手术治疗

只能解除对脊髓的压迫和恢复脊椎的稳定性,目前无法使损伤的脊髓恢复功能。手术的途径和方式视骨折的类型和致压物的部位而定。

手术的指征是以下几点。

(1)脊椎骨折,脱位、有关节突交锁者。

（2）脊柱骨折复位不满意，或仍有脊柱不稳定因素存在者。

（3）影像学显示有碎骨片凸出至椎管内压迫脊髓者。

（4）截瘫平面不断上升，提示椎管内有活动性出血者。MRI显示脊髓内有出血者可在脊髓背侧正中切开脊髓至中央沟，清除血块与积液，有利于水肿的消退。手术后的效果术前难以预料，一般而言，手术后截瘫指数可望至少提高一级，对于完成性截瘫而言，提高一级并不能解决多少问题，对于不完全性截瘫而言，提高一级意味着可能改善生活质量。为此，对于不完全性截瘫者更应持积极态度。这一原则更使用于陈旧性骨折。

六、护理

（一）术前护理

1. 注意病情的观察

及时发现病情变化，及时报告医生给予妥善处理。

2. 心理护理

加强与患者的沟通，了解其心理需求，耐心解答患者提出的问题，并向其讲解所患疾病及栓塞治疗的相关知识。

向患者提供本病成功病例的相关信息，以减轻患者的紧张、恐惧心理，增强治疗疾病的信心。

3. 认真倾听患者主诉

对于患者出现不适症状时，及时报告医生给予相应的治疗和护理措施，以减轻症状及不适。

4. 做好手术前准备工作

根据手术要求做好皮肤及用物准备；指导患者练习床上大小便和床上肢体活动。患者于术前4~6h禁食水，防止呕吐、窒息。术前晚沐浴后及早睡觉，如有入睡困难，可以口服镇静药，以保证较好的身体状况。手术晨，患者洗漱完毕，排空大小便，摘下首饰、手表、假牙等，更换清洁病服。

（二）术后护理

（1）与手术室护士和麻醉师认真交接患者手术中的情况；出室生命体征指标；血管穿刺部位伤口有无血肿、出血及敷料包扎情况。

（2）术后应压迫局部伤口30min至1h，防止局部出血及皮下血肿的发生。

（3）密切观察术侧足背动脉搏动情况及皮肤色泽、温度变化，注意术侧下肢有无肿胀、疼痛，及时发现下肢血栓，立即报告医生给予处理。

（4）遵医嘱观察患者神志、瞳孔、体温、脉搏、呼吸、血压的情况，尤其要密切观察四肢肌力、肌张力及感觉障碍的改善情况。

（5）当手术后患者出现下列情况时有可能发生出血、水肿或梗死。①患者术后背部及躯体、四肢疼痛难忍、烦躁；②感觉障碍加重平面上升，肢体瘫痪及括约肌功能障碍加重。发现以上情况及时报告医生给予相应处理。

（6）术后卧床6~8h，防止穿刺点出血及栓塞球囊脱落而出现危险。

第八节　椎管内肿瘤

椎管内肿瘤也称为脊髓肿瘤,是指生长于脊髓及与脊髓相连接的各种组织包括神经根、硬脊膜、血管及脂肪组织的原发性和继发性肿瘤。根据肿瘤与脊髓、硬脊膜的关系分为硬脊膜外、硬脊膜下、髓内肿瘤三大类。

在临床上常见的肿瘤有神经鞘瘤、脊膜瘤、胶质瘤、先天性肿瘤(上皮样囊肿、皮样囊肿、畸胎瘤)、海绵状血管瘤等。肿瘤可发生于任何年龄,以20~40岁最多见,男性比女性多,脊膜瘤好发于女性。

一、病因

(1)良性脊髓肿瘤仅10%起源于脊髓内神经细胞,2/3是脊膜瘤和雪旺细胞瘤,两者均为良性肿瘤。恶性脊髓肿瘤包括胶质瘤和肉瘤,起源于结缔组织。神经纤维瘤是雪旺细胞瘤的一种类型,可以由雪旺细胞和其他周围支持细胞发生。

(2)最常见的脊髓转移瘤常起源于肺、乳腺、前列腺、肾、甲状腺。淋巴瘤也可扩展到脊髓。

二、临床表现

1.疼痛

神经根痛是椎管内肿瘤最常见的首发症状,以硬膜外肿瘤最多见。疼痛性质多为电灼、针刺、刀切或牵拉感、咳嗽、打喷嚏和用力大便均可使椎管内压力增加而诱发疼痛或使其加剧,夜间痛和平卧痛是椎管内肿瘤较为特殊的症状,患者常被迫"坐睡"。

2.运动障碍及反射异常

在肿瘤平面表现支配区肌群下运动神经元瘫痪(弛缓性瘫痪)及反射减弱或消失,在肿瘤压迫平面以下,表现为上运动神经元瘫痪(痉挛性瘫痪)及反射亢进,圆锥和马尾部肿瘤表现为下运动神经元瘫痪,表现为肌力下降、肌张力加强或减弱;肌肉萎缩、抽搐、肌束震颤。

3.感觉不良和感觉错误

前者有麻木、束带或蚁行感等,后者将冰误为热,抚摸误为刺痛。当感觉纤维功能完全破坏后则产生感觉丧失,其最高界面常代表肿瘤的下界。

4.括约肌功能障碍

表现为排尿困难、尿潴留、尿失禁、阳痿、便秘、便失禁。腰脊髓节段以上肿瘤压迫脊髓时膀胱反射中枢仍存在膀胱充盈时,可产生反射性排尿;腰骶段肿瘤压迫脊髓使膀胱反射中枢受损而失去排尿反射,产生尿潴留;膀胱过度充盈,产生尿失禁。腰节以上脊髓受压产生便秘,腰节以下脊髓受压产生大便失禁。

三、辅助检查

1.脑脊液检查

腰穿行脑脊液测压及试验室检查。

2.X线

了解椎骨的继发性改变,如椎体的吸收、破坏、椎弓根间距增大、椎间孔扩大等。

3. CT 及 MRI

MRI 是脊髓肿瘤最常用的检查方法,可清晰显示病变的范围、特点,结合增强扫描,可直接观察肿瘤形态、部位、大小及与脊髓的关系。

四、诊断与鉴别诊断

(一)诊断

根据临床症状、体征、影像学检查,结合试验室检查,能基本定位诊断,对于肿瘤性质,可能还要依靠术后病理证实。

(二)鉴别诊断

1. 脊髓蛛网膜炎

病程长,发病前多有发热或外伤史。病情可有起伏,症状可间断性缓解。大多数有较广泛的根性疼痛,运动障碍较感觉障碍严重,深感觉障碍比浅感觉障碍明显。感觉平面不恒定,且不对称。自主神经功能出现一般较晚。脑脊液检查细胞数轻度升高,蛋白增高明显。C 线片正常,脊髓碘油检查提示造影剂呈珠状分散,无明显梗阻平面,可与肿瘤鉴别。

2. 椎管内结核

常继发其他部位结核或既往有结核病史,脊柱多有后凸畸形,临床表现多样,不易与其他椎管内占位鉴别。X 线片骨质多有破坏,椎间隙变窄或消失,椎旁可有冷性脓肿阴影。

五、治疗

脊髓肿瘤目前唯一有效的治疗手段是手术切除。手术均在显微镜下行肿瘤切除,达到对神经及血管的最大程度的保护。

1. 良性肿瘤手术治疗

(1)对于不涉及脊柱稳定性者,显微手术切除加椎板复位。

(2)对于导致脊柱不稳者,显微手术切除加脊柱内固定。

2. 恶性肿瘤手术治疗

行肿瘤切除及去椎板减压;影响脊柱稳定性的恶性脊柱肿瘤,可手术行肿瘤切除及脊柱内固定,达到缓解症状及维持脊柱稳定的目的,为术后放化疗或其他治疗提供依据。

六、护理

(一)术前的护理

(1)注意病情的观察:及时发现病情变化及时报告、妥善处理。

(2)心理护理:加强与患者的沟通,了解其心理需求,耐心解答患者提出的问题并向其讲解所患疾病相关知识,向患者提供本病成功病例的相关信息,以减轻患者紧张、恐惧心理,增强手术治疗疾病的信心。

(3)满足患者的基本生活需要,肢体活动障碍者给予帮助。

(4)认真倾听患者主诉,对于患者出现不适症状时,及时报告医生给予相应的治疗和护理措施,以减轻症状及不适。

(5)加强营养。告诉患者尽量不偏食,多食用水果蔬菜,增加肉、蛋、奶的食用,并保证充足的水分,以保证大便通畅及增加机体的抵抗力,适应手术。

(6)做好手术前准备工作:根据手术要求做好皮肤及用物准备;指导患者练习床上大小便

和床上肢体活动、轴位翻身的方法;遵医嘱完成抗生素皮肤试验及手术前备血工作。

（7）患者于手术前一天晚10点禁食,12点禁水,防止麻醉插管刺激造成呕吐、窒息。

（8）术前晚沐浴后及早睡觉,如有入睡困难,可以口服镇静药,以保证较好的身体状况。

（9）手术晨,洗漱完毕,排空大小便,摘下首饰、手表、假牙等,更换清洁病服。

（二）术后护理

（1）因手术需要切开或切除椎板势必造成脊柱稳定性差,故手术后患者需要卧硬板床,要保持床单清洁、平整、干燥。麻醉清醒前应取枕平卧,头偏向一侧,防止分泌物、呕吐物误吸而引起窒息。麻醉清醒后采取平卧或侧卧位。

（2）按全麻手术准备吸引器、吸痰用物、吸氧装置及监护仪器等。

（3）与手术室护士和麻醉师认真交接患者手术中的情况;出室生命体征指标;手术切口敷料包扎及有无渗血渗液;各种管道是否通畅及皮肤受压情况。

（4）遵医嘱观察患者神志、瞳孔、体温、脉搏、呼吸、血压情况,尤其要密切观察四肢肌力、肌张力及感觉情况。

（5）高位颈髓手术后的患者床旁备好气管切开包、气管插管等急救物品,注意密切观察患者呼吸的频率、节律及呼吸肌的运动状态,护士协助患者摆好最有效的呼吸姿势,必要时监测血氧指标了解患者的呼吸功能,根据血气分析情况调节氧气的浓度、流量。当因患者呼吸肌麻痹导致呼吸困难时,遵医嘱用呼吸机辅助呼吸。

（6）对术后的患者翻身时要头、颈、肩在同一水平线"轴式"翻身法,两人动作协调,以防脊髓再损伤。一般需1~2h翻身一次并按摩受压部位,防止压疮的发生。

（7）创腔引流的护理:妥善固定引流管,引流管的连接处要连接紧密并用无菌治疗巾包裹。引流袋必须低于引流口,搬动患者时应先夹闭引流管,防止逆流感染。保持引流通畅,避免引流管受压、扭曲、脱出。严密观察引流液的量、色、质,发现异常及时报告医生给予相应处理。保持引流口敷料清洁、干燥,发现渗血渗液及时报告医生处理。

（8）留置尿管的患者每日消毒尿道口1~2次,定期更换尿袋,保证每日饮水量在2000~2500mL/d。注意观察尿液的颜色、性质,当出现沉淀物、结晶物、颜色深黄时,报告医生处理;尿袋维持低体位引流状态,防受压、打褶;当患者活动时应夹闭尿管,防止逆流增加感染机会;定期夹闭尿管,帮助患者建立膀胱功能。

第二章 甲乳外科疾病

第一节 原发性甲状旁腺功能亢进

原发性甲状旁腺功能亢进症(primary hyperparathyroidism,PHPT)是由于甲状旁腺腺瘤、增生或癌变引起的甲状旁腺激素合成、分泌过多,并作用于骨、肾、小肠而引起的钙、磷和骨代谢紊乱的一种全身性疾病,表现为骨吸收增加的骨骼病变、肾石病、高血钙症和低磷血症等。甲状旁腺贴附于甲状腺侧叶背面,数目不定,一般为4枚,呈卵圆形或扁平形,平均重量每枚35～40mg。甲状旁腺分泌甲状旁腺激素(parathyroid hormone,PTH),其主要靶器官为骨和肾,对肠道也有间接作用。

PTH的生理功能是调节体内钙的代谢并维持钙和磷的平衡,促进破骨细胞的发挥作用,使骨钙(磷酸钙)溶解释放入血,致血钙和血磷浓度升高。原发性甲状旁腺功能亢进在欧美多见,仅次于糖尿病和甲亢,占内分泌疾病的第三位。女性多于男性,(2～4):1,发病率随着年龄的增加而明显增加,多见于绝经后女性,青春期之前极少见。

一、病因

确切病因尚不明确,目前认为主要与以下因素有关:①遗传与基因;②头颈放射治疗;③酗酒;④药物,如噻嗪类利尿药、糖皮质激素、硫氧嘧啶、高血糖素等。

二、临床表现

原发性甲状旁腺功能亢进包括无症状型及症状型两类。无症状型病例可仅有骨质疏松等非特异性症状,约50%无症状型患者只表现血清钙、磷异常和PTH升高,常在普查时因血钙增高而被确诊。4S(moans,groans,stones and bones;悲叹、呻吟、结石、骨病)是本病的典型症状,包括复发性肾石病、消化性溃疡、精神改变及广泛的骨吸收。按其症状可分为三型。

Ⅰ型最为多见,以骨病为主,也称骨型。表现为骨量减少、骨质疏松,广泛的骨关节疼痛,伴明显的压痛,易于发生病理性骨折。骨膜下骨质吸收是本病特点,最常见于颌骨、肋骨、锁骨外1/3端及长骨。

Ⅱ型以肾结石为主,故称肾型。原发性甲旁亢患者肾石病的发生率国外为57%～90%(国内为41%～49%)。患者在长期高血钙后,逐渐发生氮质血症影响肾功能。

Ⅲ型为兼有上述两型的特点,表现为骨骼改变及尿路结石。

其他症状可有消化性溃疡、腹胀、腹痛、神经精神症状、心血管病变、虚弱及关节痛。

三、辅助检查

(1)血钙测定是发现甲状旁腺功能亢进的首要指标,正常人的血钙值一般为2.1～2.5mmol/L,甲状旁腺功能亢进>3.0mmol/L。

(2)70%甲状旁腺功能亢进者血磷浓度降低,<0.8mmol/L。

（3）甲状旁腺激素（PTH）测定值升高。

（4）原发性甲状旁腺功能亢进时，尿中环腺苷酸（cAMP）排出量明显增高。

（5）对可疑病例，可做 B 超、核素扫描或 CT 检查，骨骼 X 线检查，骨密度测定，泌尿系统 B 超检查。

四、诊断与鉴别诊断

（一）诊断

根据病史、骨骼病变、泌尿系结石和高钙血症的临床表现，结合高钙血症、低磷血症、高 PTH 血症、血碱性磷酸酶增高、尿钙增高的实验室检查结果，可做出定性诊断。特别是早期无症状的患者，血 PTH 增高伴有高钙血症是原发性甲旁亢的重要诊断依据。定性诊断明确后，可通过超声波、颈部和纵隔 CT、放射性核素扫描等检查，判断甲状旁腺病变的部位，从而实现定位诊断。

（二）鉴别诊断

主要包括与其他类型甲旁亢的鉴别及相关临床表现的鉴别诊断。

1. 继发性甲旁亢

继发性甲旁亢是指甲状旁腺受到血钙降低的刺激而分泌过量的 PTH 以提高血钙的一种慢性代偿性临床综合征，其血钙水平为降低或正常。常见的原因有慢性肾功能不全、维生素 D 缺乏、肠吸收不良综合征、妊娠和哺乳等。

2. 三发性甲旁亢

三发性甲旁亢是在长期继发性甲旁亢的基础上，受到强烈和持久刺激的甲状旁腺组织已发展为功能自主的增生或腺瘤，血钙水平超出正常，常需要手术治疗。

3. 异位 PTH 综合征

异位 PTH 综合征指由某些非甲状旁腺肿瘤自主分泌过多的 PTH 所引起的甲旁亢。导致异位 PTH 综合征的肿瘤有肺癌、卵巢癌、胰腺癌、肝癌、甲状腺乳头状癌等。

五、治疗

（一）一般治疗

（1）多饮水，限制食物中钙的摄入量。

（2）适当选用降钙素、磷酸盐降低血钙。

（二）手术治疗

1. 甲状旁腺腺瘤

原则是切除腺瘤，对早期病例效果良好。病程长并有肾功能损害的病例，切除腺瘤后可终止甲状旁腺功能亢进的继续损害，但对已有肾功能损害，若属严重者，疗效较差。

2. 甲状旁腺增生

有以下两种手术方法。一是做甲状旁腺次全切除，即切除 1/2 枚腺体，保留 1/2 枚腺体；二是切除所有 4 枚甲状旁腺，同时做甲状旁腺自体移植，并冻存部分腺体，以备必要时应用。

3. 甲状旁腺癌

肿瘤及周围受侵组织的整块切除是甲状旁腺癌的最佳切除范围，包括甲状旁腺肿瘤加同侧甲状腺叶、气管和（或）受累食管壁，可疑或者肿大的同侧局部淋巴结也应一并切除。初次手术后甲状旁腺癌的复发率高达49%~60%。当局部肿瘤再次复发时,再次手术仍然是首选。但是,多数情况下,再次手术依旧无法治愈,最终仍会复发,预后较差。

六、护理

(一)术前护理

1. 病情观察及护理

(1)严密监测血钙情况:血钙较高者,遵医嘱用药将血钙控制在安全范围之内,并加强支持治疗,改善营养,纠正酸中毒。术前当患者血钙>3.2mmol/L应及时给予预防性治疗,给予低钙饮食(100g内含钙量<100mg的食品),如鸡、鸭、萝卜、大葱、马铃薯、西红柿、韭菜、瘦肉等,全日食物含钙量<150mg,忌牛奶、豆腐、排骨等。鼓励患者多饮水,>1500mL/d,并告知饮水的重要性,以促进尿钙排出,并可预防肾结石。

(2)预防骨折:由于血钙高,易造成骨质疏松。嘱患者卧床休息,协助上、下床,避免坠床、摔伤、滑倒造成骨折,使用床档、穿防滑鞋子、保持病房地面干燥。操作时动作轻柔,禁推、拖、拉等硬动作,避免因外力造成患者骨折。

(3)保持大便通畅:由于高血钙引起胃肠蠕动减慢,易出现腹胀、便秘。应鼓励患者多饮水、多吃香蕉等。必要时可予开塞露通便。

(4)高钙危象的观察和护理:患者在高热、精神刺激、脱水、服用过量钙剂和维生素D后易导致大量PTH入血,当血清钙>3.75mmol/L时,可发生高钙危象。密切观察患者有无头痛、肌无力、恶心、呕吐、口渴、多尿,甚至低血压、嗜睡、昏迷,类似酮症高渗性昏迷症状,心律失常或心搏骤停。血钙>3.75mmol/L,即使无症状或症状不明显,亦按高钙危象处理。遵医嘱静脉输注生理盐水,每日补液量2000~3000mL,同时应用利尿剂,促进尿钙排出,但禁用双氢克脲噻(该药可引起血钙升高)。每日测定血清钙、钾,以防大量排尿导致低钾,观察有无低钾现象发生。遵医嘱用磷酸盐、降钙素、依地酸二钠等药物降低血钙浓度。注意补充钠、钾、镁盐。

2. 术前常规准备

(1)协助完成相关术前检查:心电图、B超、出凝血试验、喉镜等。

(2)术晨更换清洁病员服。

(3)术晨建立静脉通道。

(4)皮肤准备:彻底清洗手术区域皮肤,范围为上起唇下,下至乳头水平线,两侧至斜方肌前缘。男患者剃去胡须,女患者耳后长发若影响手术可剪去。

(5)术晨与手术室人员进行患者、药物核对后,送入手术室。

(6)麻醉后置尿管。

(二)术后护理措施

1. 术后护理常规

(1)全麻术后护理常规:了解麻醉和手术方式、术中情况、切口和引流情况;持续低流量吸氧;持续心电监护;床档保护防坠床;严密监测生命体征。

(2)伤口观察及护理:观察伤口有无渗血、渗液,若有,应及时通知医生并更换敷料;观察颈部体征,有无皮下积血、积液,有无颈部迅速肿胀、颈围明显增粗等。

(3)各管道观察及护理:输液管保持通畅,留置针妥善固定,注意观察穿刺部位皮肤;尿管按照尿管护理常规进行,一般术后第一日可拔除尿管,拔管后注意关注患者自行排尿情况;避免头颈部后仰,避免牵拉引流管;血浆引流管参照血浆引流管护理相关要求。

（4）疼痛护理:评估患者的疼痛情况;使用镇痛泵（PCA）的患者,注意检查管道是否通畅,评价镇痛效果是否满意,观察患者有无不良反应,如恶心、呕吐等;遵医嘱给予镇痛药物;提供安静舒适的体位与环境。

2.血浆引流管护理

（1）通畅:定时挤捏管道,使之保持通畅;勿折叠、扭曲、压迫管道;及时倾倒血性液,保持有效负压。

（2）固定:注意正确粘贴胶布,确保牢固;告知患者血浆引流管的重要性,切勿牵拉及自行拔出;若血浆引流管不慎脱出,切勿自行安置血浆引流管,应及时通知医生进行处理。

（3）观察并记录:观察引流液的性状及量;正常情况下手术当天引流液为血性液,24h量＜200mL,以后颜色及量逐渐变淡、减少。若术后24h后仍有新鲜血液流出,或短时间内引出较多鲜红色血液或伴有血凝块,应通知医生,给予止血药物,必要时再次手术止血观察安置血浆引流管处伤口情况;观察患者颈部体征,有无增粗等。

（4）拔管:遵医嘱拔管。

第二节　甲状腺腺瘤

甲状腺肿瘤较常见,可分为良性和恶性两类。甲状腺良性肿瘤最多见的是甲状腺腺瘤。甲状腺腺瘤系来自甲状腺滤泡上皮,少见的有来自甲状腺间质的良性肿瘤如血管瘤、纤维瘤、畸胎瘤。

甲状腺腺瘤是指来自甲状腺滤泡上皮的真性甲状腺良性肿瘤。结节性甲状腺肿的单个结节型、腺瘤型或囊肿型在临床上很难与真性的甲状腺腺瘤区别;甲状腺腺瘤与甲状腺癌亦难区别,依靠病理学确定。病理学对某些类型的甲状腺腺瘤的良恶性也难以定夺,如乳头状腺瘤与乳头状腺癌便难以果断结论,需经较长时间的术后随访。因此,甲状腺腺瘤确切的发病率难以精确统计。

一、病因

本病的确切病因尚不清楚。但在地方性甲状腺肿流行的地区,甲状腺腺瘤的发病率明显增高。临床上能扪及的甲状腺腺瘤一般直径＞1cm,大者可达10～15cm,有完整包膜,或周围有一层薄的被压迫的甲状腺组织。在病理学上,根据甲状腺腺瘤的组织形态可将其分为滤泡型、乳头型、混合型3种。而滤泡型腺瘤根据其滤泡的大小和所含胶质的多少又分为胚胎型、胎儿型、胶质型、Hürthle细胞型4个亚型,这些亚型的区分对临床医师并无多大意义。甲状腺腺瘤以滤泡型最为多见,占全部甲状腺腺瘤的80%～95%;乳头状腺瘤仅占2.0%～3.0%;滤泡型与乳头型之混合型更为少见。有作者报道经手术后病理学证实的甲状腺腺瘤539例中,滤泡型腺瘤占527例（98%）,乳头状腺瘤11例,混合型1例。病理学家对乳头状甲状腺腺瘤的看法上尚有分歧。有的学者认为,乳头状腺瘤实际上是低度恶性的乳头状腺癌,不存在真正的甲状腺乳头状腺瘤;也有的学者认为,确实有乳头状腺瘤存在,可在数十年内无转移或其他恶变表现。目前病理学家较为一致的看法是:凡有 1~2 级分支,为"乳头状腺瘤",而不视为"乳头状腺癌"。临床医师要特别注意的是:对术中快速切片报告为乳头状腺瘤时应提高警惕性,手术范围可适当扩大,而且术后要加强随访,如乳头状腺瘤切除术后 10~15 年无复发、无转移,方可真正确定为"乳头状腺瘤"。正如人体其他部位的腺瘤都有恶变的可能一样,甲状腺腺瘤可以转变为癌,癌变率可达 10%。甲状腺腺瘤可以引起甲亢,发生率约为 20%。

二、临床表现

本病多发生于 20~40 岁的青壮年,女性多于男性。甲状腺腺瘤的唯一表现是甲状腺单个结节。因为甲状腺腺瘤生长缓慢,一般不会引起明显的自觉症状。甲状腺的结节往往是患者自己无意中发觉,或被他人发现,甚至是医师在检查中发现的。如果甲状腺腺瘤较大或部位较为特殊,则可以产生压迫邻近器官的相应症状:如压迫气管出现呼吸困难,压迫食管出现吞咽困难,压迫喉返神经引起声嘶。有的甲状腺腺瘤有囊性变,当用力咳嗽或重体力劳动后,囊内发生出血,腺瘤可以迅速肿大,局部压痛,自觉肿块胀痛。几天后症状消失,腺瘤缩小。

甲状腺腺瘤如瘤体直径 >1cm,临床上即可被触及。甲状腺腺瘤多为圆形或球形结节,边界清楚,表面光滑,质地中等硬,结节随吞咽动作上下移动明显。

对长时间存在的腺瘤,短时间内增大迅速,质地变硬,移动度明显缩小,甚至出现声嘶,或颈部出现肿大的淋巴结,则应考虑腺瘤恶变;如甲状腺腺瘤患者有食欲亢进反而消怕热、多汗、大便次数增加等症状,则应考虑合并有甲亢,属继发性甲亢或自主性功能腺瘤。

三、辅助检查

大部分典型的甲状腺腺瘤通过甲状腺外诊便可明确诊断。通过甲状腺 SPECT 检查或 B 超检查可以得到证实。常规测定 FT_3、FT_4、TSH 排除合并存在的甲亢。

四、诊断与鉴别诊断

(一)诊断

在诊断中应注意以下两个问题:

1.是否为真性的甲状腺腺瘤

因其与甲状腺癌、结节性甲状腺肿的单个结节型、腺瘤型或囊肿型,甚至与亚急性甲状腺炎、淋巴细胞性甲状腺炎的局部表现临床尚难以鉴别,故应做甲状腺 SPECT 检查或甲状腺 B 超检查,甚至行甲状腺结节的细针穿刺抽吸细胞学检查(FNAC)后进行综合分析,以便术前对结节的性质有初步估计。医务人员、患者家属、患者都要有思想准备。值得提出的是"甲状腺囊肿",以往临床上常将甲状腺结节扪之有囊性感、穿刺抽出液体者称为"甲状腺囊肿",其实不妥。因为甲状腺没有原发性囊肿,绝大多数的甲状腺囊肿是甲状腺腺瘤的囊性变,或结节性甲状腺肿的囊性变,或可笼统地称为"甲状腺囊性结节"。大多数甲状腺囊性结节属良性病变,但应警惕少数囊性结节可以为恶性。

2.是否并发有甲亢

通过病史询问,T_3、T_4 测定便可证实。甲状腺腺瘤在手术前应常规检测 T_3、T_4、FT_3、FT_4、TSH 等项目。有的腺瘤本身可以产生过量的甲状腺激素而导致有甲亢,见于自主功能性腺瘤;也有的是腺瘤周围的甲状腺组织可以产生过量的甲状腺激素而导致甲亢,则为继发性甲亢。

（二）鉴别诊断

1.结节性甲状腺肿

甲状腺腺瘤主要与结节性甲状腺肿相鉴别。后者虽有单发结节但甲状腺多呈普遍肿大，在此情况下易于鉴别。一般来说，腺瘤的单发结节长期间仍属单发，而结节性甲状腺肿经长期病程之后多成为多发结节。另外甲状腺肿流行地区多诊断为结节性甲状腺肿，非流行地区多诊断为甲状腺腺瘤。在病理上，甲状腺腺瘤的单发结节有完整包膜，界限清楚。而结节性甲状腺肿的单发结节无完整包膜，界限也不清楚。

2.甲状腺癌

甲状腺腺瘤还应与甲状腺癌相鉴别，后者可表现为甲状腺质硬结节，表面凹凸不平，边界不清，颈淋巴结肿大，并可伴有声嘶、霍纳综合征等。

五、治疗

（一）一般原则

凡诊断为甲状腺腺瘤，都应行手术治疗，对<20岁的年轻人，>40岁的中年人，特别是男性患者的甲状腺腺瘤应及早手术。对B超检查发现的而临床尚未能扪及的小结节，或者临床上可扪及但直径<1cm经B超证实为囊性者，可不急于手术探查，先试服甲状腺素片3~6个月。应逐月随访检查，如结节缩小或消失，便继续服用甲状腺素片，直到完全消失；如结节未消失，甚至反而增大，则应及时手术探查。

甲状腺腺瘤的基本术式是患侧腺叶的次全切除，以往的单纯腺瘤剜出术式已被放弃。术中应坚持做快速切片检查。如快速切片报告为乳头状腺瘤，宜作患侧叶的全切或近全切，并切除峡部。如快速切片报告为癌，则应做患侧叶的全切除、峡部切除及对侧叶的次全切除，根据术中探查情况决定是否作为患侧的颈鞘探查及淋巴结清扫。

（二）术前准备治疗

（1）对甲状腺腺瘤合并有甲亢者，包括有症状且T_3、T_4增高，或无症状但T_3、T_4增高的患者，应在门诊服用抗甲状腺药，使T_3、T_4恢复至正常水平后方可进行术前准备，再行手术治疗。

（2）对合并有感染的甲状腺腺瘤，应在门诊进行抗感染治疗，使急性炎症消退后方可手术。

（3）对年龄较大者，应在门诊进行心、肺、肝、肾等方面的检查和相应的治疗，使患者能耐受手术，如高血压、糖尿病患者应适当得到控制后方可收入院。

（4）凡准备施行手术的甲状腺腺瘤患者，宜在门诊开始术前服碘。卢戈碘液，10滴/次，3次/天，致使腺瘤变小、变硬，以利于手术操作，减少术中出血。

（三）术后继续随诊治疗

甲状腺腺瘤手术后，一般不会出现甲减，无须服用甲状腺素片。甲状腺腺瘤手术后，应定期随访，长期观察。因为甲状腺腺瘤手术中的快速切片及术后的石蜡切片诊断为良性腺瘤，特别是乳头状腺瘤，要确切证实为良性，须经过时间的考验。甲状腺腺瘤切除后，至少随访10~15年无复发或转移，方可下最后定论。因此，对甲状腺腺瘤术后患者，医师要对患者特别说明门诊定期复查的意义。让患者自觉接受定期复查，首次复查的时间是术后3个月或半年，以后每年1次。每次复查时，应进行颈部检查：有否复发性结节，有否有肿大的颈淋巴结。如有可疑,应行甲状腺区域的 B 超检查或甲状腺 SPECT 检查。对前次手术诊断为甲状腺腺瘤,术后出现复发性结节者,除考虑有甲状腺癌之可能外,尚应考虑结节性甲状腺肿;对明显的、较大的、SPECT 显示为冷结节者宜再次手术;对有复发性结节伴有颈淋巴结肿大者,应及早再次手术。

六、护理

(一)术前护理

(1)心理护理:热情接待患者,介绍住院环境。告知患者有关甲状腺肿瘤及手术方面的知识,说明手术的必要性及术前准备的意义,多与患者交谈,消除其顾虑和恐惧;了解其对所患疾病的感受、认识和对拟行治疗方案的想法。

(2)指导患者进行手术体位的练习(将软枕垫于肩部,保持头低、颈过伸位),以利术中手术野的暴露。

(3)指导患者深呼吸,学会有效咳嗽的方法。

(4)对精神过度紧张或失眠者,遵医嘱适当应用镇静剂或安眠药物,使其处于接受手术的最佳身心状态。

(5)充分而完善的术前准备和护理是保证手术顺利进行和预防甲状腺手术术后并发症的关键。

(二)术后护理

1.体位

患者回病室后取平卧位,待其血压平稳或全麻清醒后取高坡卧位,以利呼吸和引流;指导患者保持头颈部于舒适体位,在改变卧位、起身和咳嗽时可用手固定颈部,以减少震动和保持舒适。

2.生命体征观察

在重视术后患者主诉的同时,通过密切观察其生命体征、呼吸、发音和吞咽状况,及早发现甲状腺术后常见的并发症,并及时通知医师、配合抢救;常规在病床旁放置无菌气管切开包;遵医嘱吸氧。

3.饮食

颈丛麻醉者,术后 6h 起可进少量温或凉流质,禁忌过热流质,以免诱发手术部位的血管扩张,加重创口渗血;适当限制肉类、乳品和蛋类等含磷较高食品的摄入,以免影响钙的吸收。

4.引流

对手术野放置橡皮片或引流管者,保持引流通畅,定期观察引流是否有效。

5.监测

加强血钙浓度动态变化的监测;抽搐发作时,立即遵医嘱静脉注射 10% 葡萄糖酸钙10～20mL。

第三节　甲状腺癌

甲状腺癌(thyroid carcinoma)是甲状腺最常见的恶性肿瘤,约占全身恶性肿瘤的1%,女性发病率高于男性。涉及预后的因素很多,以病理类型最为重要。分化良好的甲状腺癌患者,95%可以较长期存活,特别是乳头状腺癌的生物学倾向良好,预后最好,但少数也可间变为恶性程度极高的未分化癌。手术切除是除未分化癌以外各型甲状腺癌的基本治疗方式,并辅助应用放射性核素、甲状腺激素和放射外照射治疗。除髓样癌外,多数甲状腺癌起源于滤泡上皮细胞。

一、病因

1.碘

碘是人体必需的微量元素,碘缺乏导致甲状腺激素合成减少,促甲状腺激素(TSH)水平增高,刺激甲状腺滤泡增生肥大,发生甲状腺肿大,出现甲状腺激素,使甲状腺癌发病率增加,目前意见尚不一致。而高碘饮食可能增加甲状腺乳头状癌的发生率。

2.放射线

用X线照射实验鼠的甲状腺,能促使动物发生甲状腺癌,细胞核变形,甲状腺素的合成大为减少,导致癌变;另外,使甲状腺破坏而不能产生内分泌素,由此引起的TSH大量分泌也能促发甲状腺细胞癌变。

3.促甲状腺激素(TSH)慢性刺激

血清TSH水平增高,诱导出结节性甲状腺肿,给予诱变剂和TSH刺激后可诱导出甲状腺滤泡状癌,而且临床研究表明,TSH抑制治疗在分化型甲状腺癌手术后的治疗过程中发挥重要的作用,但TSH刺激是否是甲状腺癌发生的致病因素仍有待证实。

4.性激素的作用

由于在分化良好的甲状腺癌患者中,女性明显多于男性,因而性激素与甲状腺癌的关系受到重视,有人研究甲状腺癌组织中性激素受体,并发现甲状腺组织中存在性激素受体:雌激素受体(ER)和孕激素受体(PR),而且甲状腺癌组织中ER,但性激素对甲状腺癌的影响至今尚无定论。

二、临床表现

1.发病初期

发病初期多无明显症状,仅在颈部出现单个、质地硬而固定、表面高低不平、随吞咽上下移动的肿块。未分化癌块可在短期内迅速增大,并侵犯周围组织。因髓样癌组织可产生激素样活性物质,患者可出现腹泻、心悸、脸面潮红和血清钙降低等症状,并伴其他内分泌腺体的增生。

2.晚期

癌肿除伴颈淋巴结肿大外,常因喉返神经、气管或食管受压而出现声音嘶哑、呼吸困难或吞咽困难等;若颈交感神经节受压可引起Horner综合征;若颈丛浅支受累可出现耳、枕和肩等处疼痛。甲状腺癌远处转移多见于扁骨(颅骨、椎骨、胸、盆骨等)和肺。

三、辅助检查

1.实验室检查

除血生化和尿常规检查外,还包括测定甲状腺功能,血清降钙素测定有助于髓样癌的诊断。

2.B超检查

B超检查测定甲状腺的大小,探测结节的位置、大小、数目及邻近组织的关系。结节若为实质性且呈不规则反射,则恶性可能大。

3.放射性核素扫描

甲状腺核素扫描和甲状腺摄^{131}I测定。

4.X线检查

颈部X线片可了解有无气管移位、狭窄、肿块钙化及上纵隔增宽。胸部及骨骼摄片有助于排除肺和骨转移的诊断。

5.细针穿刺细胞学检查

细针穿刺细胞学检查系明确甲状腺结节性质的有效方法,该诊断的准确率可达80%以上。

四、诊断与鉴别诊断

对所有甲状腺的肿块,无论年龄大小、单发还是多发,包括质地如何,均应提高警惕。主要根据临床表现,若甲状腺肿块质硬、固定,颈淋巴结肿大,或有压迫症状者,或存在多年的甲状腺肿块,在短期内迅速增大者,均应怀疑为甲状腺癌。结合B超、核素扫描、针吸细胞学检查等,确定肿物性质。

有的患者甲状腺肿块不明显,因发现转移灶而就医时,应想到甲状腺癌的可能。髓样癌患者应排除Ⅱ型多发性内分泌腺瘤综合征的可能。对合并家族史和出现腹泻、颜面潮红、低血钙时应注意。

五、治疗

甲状腺癌的治疗原则是以手术为主的综合治疗。治疗方法主要取决于患者的年龄、肿瘤的病理类型、病变的程度以及全身状况等。以手术为首选,术后辅以内分泌治疗,必要时选用放、化疗在内的综合治疗。

1.手术治疗

甲状腺癌的手术治疗是其主要治疗方法,包括甲状腺本身的手术,以及颈淋巴结清扫。不论病理类型如何,只要有手术指证就应尽可能手术切除。对分化好的乳头状癌或滤泡癌,即使是术后局部复发者也可再次手术治疗。

甲状腺的切除范围与肿瘤的病理类型和分期有关,范围最小的为腺叶加峡部切除,最大至甲状腺全切除。一般多行患侧腺体连同峡部全切除、对侧腺体大部分切除,并根据病情及病理类型决定是否加行颈部淋巴结清扫或放射性碘治疗等。

2.内分泌治疗

甲状腺癌行次全或全切除者应终身服用甲状腺素片,可用甲状腺片或左甲状腺素口服,用药期间定期测定血T_3、T_4和TSH,以此调整用药剂量。一般剂量以控制TSH保持在低水平,但不引起甲亢为宜。

3.放射性核素治疗

术后^{131}I治疗主要适用于45岁以上乳头状腺癌和滤泡状腺癌、多发癌灶、局部侵袭性肿瘤及有远处转移者。

4.放射外照射治疗

放射外照射治疗主要适用于未分化型甲状腺癌。因其恶性程度高、发展迅速,常在发病2～3个月后即出现局部压迫或远处转移症状,故对该类患者通常以外放射治疗为主。

六、护理

(一)术前护理

(1)热情接待患者,了解其对所患疾病的感受,告知患者有关甲状腺肿瘤及手术方面的知识,说明手术的必要性及术前准备的意义,有效缓解焦虑。

(2)指导患者进行手术体位的练习(将软枕垫于肩部,保持头低、颈过伸位),以利术中手术野的暴露。

(3)对精神过度紧张或失眠者,遵医嘱适当应用镇静剂或安眠药物,使其处于接受手术的最佳身心状态。

(4)皮肤准备:男性应剃除胡须。

(二)术中护理

1.麻醉

颈丛神经阻滞麻醉或全身麻醉。

2.体位

仰卧位,颈部过伸位(患者肩部垫高,头后仰,两侧放置沙袋固定,使头部与躯干保持在同一条直线上)。

3.术中配合

(1)手术床前后各准备一个升降桌,分别放置头单和甲单,打开甲单后,将甲单的两根带子从双肩上接过绕耳后,系于颈后;在铺巾时用两块治疗巾分别做两个球置于颈部两侧沙袋上。

(2)在切开颈阔肌后,用直血管钳或鼠齿钳分离皮瓣。在剥离甲状腺上、下动静脉时,注意调节灯光及准备缝扎线。

(3)密切观察患者的呼吸情况,配合手术医生检查患者的声音是否嘶哑,以便及时发现喉返神经损伤。

(4)手术即将结束时,将患者的头部放平,减少伤口的张力,便于缝合。

(5)在包扎伤口时,注意胶布不要黏到患者的头发上。

(6)术毕搬运时用手托住患者的头、颈部,防止患者自行用力,引起出血。

(三)术后护理

1.指导患者保持头颈部舒适体位

在改变卧位、起身和咳嗽时可用手固定颈部,以减少震动和保持舒适。

2.做好生命体征观察

尤其是呼吸、发音和吞咽情况。密切观察伤口敷料及引流管情况,有异常发现及时处理。

3.饮食

全麻术后清醒无呕吐者,6h 后即可进食,一般术后第 2d 进食。

4.做好术后并发症观察和护理

一旦发现并发症,及时通知医生,配合抢救。

(1)呼吸困难和窒息:多发生于术后 12 ~ 48h,因血肿压迫所致呼吸困难或窒息。主要预防和急救措施包括:床旁备气切包,对因血肿压迫所致呼吸困难或窒息者,须立即配合进行床边抢救,即剪开缝线,敞开伤口,迅速除去血肿,结扎出血的血管。若患者呼吸仍无改善则需行气管切开、吸氧;待病情好转,再送手术室做进一步检查、止血和其他处理。对喉头水肿所致呼吸困难或窒息者,应即刻遵医嘱应用大剂量激素,如地塞米松 30mg 静脉滴入,若呼吸困难无好转,可行环甲膜穿刺或气管切开。

(2)喉返和喉上神经损伤:观察患者术后发音情况,有无声调降低或声音嘶哑。术中缝扎引起的神经损伤属永久性;钳夹、牵拉或血肿压迫所致损伤者多为暂时性,经理疗等处理后,一般在 3 ~ 6 个月内可逐渐恢复;若严重损伤所致呼吸困难和窒息者多需即刻做气管切开。喉上神经内支受损者,因喉部黏膜感觉丧失所致反射性咳嗽消失,患者在进食,尤其在饮水时,易发生误咽和呛咳,故要加强对该类患者在饮食过程中的观察和护理,并鼓励其多进食固体类食物,一般经理疗后可自行恢复。

(3)甲状旁腺损伤:与术中甲状旁腺误切有关。观察术后患者有无口唇及四肢麻木情况。一旦患者主诉有口唇麻木等,立即通知医生,测血钙、磷,按医嘱口服补钙或静脉补钙。

第四节　急性乳腺炎

急性乳腺炎(acutemastitis)是乳腺的急性化脓性感染,多发于产后哺乳期妇女,尤以初产妇更为多见,好发于产后 3 ~ 4 周。致病菌主要为金黄色葡萄球菌,少数为链球菌。

一、病因

1.乳汁的淤积

乳汁淤积有利于入侵细菌的生长繁殖。

(1)乳头过小或内陷,妨碍哺乳,孕妇产前未能及时矫正乳头内陷,婴儿吸乳时困难。

(2)乳汁过多,排空不完全,产妇没有及时将乳腺内多余乳汁排空。

(3)乳管不通,乳管本身炎症,肿瘤及外在压迫,胸罩脱落的纤维亦可堵塞乳管。

2.细菌的侵入

乳头内陷时婴儿吸乳困难,易造成乳头周围的破损,是细菌沿淋巴管入侵造成感染的主要途径。

另外,婴儿经常含乳头而睡,也可使婴儿口腔内炎症直接侵入蔓延至乳管,继而扩散至乳腺间质引起化脓性感染。其致病菌以金黄色葡萄球菌为常见。

二、临床表现

（一）急性单纯乳腺炎

急性单纯乳腺炎初期主要是乳腺的胀痛,局部皮温高、压痛,出现边界不清的硬结,有触痛。

（二）急性化脓性乳腺炎

急性化脓性乳腺炎局部皮肤红、肿、热、痛,出现较明显的硬结,触痛更加明显,同时患者可出现寒战、高热、头痛、无力、脉快等全身症状。此时腋下可出现肿大的淋巴结,有触痛,化验血白细胞计数升高,严重时可合并败血症。

（三）乳腺脓肿

形成乳腺后脓肿;或乳汁自创口处溢出而形成乳漏;甚者可发生脓毒败血症。

三、辅助检查

1. **实验室检查**

血常规检查示血白细胞计数及中性粒细胞比例升高。

2. **诊断性穿刺**

在乳房肿块波动最明显的部位或压痛最明显的区域穿刺,抽到脓液表示脓肿已形成,脓液应做细菌培养及药物敏感试验。

3. **乳腺超声检查**

乳腺超声检查显示乳腺局部腺体层增厚,回声降低,不均匀;脓肿形成后,病变区中心部可见不规则片状无回声区。

四、诊断与鉴别诊断

（一）诊断

急性乳腺炎的诊断主要依据临床症状、体征及辅助检查来进行。

（二）鉴别诊断

1. **湿疹样癌**

乳头炎和乳晕炎的诊断并不困难,而在乳晕下蜂窝组织炎形成之前,应和湿疹样癌（Paget病）相鉴别。Paget病多为非哺乳期妇女所患,男性亦可患此病。早期时,病变处表面有一层灰黄色痂皮,剥去痂皮后,可发现痂皮下有鲜红色的肉芽,并且有少许渗液。病变皮肤与正常乳房皮肤的分界线清楚为其特征。随着病程的延长,病变处的皮肤增厚、坚硬,皮色呈紫红色。患处无疼痛或刺痒的感觉。晚期患者的乳头多数内陷,乳头亦可有血性溢液。

2. **急性炎性乳腺癌**

急性炎性乳腺癌易误诊为急性乳腺炎,急性炎性乳腺癌多发生在青年女性,一般多发生在妊娠期或哺乳期。发病后整个乳房迅速增大,甚至增大到2~3倍,乳房皮肤上毛孔深陷,"橘皮样",皮肤明显的潮红、发热、水肿,有轻度触痛,但检查时摸不到明显的肿瘤状肿块,亦无凹陷性水肿的表现。腋窝淋巴结常有转移性肿大。患者的炎症性中毒症状轻微,体温和白细胞计数与局部表现不相称为特点。有时亦可有双侧急性炎性乳腺癌,此时更不易怀疑乳腺癌。本病发展快,甚至数周内即可危及生命。

五、治疗

(1)炎症初期婴儿可以继续哺乳,但喂奶前后应清洁乳头、婴儿的口腔及乳头周围,这样可起到疏通乳管,防止乳汁淤积的作用。应用吸乳器排空乳汁,用中药外敷以促进炎症的吸收或配合理疗。

(2)停止患侧哺乳,以吸乳器吸出乳汁。可适当使用回乳药,口服乙烯雌酚 1 次 1mg,Tid,或溴隐亭 1 次 2.5mg,Tid。

(3)外敷:取芒硝 100g,研细,加入面粉调成糊剂。贴敷于患侧乳腺局部,可减轻乳腺疼痛

(4)热敷:局部热敷,用 20% 硫酸镁湿、热外敷。

(5)全身应用抗生素:为防治严重感染及败血症,根据细菌培养及药敏选用抗生素,必要时静脉滴注抗生素。

(6)在上述保守处理后,如果全身症状缓解,检查 B 超提示局部脓肿形成,则应及时予以切开排脓。切开时应在肿块变软、皮肤透亮、波动感及压痛最明显处切开。术前应严格按照无菌操作的手术程序进行有关的消毒及准备工作,让患者取一合适的体位。向患者交代病情及手术步骤,取得患者的配合。术中手法应轻柔,避免手法粗鲁造成患者突然的动作引起意外事故。操作时切口应按放射状方向,以免损伤乳管,如果脓肿位于乳晕处,则可沿乳晕边缘行弧形切口;刀尖宜向上轻挑,便于掌握切口的大小、深浅及方向,避免手术刀向下切割太过,导致切口过深、过大;切口应选在脓肿稍低的位置,以使脓液畅流,不致形成脓肿无效腔。切开后让脓汁自行流出或稍稍加压,助其排出,不可强力挤压,以免炎症扩散。如果为乳腺深部脓肿,则应在乳腺下缘做弓形切口,将乳腺与胸大肌筋膜分离后,上翻乳腺,切开脓腔,引流脓液。

中药治疗在乳腺炎治疗中有明显的效果。早期乳腺炎的治疗,初起阶段主要表现为乳汁淤积,热毒内盛,其治疗原则为解毒清热、通乳消肿。内服可选瓜蒌牛蒡汤(瓜蒌、牛蒡子、天花粉、黄芩、陈皮、栀子、金银花、柴胡、连翘、漏芦、气郁加橘叶、川子)。肿胀痛者加乳香、没药、赤勺。也可以局部热敷,或用鲜蒲公英、银花叶各 60g 洗净加醋或酒少许,捣烂外敷。用宽布带或乳罩托起乳腺。

(7)也有学者报道封闭治疗可以起到一定效果,具体操作 0.25% 普鲁卡因 60~80mL 乳腺封闭,可减轻炎症。选用广谱抗生素口服或静脉滴注,并可用青霉素 100 万 IU 溶于 20mL 生理盐水中,注射于炎症肿块周围。

六、护理

(一)术前护理措施

1.缓解疼痛

(1)防止乳汁淤积:停止哺乳,及时排空乳汁。

(2)局部托起:用宽松的胸罩托起乳房,以减轻乳房疼痛和肿胀。

(3)局部热敷、药物外敷或理疗:以促进局部血液循环和炎症的消散,如 25% 硫酸镁溶液湿热敷、中药六合丹外敷、红外线照射等。

(4)饮食护理:加强营养支持,以清淡饮食为主,避免油腻、增加乳汁的食物。

2.控制体温和感染

(1)控制感染:遵医嘱早期应用抗生素,并观察药物疗效。

（2）采取降温措施：高热者给予物理降温，必要时遵医嘱使用降温药物。

3.术前常规准备

（1）术前行抗生素皮试，遵医嘱带入术中用药。

（2）协助完善相关的检查：心电图、超声、凝血试验等。

（3）协助更换清洁病员服。

（4）术前建立静脉通道。

（5）术前与手术室人员进行患者、药物核对后送入手术室。

（二）术后护理措施

1.术后护理常规

（1）全麻术后护理常规：了解麻醉和手术方式，术中情况、切口和引流情况；持续低流量吸氧；持续心电血氧监护；严密监测生命体征；床档保护防坠床。

（2）伤口观察及护理：观察伤口有无渗血、渗液，若有，应及时更换敷料。

（3）各管道观察及护理：输液管保持通畅，留置针妥善固定，注意观察穿刺部位的皮肤情况；脓腔引流管注意妥善固定，保持有效负压吸引，观察并记录引流液的量和性状。

（4）疼痛护理：评估患者的疼痛情况；有镇痛药（PCA）患者，注意检查管道是否畅通，评价镇痛效果是否满意；遵医嘱给予镇痛药物。

（5）基础护理：做好患者的生活护理。

（6）饮水护理：全麻醉清醒后6h进食普食，局麻者可尽早进食。

（7）体位与活动：全麻清醒前去枕平卧位头偏向一侧；全麻清醒后手术当日取平卧位或半卧位，术后第一日起，可下床活动并逐渐增加活动量。

2.伤口护理

（1）伤口处理：此类伤口属于感染伤口，手术后应给予充分引流伤口分泌物、去除坏死组织，采用湿性愈合理念加强处理，促进伤口肉芽生长，加速伤口愈合。

（2）伤口换药主要事项：在换药期间应该指导正确的回乳，回乳不好可影响伤口愈合；每次换药应对伤口充分评估，以便及时调整伤口治疗方案；每次换药时应彻底清创；根据伤口情况调整换药的频率。

（3）有效沟通：应告知患者及其家属疾病病因、病理、伤口换药的历程及坚持治疗的重要性及必要性。

（4）疼痛护理：脓肿伤口患者换药时都会感觉不同程度的疼痛，应注意操作轻柔，给予止痛药或采取放松疗法以减轻疼痛。

第五节　乳房纤维腺瘤

乳房纤维腺瘤（fibroadenoma）是女性常见的乳房良性肿瘤，约占乳房良性肿瘤的75%，居首位。好发年龄为18～25岁，月经初潮前及绝经后妇女少见。

一、病因

目前,对引起乳房纤维腺瘤的病因及发病机制尚不清楚,但与以下因素有关。

(1)体内雌激素水平相对或绝对升高。

(2)局部乳腺组织对雌激素的敏感性增高。

(3)高脂、高糖饮食。

(4)遗传倾向。

二、临床表现

肿瘤可发生在乳腺的任何部位,但以外上象限最多见,占该瘤的3/4。肿瘤多为单侧乳腺单发病变,但单侧乳腺多发肿瘤并不少见,约占16.5%。亦可见双侧乳腺同时或先后单发肿瘤,双侧乳腺或先后多发肿瘤或一侧单发、一侧多发的患者。瘤体多呈圆形或椭圆形,有的可呈分叶状,边界清楚,表面光滑,质地韧,无触痛,活动度良好,无皮肤水肿及乳头内陷。肿瘤直径多为1~3cm,小者须在乳腺的连续切片中才能发现,大者直径可超过10cm。月经周期对乳腺纤维腺瘤的影响不大,但少数患者在月经周期出现不同程度的胀痛、隐痛、钝痛。

临床上将乳腺纤维腺瘤分为3种类型。

1.青春期纤维腺瘤

青春期纤维腺瘤发生于女性月经初潮前的乳腺纤维腺瘤。本型较少见,其特点为生长速度较快,瘤体大,一般在5cm以上,因为患者皆为青春期小乳腺,因此可见肿瘤占据整个乳腺,而使乳腺皮肤高度紧张,发亮,有时发红,也可见表皮静脉曲张。

2.普通型纤维腺瘤

普通型纤维腺瘤是最为常见的一种类型,瘤体直径多在3cm以内,很少超过5cm,生长缓慢。

3.巨大纤维腺瘤

临床上把直径大于6cm的纤维腺瘤称为巨大纤维腺瘤,发病年龄多为青春期和绝经期女性,肿瘤生长迅速,在短期内可生长成较大的肿块,略有疼痛,多数瘤体在5~7cm,有报道直径达20cm以上者。

三、辅助检查

乳腺纤维腺瘤的患者,多数为青年女性,其发病高峰年龄在20~25岁,一般为外上象限的单发结节,但仍有16.5%的患者为多发性,也可双侧乳腺先后或同时发生。对25岁以下未婚或未孕者,触诊时发现乳腺肿块呈圆形或椭圆形,质地坚实、表面光滑、边界清楚、活动良好,无压痛及乳头分泌物,腋窝淋巴结无肿大,基本可以明确诊断。对于触诊发现肿瘤边界不清,或伴有腋窝淋巴结肿大者,应选择以下一项或几项检查:

(一)乳腺 X 线片检查

乳腺纤维腺瘤 X 线片上表现为:圆形或椭圆形阴影,密度均匀,边缘光整锐利。多发性纤维腺瘤表现为:均匀一致、中等密度的阴影,大小不等。较大的瘤体肿块边缘可呈分叶状,但光整,界限清晰。肿块周围脂肪组织被挤压后可出现一薄层的透亮晕。部分组织可发生变性、钙化或骨化,但钙化极少见,多发于瘤体内,形状为片状、粗颗粒状,轮廓不规则,应与乳腺癌钙化相区别。乳腺癌钙化多呈线状、短棒状或蚯蚓状。青春型腺纤维瘤 X 线表现与其他腺纤维瘤相似,但极少有钙化,也无透亮晕。

(二)B超检查

乳腺纤维腺瘤超声检查通常作为乳腺纤维腺瘤的首选检查,图像呈圆形或椭圆形弱回声肿块,轮廓清晰,边界整齐,内部回声均匀,可有侧边回声,后壁回声增强,有的呈"蝌蚪尾"肿块。肿块内一般为弱回声,亦可见到中等强度的回声,但分布均匀。某些实性纤维腺瘤透声性很好与囊性相似。少数纤维腺瘤其形态不规则,回声不均匀,或出现钙化而显示肿块后方声影。

四、诊断与鉴别诊断

乳房位于体表,典型的乳腺纤维腺瘤相对容易诊断。青少年女性,无意中或体检中发现乳房无痛性肿块1~3cm,圆形或卵圆形,与周围无粘连,活动度大,触诊有滑脱感;生长缓慢,与月经周期无关;临床可考虑为乳腺纤维腺瘤。但对于妊娠后,特别是绝经后妇女,乳房发现无痛性肿块,要提高警惕,不要轻易诊断乳腺纤维腺瘤,应借助影像学检查鉴别诊断,必要时需依据病理组织学检查确诊。

五、治疗

乳腺纤维腺瘤治疗原则是手术切除,保守治疗通常效果不明显。手术切除是治疗乳腺纤维腺瘤的最佳方法,可以一次治愈,而不影响其功能。可采用肿块切除术、乳腺区段切除术,部分患者可行单纯乳腺切除术。最常用的方法是乳腺肿块切除术。

(一)手术时机

乳腺纤维腺瘤的患者,应选择适当的时机进行手术治疗:①25岁以上已婚妇女或30岁以上无论婚否的患者,应立即进行手术治疗,防止恶变;②25岁以下未婚患者,可行择期手术,但以婚前切除为宜;③婚后未孕的患者,宜尽早手术,最好在孕前手术切除;④怀孕后确定诊断者,应在怀孕后3~6个月内进行手术切除;⑤如果近期肿块突然增长加速,应考虑恶变,尽快手术。

(二)手术方法

就乳腺纤维腺瘤的手术切除,目前有多种手术切口可供选择:

1. 传统乳腺放射状切口

以肿块为中心,取放射状切口,切口长度1~6cm,完整切除肿块,腺体1号线间断缝合,皮下组织0号或可吸收线间断缝合,皮肤6-0可吸收线皮内连续缝合。

2. 环乳晕切口

沿乳晕外缘色素区正常皮肤交界处取弧形切口长度1~5cm,切开皮肤、皮下组织,沿腺体表层潜行分离至肿物位置,放射状切开腺体至肿物边缘,完整切除,电凝止血,1号线间断缝合腺体表层,0号丝线或可吸收线缝合皮下组织,6-0可吸收线连续皮内缝合皮肤。对于未婚、有哺乳要求者,此种手术方式应该谨慎,因为手术可能导致乳腺大导管的损坏,影响哺乳。

3. 乳腺下皱襞切口

乳腺下皱襞切口适用于肿物位于下象限,乳腺体积较大或下垂者。患者先采取坐位或直立位标出下皱襞线,切口长度2~7cm,切开皮肤、皮下组织,沿腺体表面或乳腺后间隙分离至肿物位置,放射状切开腺体,牵引肿物至切口位置,沿肿物边缘0.5~1cm完整切除肿物,电凝止血,0 丝线或可吸收线缝合皮下组织,6-0 可吸收线连续皮内缝合皮肤。

4.腋窝切口

腋窝切口适用于外上象限或尾叶处肿物,或副乳腺肿瘤切除术。沿腋窝皮肤皱襞切开皮肤及皮下组织,沿皮下隧道分离至肿物位置,推移腺体并牵引肿物至切口下,切除方法与前两种术式相同。

5.纵形乳晕切口

乳晕做纵形切口,在乳晕根部做环行半周切开,切开皮肤、皮下组织,在腺体表面分离皮下组织,在肿块表面劈开腺体,完整切除,电凝止血,1 号线间断缝合腺体表层,0 号丝线或可吸收线缝合皮下组织,6-0 可吸收线连续皮内缝合皮肤。就以上提到的环乳晕、纵乳晕切口而言,乳晕区皮肤薄、富有弹性、伸缩性好,与腺体间有较大幅度推移,便于扩大术野,从而有利于手术切除各个象限肿块,而且乳晕旁脂肪组织少,较其他切口减少了脂肪液化的可能,同时乳晕的色素沉着及结节状的乳晕皮脂腺,使疤痕不易显现,达到美容微创效果。此两种切口对比而言,纵乳晕切口更加值得推广,由于纵形切口两侧皮肤均是乳晕皮肤,颜色、组织结构相同,所以切口更加隐蔽;同时纵形的切开腺体对乳晕区大导管的损伤小,可以应用于未婚、未育的患者。在具体操作中,对乳头溢液的患者,选择环乳晕切口更加适合,因为环行切开乳晕,有利于完全暴露所有大导管,对于病变导管定位更加明显。乳腺下皱襞切口隐蔽性不及乳晕切口,对乳腺较小和无下垂病例美容效果较差,但其优势在于下皱襞长度较长,可切除较大直径肿物而乳腺变形并不明显;可以从乳腺后间隙切除肿瘤,减少对乳管的损伤。腋窝切口适用于乳腺外上象限病灶,尤其是尾叶病灶,隐蔽性较好,其缺点是切口据病灶距离较长,手术创伤较大,多需放置引流。选择美容切口手术应严格选择适应证,如果不能除外恶性肿瘤,而患者又有保乳要求,则仍以传统切口为宜;若不能确定肿物性质,患者又强烈要求选取美容切口,可先行空芯针穿刺活检,排除恶性肿瘤后再行手术。

六、护理

(一)术前护理

1.提供疾病的相关知识

(1)告之患者乳房纤维腺瘤的病因及治疗方法。

(2)暂不手术者应密切观察肿块的变化,明显增大者应及时到医院就诊。

2.术前常规准备

同急性乳腺炎。

(二)术后护理

1.外科术后护理常规

同急性乳腺炎。

2.伤口出血的观察及护理

(1)表现:在短时间内伤口渗出较多颜色鲜红的液体。

(2)处理:给予更换敷料、加压包扎、用止血药;如无效者,应及时再次手术止血。

第六节 乳腺癌

乳腺癌是女性常见的恶性肿瘤之一。在我国,占全身各种恶性肿瘤的7%~10%,仅次于宫颈癌,近年来,乳腺癌的患病率呈上升趋势,在某些地区已居女性恶性肿瘤首位,男性乳腺癌约占1%。

一、病因

发病原因目前尚不完全清楚,但认为与下列因素有关。

(1)雌酮和雌二醇与乳腺癌的发生直接相关,45~60岁发病较多,可能与年长后体内雌酮含量升高有关。

(2)乳腺癌家族史,尤其是生母或同胞姊妹有乳腺癌史者,发病危险性更高。

(3)月经初潮早、绝经晚、不孕、过于晚育或未哺乳。

(4)部分乳腺良性疾病,如乳腺小叶上皮高度增生或不典型增生等。

(5)高脂饮食、肥胖、环境因素等。

二、临床表现

1.乳房肿块

早期为无痛性单发的乳房小肿块,是最常见也往往是最早的症状。肿块发生于乳房外上象限,其次为乳晕区和内上象限。质地较硬,表面不光滑,与周围组织分界不清,尚可推动。晚期癌肿侵入胸肌筋膜、胸肌,肿块可固定于胸壁而不易推动。癌细胞侵犯大片乳房皮肤时,皮肤表面可出现多个坚硬小结或条索,呈卫星样围绕原发病灶,称为卫星结节;结节彼此融合成片,并可延伸至背部及对侧胸壁,使胸壁紧缩呈铠甲状,呼吸动度受限,称为铠甲胸。若癌肿向浅表生长侵犯皮肤,可使皮肤破溃形成菜花样溃疡,常有恶臭,易出血。

2.乳房外观改变

①乳房局部隆起;②癌肿侵犯到乳管,使其缩短,可导致乳头凹陷或向一侧偏斜;③癌肿侵及乳房悬韧带(Cooper韧带),使其缩短,可引起局部皮肤凹陷,称酒窝征;④癌细胞堵塞皮肤、皮下淋巴管,可导致淋巴回流障碍,出现局部淋巴水肿,而毛囊所在部位与深部组织连接紧密出现点状凹陷,称橘皮样改变。

3.特殊类型乳腺癌的表现

炎性乳腺癌:少见。患乳明显增大发硬,局部皮肤水肿、发红、发热,犹如急性炎症。开始病变范围比较局限,但可迅速扩展,并常累及对侧乳房。乳房检查没有明显肿块。预后极差,患者常在发病后数月内死亡。

乳头湿疹样乳腺癌:少见。乳头刺痒、灼痛,乳头和乳晕皮肤发红、粗糙、潮湿、糜烂,可形成溃疡。乳房检查部分患者在乳晕区可扪及肿块。

4.转移征象

①淋巴结大,以同侧腋窝淋巴结大最为多见,早期大的淋巴结为散在、质硬、无痛、易推动的结节,后期淋巴结相互粘连、融合成团块;②患侧手臂水肿,癌细胞阻塞腋窝淋巴管时可出现臂蜡白色水肿;肿大的淋巴结压迫腋静脉时可出现手臂青紫色水肿;③转移器官症状,转移到肺出现胸痛、呼吸困难;转移到骨引起局部疼痛、病理性骨折;转移到肝可有肝大、黄疸。

三、辅助检查

1. X 线检查

乳腺钼靶 X 线摄影、干板静电摄影,可显示密度增高的肿块影,边界不规则或呈毛刺征。有时可见颗粒细小、密集的钙化点。

2. B 超检查

B 超检查可显示肿瘤的部位、大小,还可探查有无腋窝淋巴结转移。

3. 病理学检查

乳头溢液涂片、细针穿刺细胞学检查、活体组织切片检查等,均能提供诊断依据。

四、诊断与鉴别诊断

乳腺癌主要可以通过乳腺超声、MRI 以及活组织病理检查等来进行诊断。早期表现为患侧乳房出现无痛肿块,不易被推动,边界不清,随着癌肿不断扩散,可出现"酒窝征""橘皮样"改变;乳腺癌需与乳腺纤维腺瘤、乳腺囊性增生病、浆细胞性乳腺炎等良性疾病相鉴别。

五、治疗

乳腺癌采用以手术治疗为主,以放疗、化疗、内分泌治疗等为辅的综合性治疗。

1. 乳腺癌根治术

切除整个乳房、胸大肌、胸小肌及腋窝和锁骨下淋巴结。适用于有腋窝上组淋巴结转移,但无远处转移者。

2. 乳腺癌扩大根治术

在乳腺癌根治术的基础上,同时切除胸廓内动、静脉及胸骨旁淋巴结。适用于肿瘤位于乳房内侧象限、直径 >3cm 及无远处转移者。

3. 乳腺癌改良根治术

切除整个乳房,保留胸大肌和胸小肌或保留胸大肌切除胸小肌。该术式保留了胸肌,术后对胸部外观影响较小,是目前常用的手术方式。

4. 全乳房切除术

切除包括腋尾部及胸大肌筋膜的整个乳腺。适用于原位癌、微小癌或年老体弱不能耐受根治性切除者。

5. 保留乳房的乳腺癌切除术

完整切除肿块加腋窝淋巴结清扫。术后必须辅助放疗或化疗。

6. 放射线治疗

简称放疗,是通过辐射线杀灭癌细胞的局部治疗手段,常与外科手术或化疗搭配使用,以减少肿瘤转移及复发,提高患者的生存率。对晚期乳腺癌患者,有时也可考虑姑息性放疗。

7. 靶向治疗

靶向治疗是通过特异性干扰,进而阻断肿瘤生长的治疗手段。与化疗相比,其对正常细胞的影响较小,治疗过程中患者的耐受性较好,适用于 HER-2 阳性的乳腺癌患者。主要药物有曲妥珠单抗、帕妥珠单抗、T-DM1、拉帕替尼、吡咯替尼等。根据病情不同,可分别与化疗联合或序贯,用于新辅助、辅助和晚期乳腺癌的治疗。有时也可与内分泌药物联合使用。

六、护理

（一）术前护理

1.术前准备

术前协助做好肝、肾功能及心电图检查,做出、凝血时间测定等辅助检查。术前备皮及卫生处置、药物过敏试验,做好相关健康知识宣教,遵医嘱术前30min使用术前药,更换洁净手术衣、裤入手术室。

2.体位麻醉

未苏醒前平卧6h,头偏向一侧。麻醉苏醒后取半坐位,利于呼吸和伤口引流。

3.观察生命体征

术后严密观察生命体征的变化,观察切口敷料渗血、渗液情况,并予以记录。乳癌扩大根治术有损伤胸膜的可能,患者若感胸闷、呼吸困难,应及时报告给医师,以便早期发现和协助处理肺部并发症,如气胸等。注意呼吸情况,避免因胸带包扎太紧而影响呼吸。出现呼吸紧迫感时,做好解释工作,并将胸带松紧度调节合适。

（二）术后护理

1.加强引流管的护理

乳房癌根治术后,皮瓣下常规放置引流管并接负压吸引,以便及时、有效地吸出残腔内的积液、积血,并使皮肤紧贴胸壁,从而有利于皮瓣愈合。护理时应注意要善固定引流管,持引流通畅防止引流管受压和扭曲;保持有效的负压吸引,压吸引的压力大小要适宜。若负压过高可致引流管腔瘪陷,致引流不畅;过低则不能达到有效引流的目的,易致皮下积液、积血;观察引流液的颜色和量,术后1~2d,每日引流血性液50~200mL,以后颜色及量逐渐变淡、减少;后4~5d,每日引流液转为淡黄色、量少于10~15mL,若无皮下积液,可考虑拔管。

2.伤口护理

术部位用弹性绷带加压包扎,使皮瓣紧贴胸壁,防止积液、积气。包扎松紧要适宜;正常皮瓣的温度较健侧略低,颜色红润,并与胸壁紧贴,若皮瓣颜色暗红,则提示血循环欠佳,有可能坏死。绷带加压包扎一般维持7~10d,包扎期间告知患者不能自行松解绷带。

3.预防患侧上肢肿胀患远端血循环情况

若手指发麻、皮肤发绀、皮温下降、动脉搏动不能扪及,提示腋窝部血管受压,应及时调整绷带的松紧度。避免在患肢测血压、抽血、做静脉或皮下注射等。指导患者保护患侧上肢。平卧时患肢下方垫枕抬高100°~150°;半卧屈肘90°于胸腹部;仰卧位时将手垫高或放于患者自己的腹壁上,起床活动时可用三角巾托起前臂。需他人扶持时只能扶健侧,以防腋窝皮瓣滑动而影响愈合,避免患肢下垂过久。经常患侧上肢或进行握拳、屈、伸肘运动,以促进淋巴回流。肢体肿胀严重者,可戴弹力袖促进淋巴回流。

第三章　心胸外科疾病

第一节　房间隔缺损

房间隔缺损(ASD)(简称房缺)是指心脏房间隔上存在大小不等的缺口,分为继发孔房缺和原发孔房缺。原发孔房缺常合并有心内膜垫缺损,临床上说的房缺往往是指继发孔房缺。房间隔缺损是最常见的先天性心脏病之一,占先天性心脏病的 10% ~15%,女性多于男性,男女之比为 1:2。

一、病因

在胚胎发育的第 4 周,心房由从其后上壁发出并向心内膜垫方向生长的原始房间隔分为左、右心房,随着心内膜垫的生长并逐渐与原始房间隔下缘接触、融合,最后关闭两者之间残留的间隙(原发孔)。在原发孔关闭之前,原始房间隔中上部逐渐退化、吸收,形成一新的通道即继发孔,在继发孔形成后、原发隔右侧出现向下生长的间隔即继发隔,形成一单瓣遮盖继发孔,但两者之间并不融合,形成卵圆孔,血流可通过卵圆孔从右心房向左心房分流。卵圆孔于出生后逐渐闭合,但在约 20% 的成年人中可遗留细小间隙,由于有左房面活瓣组织覆盖,正常情况下可无分流。如在胚胎发育过程中,原始房间隔下缘不能与心内膜垫接触,则在房间隔下部残留一间隙,形成原发孔型房间隔缺损。而原始房间隔上部吸收过多、继发孔过大或继发性生长发育障碍,则两者之间不能接触,出现继发孔型房间隔缺损。

二、临床表现

(一)症状

症状取决于缺损的大小、部位、年龄、分流量及是否合并其他畸形等。分流量小,极少患儿有不适表现,学龄前儿童体检时可闻及一柔和杂音。分流量大者,由于左向右分流使肺循环血流增加出现活动后心慌气短,并表现乏力、气急,反复发作严重的肺部感染、心律失常及心力衰竭。随着年龄增长肺循环阻力增加,右心负荷过重,出现右向左分流,临床上出现发绀,应禁忌手术。

(二)体征

主要体征为胸骨左缘第 2、3 肋间可闻及 Ⅱ~Ⅲ 级柔和的收缩期杂音,肺动脉瓣第二音亢进及固定性分裂。

三、辅助检查

(一)胸部 X 线检查

左至右分流量大的病例,胸部 X 线检查显示心脏扩大,尤其是以右心房、右心室增大量为明显。肺动脉总干明显突出,两侧肺门区血管增大,搏动增强,在透视下有时可见到肺门舞蹈、肺野血管纹理增粗、主动脉弓影缩小。慢性充血性心力衰竭患者,由于极度扩大的肺部小血管压迫气管,可能显示间质性肺水肿、肺实变或肺不张等 X 线征象。

（二）心电图检查

典型的病例常显示右心室肥大,不完全性或完全性右束支传导阻滞。心电轴右偏。P 波增高或增大,P－R 间期延长。心向量图 QRS 环呈顺时针方向运行。30 岁以上的病例室上性心律失常逐渐多见,起初表现为阵发性心房颤动,以后持续存在。房间隔缺损成年人病例,呈现心房颤动者约占 20%。

（三）超声心动图检查

超声心动图检查显示右心室内径增大,左室面心室间隔肌部在收缩期与左室后壁呈同向的向前运动,与正常者相反,称为室间隔矛盾运动。三维超声心动图检查可直接显示房间隔缺损的部位和大小。

四、诊断与鉴别诊断

（一）诊断要点

(1)胸骨左缘第 2 肋间第二心音增强并有固定分裂,可伴有 Ⅱ～Ⅲ 级收缩期杂音。当发生肺动脉高压后第二心音亢进,分裂变窄。合并二尖瓣脱垂的患者可有收缩期咯嚓音。

(2)X 线检查示肺血增多,心电图可有右室肥大、右束支传导阻滞表现。二维超声心动图显示房间隔回声失落、右心室容量负荷过重。多普勒超声心动图可显示分流。心导管检查可发现右心房血氧饱和度显著高于上腔静脉。

(3)发生肺动脉高压后,心房水平可出现双向或右向左分流。患者在休息或运动时,可出现发绀。

(4)须与肺动脉瓣狭窄、部分性肺静脉畸形引流、原发性肺动脉扩张、原发性肺动脉高压相鉴别。

（二）鉴别诊断

典型的心脏听诊、心电图、X 线检查表现可提示房间隔缺损存在,超声心动图可以确诊。ASD 应与肺静脉畸形引流、肺动脉瓣狭窄及小型室间隔缺损等鉴别。当发展致艾森门格综合征时,应与法洛四联征相鉴别。

五、治疗

1. 手术指征

(1)单纯继发孔 ASD 合并有右室容量负荷增加的患者,即使没有症状或是儿童,均为手术适应证,手术时机无年龄限制,但以学龄前最适宜。

(2)伴有中度以上肺动脉高压,应尽快手术,以防止进一步不可逆的肺血管病变,以致出现右向左分流。一旦诊断 Eisenmenger 综合征则不能行简单的 ASD 修补手术。对于已出现双向分流的患者,如仍以左向右分流为主,经过心血管介入检查仍以动力型肺动脉高压为主者,或以右向左分流为主,但经过降肺动脉药物治疗后可恢复至左向右为主的患者仍可考虑手术修补。需要鉴别 Eisenmenger 综合征和 Eustachian 瓣引导血液回流入左房的下腔静脉型 ASD,后者尽管也发绀但是是明确的 ASD 修补手术的适应证。

(3)原发孔 ASD、伴有肺静脉异位连接、肺动脉瓣狭窄、二尖瓣狭窄、三尖瓣关闭不全(中度以上)的继发孔 ASD,一旦诊断均应手术,所伴有的病变应考虑在行 ASD 修补时同时矫治。

(4)50 岁以上患者,术后并发症和病死率均明显升高,术前需要准确判断肺动脉高压限度,另外给予必要改善心功能治疗;60 岁以上患者尚应该了解冠状动脉情况;65 岁以上因手术与否对生存寿命无影响,而且手术风险大,不建议再进行手术治疗。

2.手术方法

(1)切口:常规采用胸骨正中切口,近年来流行胸骨正中下段小切口,胸骨可不完全劈开。有些中心采用右前外侧切口。切口选择主要根据个人习惯。如果考虑病情较重或较复杂,采用小切口需谨慎。

(2)探查:心脏探查通常可见右心房增大、肺动脉增粗,有时经右心耳按压可探及 ASD 边缘,可估计其直径;探查项目包括是否有肺静脉异位连接、永存左上腔静脉等。

(3)建立体外循环:主动脉、上下腔静脉常规套带,全身肝素化后常规主动脉、上下腔静脉插管。

下腔型 ASD 注意插管时位置应尽量低,以利于 ASD 下缘重建时暴露清楚;对于静脉窦型 ASD,上腔静脉插管需在无名静脉与上腔静脉交界处做直角插管。继发孔型 ASD 切开右房后左房可减压,因此 Mavroudis 建议可不放置左心引流管。

(4)修补方法:右心房切口,切口两侧留置提吊线各一根。探查 ASD 的位置、大小,决定直接缝合还是补片修补。直接缝合时以 5-0 或 4-0 Prolene 缝线从下缘开始,双头针穿过 ASD 最低处打结,然后一针沿界嵴向上,一针从近冠状窦处经过向上,在 ASD 最高点两针重合,嘱麻醉师鼓肺左心排气,打结;如 ASD 较大或是成人患者,应行补片修补,补片以心包片最合适,涤纶片有时会造成溶血;剪裁大小合适的心包片,以 4-0 Prolene 缝线沿缺损边缘自下向上与心包片做简单连续缝合,至最高点打结,打结前同样要排气。缝线经过冠状窦旁时进针勿太深以防误伤房室结。

(5)特殊类型 ASD 修补技术:合并右肺静脉异位连接时,如肺静脉口靠前靠上,直接将 ASD 上缘缝向肺静脉口时张力过大,可适当将 ASD 向上再剪开 0.5~1cm 再缝合;上下腔静脉型 ASD 上下缘阙如时,先在相应的缺损部位先做一个半荷包缝合,再按照上面的步骤进行,需注意勿把腔静脉特别是下腔静脉隔入左房,否则会造成发绀;静脉窦型 ASD 修补时要确定上腔静脉与肺静脉开口中点,从此点开始缝合心包补片,如发现右上肺静脉狭窄,则需切除部分继发隔以扩大 ASD;对于右上肺静脉回流入上腔静脉的类型,补片上缘需深入上腔静脉,以分隔左右心房,关闭 ASD 后,再取一片补片置于上腔静脉上,扩大上腔静脉与右房开口,以防止上腔静脉狭窄。

六、护理

(一)术前护理

1.心理护理

患者及家属均对心脏手术有恐惧感,担心预后,针对患者的心态,护士应详细了解疾病治疗的有关知识,说明治疗目的、方法及其效果,对封堵患者讲解微创手术创伤小,成功率高,消除其恐惧焦虑心理,增强信心,使其能配合治疗。

2.术前准备

入院后及时完成心外科各项常规检查,并在超声心动图下测量 ASD 的横径和长径、上残边、下残边等数值,以确定手术方式。

（二）术后护理

1. 观察术后是否有空气栓塞的并发症存在

因修补房间隔缺损时,左心房排气不好,术中易出现空气栓塞,多见于冠状动脉和脑动脉空气栓塞。因而应保持患者术后平卧4h,严密观察患者的反应,并记录血压、脉搏、呼吸、瞳孔以及意识状态等。当冠状血管栓塞则出现心室纤颤,脑动脉栓塞则出现瞳孔不等大、头痛、烦躁等症状,此时应立即对症处理。

2. 严密观察心率、心律的变化

少数上腔型 ASD 右房切口太靠近窦房结或上腔静脉阻断带太靠近根部而损伤窦房结,都将产生窦性或交界性心动过缓,这种心律失常需要安置心脏起搏器治疗。密切观察心律变化,维护好起搏器的功能。术后如出现心房颤动、房性或室性期前收缩,注意观察并保护好输入抗心律失常药物的静脉通路。

3. 观察有无残余漏

常由闭合不严密或组织缝线撕脱而引起。听诊有无残余分流的心脏杂音,一经确诊房缺再通,如无手术禁忌证,应尽早再次手术。

4. 预防并发症

对封堵患者术后早期在不限制正常肢体功能锻炼的前提下指导患者掌握正确有效的咳嗽方法,咳嗽频繁者适当应用镇咳药物,避免患者剧烈咳嗽,打喷嚏及用力过猛等危险动作,防止闭合伞脱落和移位,同时监测体温变化,应用抗生素,预防感染。

5. 抗凝指导

ASD 封堵术后为防止血栓形成,均予以抗凝治疗,术后 24h 内静脉注射肝素 0.2mg/(kg·d)或皮下注射低分子肝素 0.2mg/(kg·d),24h 后改口服阿司匹林 5mg/(kg·d),连服 3 个月。

第二节　室间隔缺损

室间隔缺损(室缺)是指胎儿期心脏发育异常导致的心室间隔的连续中断,左右心室间的异常通道导致心室水平产生异常分流的一种先天性心脏病,是最常见的先天性心脏病类型之一,约占先天性心脏病的40%。

一、病因

室间隔缺损是指两个心室的间隔组织完整性遭受破坏,导致左右心室之间存在异常交通。有先天性与后天性之别。胚胎发育至第 1 个月末管型单腔心即有房、室之分。第 2 个月初在心房间隔形成的同时,心室底部原始肌膈也出现,沿心室前、后缘向上生长,逐渐把心室腔分隔为二,其上方中央部尚保留有半月形室间孔。

随着心室的发育,室间孔逐渐缩小,通常于第 7 周末由向下生长的圆锥隔,扩大的背侧心内膜垫右下结节,以及窦部间隔的发育相互融合,使室间孔完全闭合,后者为室间隔膜部。在上述室间隔发育过程中某一部分发育不全或融合不好,于左右心室间留下通道,即形成室间隔缺损。后天性多见于外伤、心肌梗死等。

二、临床表现

(一)症状

缺损小,一般并无症状。大室间隔缺损及大量分流者,婴儿期易反复发生呼吸道感染,喂养困难,发育不良,甚至左心衰竭。较大分流量的儿童或青少年患者,劳累后常有气促和心悸,发育不良。随着肺动脉高压的发展,左向右分流量逐渐减少,造成双向分流或右向左分流,患者将出现明显的发绀、杵状指、活动耐力下降、咯血等症状以及腹胀、下肢水肿等右心衰竭表现。

(二)体征

心前区常有轻度隆起,胸骨左缘第三、四肋间能扪及收缩期震颤,并听到3~4级全收缩期杂音,高位漏斗部缺损杂音则位于第二肋间。肺动脉瓣区第二音亢进。分流量大者,心尖部尚可听到柔和的功能性舒张中期杂音。肺动脉高压导致分流量减少的病例,收缩期杂音逐步减轻,甚至消失,而肺动脉瓣区第二音则明显亢进、分裂,并可伴有肺动脉瓣关闭不全的舒张期杂音。

三、辅助检查

①心电图检查:分流小者,心电图大致正常;左室扩大者左侧心前导联 R 波电压增高,T 波高耸,右室有负荷时可见双室肥厚或右室肥厚、右束支阻滞;②X 线检查:能显示肺血流量的多少,肺动脉段突出的程度及心脏各房室的大小;③超声心动图检查:能显示室间隔缺损的部位、大小,而且能发现合并畸形;④右心导管检查:仅用于重度肺动脉高压病例的手术适应证选择等。

四、诊断

(一)诊断要点

(1)胸骨左缘第三、第四肋间有响亮而粗糙的全收缩期反流性杂音,可伴有收缩期震颤。肺动脉瓣区第 2 心音增强并分裂。

(2)X 线检查示肺血流增多,肺动脉段凸起。心电图示左室或双室肥大。超声心动图可显示缺损部位和心室水平的分流。心导管术可显示右心室和肺动脉压力增高,右心室血氧饱和度显著高于右心房。左心室造影可显示左向右分流。

(3)发生肺动脉高压,形成艾森门格综合征后可出现发绀、收缩期杂音减弱或消失、肺动脉瓣区第 2 心音亢进。

(4)须与房间隔缺损、肺动脉口狭窄、肥厚型梗阻性心肌病相鉴别。

(二)鉴别诊断

本病需与单纯肺动脉口狭窄、主动脉窦瘤破裂、动脉导管未闭相鉴别诊断。

五、治疗

(一)药物治疗

分流量小的室缺无须治疗。分流量大的室缺的治疗主要是针对心力衰竭的治疗。

（二）手术治疗

1. 手术指征

①中等大小和分流量以上的 VSD、有临床症状、辅助检查有心室增大或心室负荷加重表现、合并肺动脉高压；②合并主动脉瓣脱垂及关闭不全、右室流出道梗阻、动脉导管未闭及其他心脏畸形；③圆锥隔型 VSD；④合并心内膜炎；⑤小分流量 VSD，无症状，辅助检查正常，年龄>2 岁，但合并以下任一指标：主动脉瓣脱垂；心内膜炎或有心内膜炎病史；有任何心室增大表现。

2. 手术时机

以前对 VSD 手术时机多笼统地以学龄前概括，但目前外科医师普遍对不同限度、不同类型的 VSD 区别对待。

①中等大小和分流量、无症状或症状轻微、辅助检查正常或轻度改变、无肺动脉高压的患者，仍可在 6 岁前手术；②大分流量，或肺血管阻力 >4U/m^2，或反复肺部感染，发育迟缓，应尽早手术；③生后表现为顽固性充血性心力衰竭或持续性呼吸窘迫，内科治疗手段无效，应在药物和呼吸机辅助下立即手术；④圆锥隔型 VSD 应早期手术以预防主动脉瓣关闭不全的发生；⑤小分流量 VSD，无症状，辅助检查正常，无合并其他畸形，2 岁以内尚有自行闭合机会，一般不考虑手术；2 岁以后自行闭合机会较小，应定期随访，一旦发现前述主动脉瓣病变、心内膜炎或心室增大表现则应手术治疗。

3. 手术方法

VSD 修补方法已非常成熟，通常采用气管插管、静脉复合麻醉、经胸骨正中切口在体外循环下直接修补。体外循环的建立同一般心脏直视手术。术中根据 VSD 类型决定手术心脏切口，一般常用的有经右心房、经肺动脉、经右心室，也有经主动脉和左心室径路，有时尚可能采用 2 个，甚至 2 个以上切口。

4. 心脏切口选择

①经右心房径路：最常用，适用于膜旁、流入道、左室右房通道等类型修补；②经肺动脉径路：经常用于圆锥隔 VSD 修补；③经右心室径路：多用于修补无法经右心房和肺动脉切口修补的 VSD，如 VSD 延伸至漏斗隔，或圆锥隔下缘因肌性组织发育不良而暴露困难以及存在右室流出道梗阻等情况；④经主动脉径路：修补 VSD 同时需矫治主动脉病变时常用；⑤经左心室径路：极少采用，仅限于肌部的多发孔类型，特别是"瑞士干酪"型 VSD 修补。

5. 修补方法

（1）直接修补法：小缺损以及有完整纤维边缘的中等大小缺损可用带涤纶小垫片直接修补。如为单针，以"8"字缝合，双针则间断褥式 2～3 针修补。缝线原则上缝在 VSD 纤维环上，若纤维环不完整则缝于其周围肌性组织上，需注意进针深度不可超过室间隔 1/2 以防损伤室间隔左侧的左束支纤维；靠近三尖瓣环处如仅在心室面缝合常由于组织不够牢固造成撕裂而致术后残余缺损，可将缝针穿过三尖瓣瓣环基底，将垫片置于心房面，依靠三尖瓣瓣环的纤维结构加固缝合。此种修补方法多用于非圆锥隔型的直径 <0.5cm 类型，对于纤维环清晰完整的中等大小缺损，依术者经验，也可选择直接修补，但 VSD 直径不应大于 1cm。

（2）补片修补法：有间断、连续以及连续加间断修补，补片材料可选择涤纶片、心包组织等，多用于较大 VSD 和圆锥隔型 VSD。涤纶补片一般修补为略大于 VSD 的类圆形。间断缝合时用 4－0 带垫双头针沿 VSD 边缘间断安置缝线，两条线间相互靠拢，进针从 VSD 下缘起，右室面进针,不穿透室间隔,再从右室面出针,在危险区距离 VSD 边缘至少 5mm,缝线安置完毕将补片均匀置于 VSD 上,拉紧后打结。连续缝合时以 5 - 0 或 4 - 0 Prolene 缝线,连续缝合。注意补片大小需适中,放置要均匀,否则均易造成术后残余缺损。

6. 微创手术

随着 VSD 手术病死率的下降,很多心脏中心开始进行微创手术,如采取正中或右外侧小切口心内直视手术,不停跳 VSD 修补,胸腔镜辅助 VSD 修补等方式,主要目的是减少手术切口创伤,缩短患者的住院时间。

六、护理

(一)术前护理

(1)婴幼儿有大室间隔缺损,大量分流及肺功脉高压发展迅速者,按医嘱积极纠正心力衰竭、缺氧、积极补充营养,增强体质,尽早实施手术治疗。

(2)术前患儿多汗,常感冒及患肺炎,故予以多饮水、勤换洗衣服,减少人员流动。预防感冒,有心力衰竭者应定期服用地高辛,并注意观察不良反应。

(二)术后护理

1. 保持呼吸道通畅,预防发生肺高压危象

中小型室间隔缺损手术后一般恢复较顺利。对大型缺损伴有肺动脉高压患者,由于术前大量血液涌向肺部,患儿有反复发作肺炎史,并且由于肺毛细血管床的病理性改变,使气体交换发生困难,在此基础上又加上体外循环对肺部的损害,使手术后呼吸道分泌物多,不易咳出,影响气体交换,重者可造成术后严重呼吸衰竭,慢性缺氧加重心功能损害。尤其是婴幼儿,术后多出现呼吸系统并发症,往往手术尚满意,却常因呼吸道并发症而死亡,因此术后呼吸道的管理更为重要。

(1)术后常规使用呼吸机辅助呼吸,对于肺动脉高压患者,术后必须较长时间辅助通气及充分供氧。

(2)肺动脉高压者,在辅助通气期间,提供适当的过度通气,使 pH 7.5 ~ 7.55、$PaCO_2$ 0.67 ~ 4.67kPa(5 ~ 35mmHg)、PaO_2 > 13.33kPa(100mmHg),有利于降低肺动脉压。辅助通气要设置 PEEP,小儿常规应用 0.39kPa(4cmH_2O),增加功能残气量,防止肺泡萎陷。

(3)随时注意呼吸机同步情况、潮气量、呼吸频率等是否适宜,定期做血气分析,根据结果及时调整呼吸机参数。

(4)肺动脉高压患者吸痰的时间间隔应相对延长,尽可能减少刺激,以防躁动加重缺氧,使肺动脉压力进一步升高,加重心脏负担及引起肺高压危象。

(5)气管插管拔除后应加强体疗,协助排痰,保证充分给氧。密切观察患者的呼吸情况并连续监测血氧饱和度。

2. 维持良好的循环功能

及时补充血容量,密切观察血压、脉搏、静脉充盈度、末梢温度及尿量。心源性低血压应给升压药,如多巴胺、间羟胺等维持收缩压在 12kPa(90mmHg)以上。术后早期应控制静脉输入晶体液,以 1mL/(kg·h)为宜,并注意观察及保持左房压不高于中心静脉压。

3. 保持引流通畅

保持胸腔引流管通畅,观察有无术后大出血,密切观察引流量,若每小时每千克体重超过

4mL表示有活动性出血的征象,连续观察 3~4h,用止血药无效,应立即开胸止血。

第三节　心脏黏液瘤

心脏的各个部位,包括心包均可能发生肿瘤,肿瘤可为原发的,也可为继发的。心脏的原发性肿瘤较少见,而继发的或称转移瘤稍多。心脏原发性肿瘤,据大组尸检报道发现率为0.17%~0.25%,其中70%~75%为良性。心脏黏液瘤是心脏原发性肿瘤中最常见的,一般报道占心脏原发性肿瘤的30%~50%。随着超声心动图的普及,发现心脏黏液瘤的病例日渐增多,至今我国已有近千例的报道。

一、病因

心脏黏液瘤是心脏的良性肿瘤,起源于心房内膜,呈息肉状生长,底部有蒂与心内膜相连,使肿瘤突出至心腔内并随体位变化和血流冲击具有一定的活动度,瘤体易破裂,脱落后引起周围动脉栓塞及脏器梗死,心房黏液瘤虽属良性,但切除不彻底,局部可以复发,可破坏血管壁,少数患者有家族遗传倾向,属于常染色体显性遗传,此类患者常并有内分泌系统肿瘤,此时称黏液瘤综合征,极少数患者可发生恶性病变,成为黏液肉瘤。

二、临床表现

1.症状

心脏黏液瘤由于所发生的心腔不同,瘤体大小形状各异,活动度大小不同、单发或多发,有无脱落栓塞、自身免疫反应的轻重等不同情况,临床表现差异极大。对有心悸、气短、咳嗽、咯血,长期低热、乏力者应想到本病。对有类似心脏瓣膜病的表现,但病史较短,病情进展较快者应警惕心脏黏液瘤可能性。对既往无心脏病史,而以突发动脉系统栓塞为主要表现者,应考虑到有心脏黏液瘤脱落造成栓塞的可能。

2.体征

多数患者不具有特异性体征。左心房黏液瘤可于心尖部闻及随体位改变的舒张早期隆隆样杂音,第一心音亢进,如闻及肿瘤扑落音则强烈提示左心房黏液瘤的可能。动脉系统栓塞可引起偏瘫、肢体缺血等相应的体征。

三、辅助检查

(一)一般临床检查

黏液瘤患者常可见贫血(可能与机械性溶血有关)、红细胞沉降率(血沉)增快、血小板计数减少、球蛋白增加、血清蛋白电泳改变、异常嗜酸细胞增加等,这些检查都可作为诊断本病的参考依据,但这些都不是特异性改变。心脏杂音、心电图、心脏X线像等常规检查也难以与瓣膜病鉴别。随体位改变而出现的症状变化、肿瘤扑落音及杂音变化等也因出现率低或不典型而难以鉴别诊断。为了能够正确诊断本病,首先要想到本病存在的可能性,进行积极有效的检查明确诊断。

（二）超声心动图检查

超声心动图应用于心脏黏液瘤的诊断是个很重要的进展。超声心动图不仅能确定心腔内肿瘤的存在；而且对肿瘤的大小、形状、部位、瘤蒂的情况以及瘤体的活动度等都可以了解得很清楚。

另外，还可以观察到有否心包积液，有否并发的瓣膜病变等。绝大多数病例较为典型，仅需超声心动图检查即可明确诊断。

（三）其他检查

选择性心血管造影是早年诊断本病较有用的方法，它可以显示充盈缺损，提示心腔占位性病变，但心腔黏液瘤具有活动性，使影像难以显示十分清晰。尤其他是有创性检查，心导管有使肿瘤破裂脱落引起栓塞之危险，目前已较少应用。

CT、磁共振同位素等检查对心脏黏液瘤的诊断都很有帮助，对非典型的病例和较复杂的病例均可进行这些检查。

四、诊断与鉴别诊断

（一）诊断

通过症状和体征做出心脏黏液瘤的可疑诊断，继而通过超声心动图可证实诊断。偶尔需要 CT、MRI 或心导管检查。

（二）鉴别诊断

本病需与左心房黏液瘤、右心房黏液瘤、右心室黏液瘤相鉴别。

五、治疗

心腔黏液瘤虽属良性，但若切除不彻底可导致术后复发。黏液瘤一旦确诊，就有手术指征。要完整切除肿瘤组织，环状切除瘤蒂周围组织，可成功地预防复发。必要时可以进行瓣膜置换。可以预防黏液瘤复发及避免可能存在的潜在并发症。

心脏黏液瘤位于心腔内，可引起血流机械性阻塞，影响房室瓣的功能。患者多有病势急剧变化，可迅速导致心力衰竭，药物治疗也难以奏效，而且随时有碎片栓子脱落或瘤体阻塞房室瓣口，导致猝死或动脉栓塞。因此，在确立诊断后应争取尽快手术治疗。如合并感染、心力衰竭，一时难以承受手术，也应积极治疗，为手术创造条件。

1. 手术适应证

（1）对肿瘤部分阻塞二尖瓣孔，引起急性心力衰竭和急性肺水肿，经短时治疗病情无明显好转。

（2）瘤体碎片脱落，引起脑血管或周围血管栓塞。发生偏瘫或肢体活动障碍时，胸外科疾病临床诊治与微创技术经积极治疗后应尽早手术。

（3）有慢性心力衰竭表现，夜间不能平卧、端坐呼吸、肝大、腹腔积液、下肢水肿、身体虚弱的病例，应积极控制心力衰竭，待病情平稳后尽早行手术治疗。

2. 手术禁忌证

（1）患者伴发严重瓣膜阻塞，突发心搏骤停与暴发性肺水肿，经积极抢救心脏不能复苏，患者处于深昏迷、不宜手术。

（2）黏液瘤发生多发性脑血管栓塞及周围重要脏器血管栓塞。患者处于极度衰竭状态。

（3）并有肝肾功能障碍，或胃肠道出血时，不宜手术。

3.手术方式

心腔内黏液瘤的切除，宜在阻断循环条件下施行。因此，目前心腔黏液瘤均采用低温体外循环下阻断心脏循环的方法，在直视下切除瘤体，可获得满意效果。手术中的主要问题为肿瘤碎片脱落而引起动脉栓塞。因此，阻断循环前，不要搬动、挤压心脏，更不宜心内探查。要插管建立体外循环时，操作宜轻巧。瘤体力争完整取出，如发现破损应彻底冲洗心腔，并吸除所有残存的碎片。为防止复发，必须切除瘤蒂附着处（通常位于房间隔卵圆窝区或房壁）部分房间隔或房壁组织，然后行补片重建术。有人建议，对右房黏液瘤应从股动脉和奇静脉插管建立体外循环，避免插管捅破瘤体。

4.手术途径

心脏切口选择合适与否，对显露瘤体、找出瘤蒂、并连同蒂附着的部分心壁或间隔组织一起完整取出肿瘤极其重要。随着心血管病治疗的进展，对心脏黏液瘤的手术径路已取得较为统一的认识：沿胸骨正中切口进入，对左房瘤选用切开右房，经房间隔进入左房优于房间沟直接进左房。

切开房间隔，通常瘤体就在视野下，容易找到瘤蒂，用鼠齿抓住蒂部可完整而彻底地切除肿瘤。若为罕见的多发性黏液瘤，经此路径可探查右心房、室，以排除黏液瘤穿越心间隔侵入右侧心腔。便于摘除右房瘤，也可通过三尖瓣口切除右室瘤。如果需处理房室瓣也极方便。其不足之处为上、下腔静脉需分别置束带，放置引流管。房间隔需切开，切除瘤体后又需缝闭，这样既延长了心内操作时间，又增加了心脏创伤。权衡得失，此切口仍可作为通用切口。但对室腔肿瘤，为显露良好，避免损伤腱索和乳头肌，应根据实际情况，考虑另做切口。

六、护理

1.病情观察

（1）出现神志和精神改变、失语、吞咽困难、瞳孔大小，要考虑脑栓塞可能。

（2）监测每小时尿量，保持水、电解质、酸碱平衡。

（3）出现动脉搏动减弱或消失、肢体皮肤温度降低，要考虑肢体动脉栓塞可能。

（4）出现腰痛、血尿等，要考虑肾栓塞可能。

（5）出现胸闷、胸痛等，要考虑冠状动脉栓塞可能。

（6）出现腹胀、腹痛等，要考虑肠系膜动脉栓塞可能。

（7）对易发生动脉栓塞的部位，严密观察，出现可疑征象，及时报告医师并协助处理。

（8）手术患者遵循体外循环围术期病情观察要点。

2.休息与活动

（1）保持病室内环境清洁整齐，定时开窗通风，防寒保暖。

（2）尽量减少活动，以免发生栓塞。

（3）体位：左心房黏液瘤者避免左侧卧位；右心房黏液瘤者避免右侧卧位。

（4）手术患者按照体外循环围术期休息活动要点。

3.饮食护理

（1）给予清淡、易消化高热量饮食，新鲜蔬菜及水果。

（2）心力衰竭者给予低盐饮食，限制水分，少量多餐。

4. 症状护理

(1)昏迷:监测神志变化,观察瞳孔大小、对光反射、肢体活动情况,遵医嘱使用脑保护药物。保持气道通畅。定时翻身,预防压疮。

(2)胸闷、胸痛:半卧位,吸氧,评估胸痛的性质、部位、程度,观察呼吸、脉氧及血气分析。

(3)心悸:卧床休息,监测心率、心律、电解质水平,按医嘱使用抗心律失常药,严重心律失常者,准备好抢救物品和药品,并配合抢救。

(4)心源性休克:严密观察患者的生命体征变化及意识、尿量、皮肤黏膜颜色及温度,给予补充血容量、升压等处理。

(5)腹痛、腹胀:评估腹痛的程度、持续时间,饮食清淡易消化,必要时禁食。每班测量腹围。

(6)肢体动脉栓塞:局部保暖,忌热敷,评估动脉搏动情况,栓塞部位放低。必要时药物止痛。

5. 用药指导

(1)常用药物:强心、利尿、扩血管、抗心律失常、补充电解质等。

(2)遵医嘱及时、准确用药,观察疗效。

6. 心理护理

介绍疾病知识、治疗方案及心理因素与康复的关系,帮助患者消除不良情绪、增强治疗信心。

第四节 主动脉缩窄

主动脉缩窄(coarctation of aorta,CoA)是指在动脉导管或动脉韧带邻近区域的主动脉狭窄,占先天性心脏病的5%~8%。少数患儿可无症状或并发症,并可生活到成年。但未经治疗的患儿寿命均较短,平均为32~40岁,90%在50岁以前死亡。死因大多为充血性心力衰竭、主动脉瘤、细菌性心内膜炎、脑血管意外等。

一、病因

主动脉缩窄的胚胎发生主要有以下两种理论解释。其一认为,正常动脉导管组织伸入主动脉,但不超过主动脉周长的30%,动脉导管组织伸入主动脉壁过多而完全围绕主动脉周壁,当动脉导管收缩时则引起主动脉缩窄。此类主动脉缩窄常为局限性狭窄,位于主动脉弓左锁骨下起始部远端,直对动脉导管开口或导管韧带处。其二认为,胎儿时期左心室排出的血主要供应头臂动脉,右心室排出的血大部分经肺动脉、动脉导管进入降主动脉,而流经主动脉峡部的血液仅占心排量的10%左右,主动脉缩窄的发生与胎儿时流经主动脉峡部的血流量减少有关,当伴左室流出道梗阻或室间隔缺损,血液分流至右心室,更加减少流经主动脉弓峡部的血流而使峡部更加狭小。因此,此类主动脉缩窄常为主动脉缩窄常与动脉导管未闭,主动脉弓横部发育不良合并存在。常合左室流出道狭窄及室间隔缺损。

二、临床表现

1. 症状

（1）头痛、头晕、心悸、耳鸣、鼻出血，伴下肢乏力、发凉及麻木是本病突出的表现。缩窄严重的患儿，可出现缺氧性发作和下肢绞痛、跛行等症状。

（2）胸痛、肢体瘫痪可因侧支循环血管压迫邻近神经而引起。导管前型患者，尚可出现下半身发绀，反复呼吸道感染及心力衰竭。

2. 体征

（1）患者体格发育迟缓，上肢高血压，下肢低血压，双侧股动脉搏动减弱或消失，运动后加重为本病的突出体征。

（2）心浊音界可向两侧扩大，导管后型主要向左侧扩大。胸骨左缘或（和）整个心前区可闻及收缩期杂音。导管后型患儿背部肩胛区可听到收缩期杂音，有时可触及震颤。少数患者心尖部可闻及短促的舒张中期杂音。

三、辅助检查

①心电图检查：新生儿及婴幼儿表现为右室肥厚，部分可表现为双心室肥厚或单纯左心室肥厚。较大患者多表现为左心室肥厚；②X 线检查：肺血多，左心室增大，升主动脉扩张，主动脉呈"3"字征，中间缩窄和远、近两端扩张形成的影像，扩张的间动脉形成肋骨虫蚀样切迹；③超声心动图检查：可显示缩窄发生部位的长度，测量各部位的管径，并探查心内结构有无畸形。彩色多普勒血流可测定跨缩窄段的压力阶差及局部血流速度；④主动脉造影及心导管检查：主动脉造影可确定缩窄部位范围、程度、与周围血管的关系和侧支循环分布。心导管检查可测定心排出量及缩窄部位的压力阶差。

四、诊断及鉴别诊断

CoA 的症状并无特异性。当临床上发现高血压、上下肢收缩压存在着压力差，心前区左侧和背部肩胛骨之间听到收缩期杂音，股动脉搏动减弱或消失，即应疑为 CoA，做进一步的辅助检查，包括心脏彩超和 CT 等检查，以明确诊断。临床上，在先心病的查体中，均要求常规测定四肢的血压，以避免漏诊 CoA。

五、治疗

（一）手术治疗

1. 手术适应证和时机

（1）新生儿患儿，症状明显且内科治疗无效时。

（2）如患者无症状，但如果上肢血压较正常平均值高出两个标准差。影像学资料提示主动脉直径狭窄 >50%。

（3）CoA 伴左侧心力衰竭或进行性低灌注状态，应及时手术。

（4）年龄是影响患者术后生存和效果的重要因素，尽早手术已经成为共识。远期高血压的发生率与手术年龄呈正相关，早期治疗可避免远期高血压的发生，<3 岁的患儿术后持续性高血压发生率低。

（5）并发心内外畸形的处理原则：①新生儿并发大型室间隔缺损。应先解除主动脉缩窄同时行肺动脉环缩术，以减少肺血流量。延缓肺血管阻塞性病变的发生，二期修复室间隔缺损；②1个月以上的婴儿可同期手术修补室间隔缺损及解除主动脉缩窄；③并发主动脉瓣狭窄或动脉导管未闭应同期手术矫正。

2.手术禁忌证

(1)主动脉严重发育不全伴弥散性硬化或钙化病变。

(2)心、肺、肝、肾等重要脏器功能严重受损，估计无法耐受手术者。目前一般认为，无论是利用血压袖带、拉管或多普勒超声心动图，所测得的跨缩窄区压力阶差都不能作为手术与否的决策因素，影像学资料才是手术与否的决定因素。

3.手术方式

CoA有多种手术方式，应根据患者的病变情况选择最佳的手术方法。

(1)缩窄段切除及端-端吻合：这是最经典的治疗CoA的手术方法。主要应用在缩窄段较局限，长度≤2.5cm的患者。在缩窄段降主动脉近、远端各放置一把无创血管钳，切除缩窄段，吻合时将上、下端的血管钳靠拢，应用4-0或5-0 Prolene进行连续缝合。

(2)锁骨下动脉翻转片主动脉成形术：完全松解左锁骨下动脉后在其第一分支处结扎。椎动脉必须结扎以防止锁骨下动脉窃血现象。经缩窄段做纵行切口并延续到锁骨下动脉以便裁制成一带蒂片。切除缩窄段后壁造成梗阻的突起，将锁骨下动脉带蒂片转向下以扩大缩窄区。带蒂片必须具有足够长度以超越梗阻。此法的优点包括无人工合成材料，减少游离。缩短主动脉钳夹时间和有可能促进吻合口生长，因其没有围绕四周的切口缝线。

(3)补片主动脉成形术：适用于缩窄段较长但缩窄不太严重，切断后不能吻合者。先切断动脉导管或韧带，在缩窄近、远端主动脉上各放置一把血管钳，切开狭窄段，切除腔内膜性狭窄组织，根据需加宽尺寸剪裁一块长椭圆形人工血管或同种血管补片，应用4-0或5-0 Prolene线连续缝合，加宽主动脉缩窄段。

(4)缩窄段切除、人工血管移植术：适用于缩窄段较长并且缩窄严重，切断后不能够吻合或不适于补片成形者。切除主动脉缩窄段，应用人工血管或同种血管端-端吻合重建主动脉的连续性。

(5)人工血管旁路移植术：不切除主动脉缩窄段，直接在升主动脉或左锁骨下动脉根部和降主动脉之间做人工血管旁路移植术。

(6)缩窄段切除加扩大端-端吻合术：这是目前多数学者建议的手术方式。充分游离降主动脉、动脉导管或动脉韧带、左锁骨下动脉、左颈总动脉、无各动脉及主动脉弓，直到认为在将缩窄段主动脉切除后，吻合口没有过度张力为止。在主动脉弓近心段放置血管钳，将主动脉弓及左锁骨下动脉、左锁总动脉及部分无名动脉一并阻断，在第1和第2肋间动脉之间置入降主动脉阻断钳。切除缩窄段主动脉及动脉导管或导管韧带，将主动脉弓切口向近心端扩大，必要时可扩至无名动脉对开处，用Prolene线行端-端或端-侧连续吻合术。

从以上可以看出，CoA的手术方法多种多样。经临床长期随访证实，单纯切除缩窄段加端-端吻合术和补片主动脉成形术，因再缩窄率高现在已较少应用。补片主动脉成形还有发生动脉瘤的可能。锁骨下动脉翻转片主动脉成形术未能去除残余导管组织及不能矫治主动脉弓发育不良，长期随访也有较高的残余梗阻发生。还发现会影响患儿左上肢发育，现在也较少应用。而缩窄段切除加扩大端-端吻合术由于彻底切除了动脉导管组织，保存了左锁骨下动脉，可将切口延至主动脉弓下方或接近升主动脉，可同时矫治主动脉弓发育不良，未用人工材料,是比较合乎解剖和生理的术式。因此,该术式在婴幼儿患者中得到了广泛的应用,取得了满意的效果。而人工血管置换或旁路移植术仅适用于成年人 CoA。

(二)介入治疗

由于 CoA 外科手术有一定的风险。单纯性 CoA 的手术病死率为 2% ~4%,术后并发症发生率可达 5% ~10%,自 1982 年 Singer 等首次应用球囊扩张以来,CoA 逐步成为介入治疗的对象。随着高压球囊导管和血管内支架的问世,介入治疗已成为 CoA 的主要治疗方法之一。

六、护理

(一)术前护理

(1)常规护理:按心血管外科疾病术前护理常规。

(2)对患者进行全面评估:包括体温、脉搏、呼吸、血压神志、行动能力健康史、精神状态及身心状况等。

(3)心理护理:耐心细致地做好解释工作,消除恐惧,增加其对手术治疗的信心。

(4)改善心功能:充分休息,间断吸氧;准确记录出入量。

(5)饮食护理:给予低盐、营养、低脂低胆固醇、易消化膳食。

(6)术前指导:指导患者学会深呼吸及有效咳痰的方法,练习床上排便。

(二)术后护理

(1)常规护理:按心血管外科疾病术后护理常规护理。

(2)严密观察患者的血压变化:患者系大血管手术,术后可能发生反常高血压,应遵医嘱使用降压药,并注意观察其疗效。

(3)观察有无出血现象:患者术后可能有吻合口出血或侧支循环断端出血,形成血胸或胸壁血肿。术后引流液的观察是重点:每小时记录和观察引流液的颜色、性质和量,如在短时间内有大量引流液并且呈血性(200mL/h),应警惕继发性大出血的可能,同时密切观察血压和脉搏,压积及凝血时间的变化,发现异常及时报告医生给予处理,术后不宜过早下床活动。

(4)心理护理:根据患者的社会背景、个性体征及不同手术类型,对每个患者提出个体化心理支持,并给予心理疏导和安慰,以增强战胜疾病的信心。

第五节 肋骨骨折

肋骨骨折在胸外伤中是最常见的,约占 85%。第 1 ~3 节肋骨粗短,且有锁骨、肩胛骨和肌肉保护,较少发生骨折,若发生骨折说明暴力较大;第 4 ~7 节肋骨较长而薄,最常发生骨折;第 8 ~10 节肋骨虽然较长,但前端肋软骨与胸骨连成肋弓,弹性较大,不易折断;第 11、12 节肋骨前端游离不固定,因此也不易折断。仅有一根肋骨骨折称为单根肋骨骨折。两根或两根以上肋骨骨折称为多发性肋骨骨折。肋骨骨折可以同时发生在双侧胸部。每肋仅一处折断者称为单处骨折,有两处以上折断者称为双处或多处骨折。序列性多根多处肋骨骨折造成胸壁软化,称为胸壁浮动伤,又称为连枷胸。

一、病因

肋骨骨折多系直接暴力打击所致,如行路滑倒肋骨被硬物垫伤或肋骨遭受挤轧等。脆骨与肋骨接合处骨折,多见于胸部第二、第三节胸肋。真肋骨折断多见于肋骨的中部(腋下部)。

二、临床表现

肋骨骨折断端可刺激肋间神经产生局部疼痛,在咳嗽、深呼吸或转动体位时加剧,部分患者可有咯血。胸痛使呼吸变得浅快、咳嗽无力,呼吸道分泌物潴留,易导致肺不张和肺部感染。局部胸壁肿胀,胸壁可有畸形,局部有明显压痛,挤压胸部疼痛加剧,甚至产生骨摩擦音,可与软组织挫伤鉴别。肋骨断端向内移位,刺破壁胸膜和肺组织,可产生皮下气肿、气胸、血胸,患者可出现相应的临床表现,如气促、呼吸困难、咯血、发绀、休克。晚期骨折断端移位发生的损伤可能造成迟发性血胸或血气胸。连枷胸常伴有广泛肺挫伤,挫伤区域的肺间质或肺泡水肿导致氧弥散障碍,出现低氧血症。

三、辅助检查

胸部 X 线检查显示肋骨骨折断裂线或断端错位,还可显示有无气胸、血胸的存在,但前胸肋软骨骨折 X 线片并不显示征象。

四、诊断与鉴别诊断

(一)诊断

根据受伤史及上述临床表现肋骨骨折不难诊断,但重要的是合并伤的诊断。

胸部 X 线片和 X 线肋骨数字双能减影检查对肋骨骨折可做出明确诊断,同时发现合并的血气胸,尤其是深曝光片对骨折的显示有利。CT 扫描对肺挫伤的存在和挫伤的严重程度及范围大小有特殊诊断价值,常发现肺内血肿和肺撕裂伤。如果仍怀疑骨折,但是 X 线片未能确定,或者不能明确肋骨骨折的具体骨折形式,需要有三维构象,可行肋骨 3D-CT 检查,明确诊断和骨折后改变。动脉血气分析对了解病情的严重程度的帮助,对患者的呼吸循环功能的监测及决定治疗方针均有重要的参考价值。

(二)鉴别诊断

肋骨骨折时,无移位性骨折是误诊的主要原因,肋骨的结构比较单薄,缺乏对比,无移位的骨折线比较细微,容易误诊,当伴有其他严重伤病时易忽略肋骨骨折的存在,如发生肺挫伤合并液气胸、心脏损伤、锁骨骨折、肩胛骨骨折及结核性胸膜炎胸膜肥厚时易造成误诊,故临床上应仔细进行鉴别。

五、治疗

肋骨骨折总的治疗原则是止痛、清理呼吸道分泌物、固定胸廓及防治并发症。临床实际中,根据不同的骨折类型采取具体的治疗方法。

1.闭合性单根单处骨折

此种骨折较少错位、重叠,一般可自行愈合。治疗的重点是解除患者疼痛,止痛方法有多种,可以口服或外用非甾体类镇痛药物,如吲哚美辛、可待因等,必要时也可肌内注射更强效的镇痛药;肋间神经阻滞也是一种止痛效果较好的方法,用 1% 利多卡因在脊柱旁 5cm 骨折肋骨下缘的肋间神经处注射,进针时一定要触到肋骨,然后再将针头下移至肋骨下缘进行注药,避免穿刺过深刺伤肺脏,引起气胸;注射前还不能刺入肋间血管。注射范围包括骨折部位上下各一个肋间,也可注射到骨折区,必要时可以重复使用。固定胸廓可以起到减少骨折断端活动、减轻胸部疼痛的作用。常采用弹性胸带、多头布胸带、半环式胶布条等固定胸廓。临床体会是弹性胸带较优,患者疼痛减轻明显,束缚感较轻,亦无皮肤过敏等并发症。协助患者拍背,鼓励咳嗽排痰,应用祛痰药物,当痰液黏稠不易咳嗽时,需应用纤维支气管镜吸痰保持呼吸道通畅。当有抗菌药物应用指征时,酌情使用有效的抗菌药物。以上措施用于肺部并发症的防治。

2.闭合性多根多处肋骨骨折

胸壁软化范围较小、反常呼吸运动不严重的患者给予一般的弹性胸带或局部厚敷料加压包扎等固定即可。相反,对于连枷胸,除上述原则外,必须尽快消除反常呼吸运动。大范围胸壁软化或包扎固定无效者,可采用牵引外固定法,方法是在体表用毛巾钳或局麻下导入不锈钢丝,夹住游离骨折端,外接胸壁外固定牵引架,消除反常呼吸运动。切开复位肋骨骨折内固定术是稳定胸壁、消除反常呼吸、改善呼吸功能、消除肺组织、肋间神经及血管在原始外伤后发生二次损伤的有效手段。内固定材料种类繁多,主要有钢(钛)板螺钉、环抱支架、髓内钉和钢丝环扎四大类,含各种可吸收材料,各有其优缺点。

3.开放性肋骨骨折

开放性骨折,无论是单根还是多根,均应进行彻底清创,切除挫伤严重的胸壁软组织,清除异物,修齐骨折端,分层缝合后固定包扎。如有肋间血管出血,应在出血点前后分别缝扎。多根肋骨骨折者清创后需做内固定。在清创的同时,必须观察有无胸膜及胸内脏器的损伤。如胸膜已穿破,尚需做胸腔闭式引流术。若肺组织有损伤,需同时修补或切除。并注射破伤风抗毒素。手术后应用抗生素预防感染。

六、护理

(1)现场急救:有反常呼吸者,应配合医生紧急行胸壁加压包扎固定或牵引固定以消除或减轻反常呼吸运动,维持正常呼吸频率,促使伤侧肺膨胀。

(2)缓解疼痛:协助医生胸带固定胸部,可酌情使用镇痛剂,或使用患者自控止痛装置(经静脉或经硬膜外置管),亦可用普鲁卡因溶液行肋间神经阻滞或封闭骨折处。当患者咳嗽或咳痰时,协助患者固定患侧胸壁,以减轻疼痛。

(3)保持呼吸道通畅:酌情给氧。鼓励和协助患者有效咳嗽排痰,及时清除口腔、呼吸道内的血液、痰液及呕吐物。痰液黏稠不易排出时,应用祛痰药以及超声雾化吸入,以稀释痰液并促进其排出。协助患者咳嗽、翻身、深呼吸,以减少肺不张等肺部并发症的发生。

(4)控制反常呼吸运动:根据肋骨骨折的损伤程度与范围,协助医生行包扎固定、牵引固定或内固定。

(5)预防感染:①密切观察体温的变化,若有异常报告医生处理;②配合医生及时清创、缝合、包扎伤口,注意无菌操作;③鼓励患者深呼吸、有效咳嗽、排痰以利肺扩张;④遵医嘱合理应用抗生素。

(6)出院指导:①注意安全,防止意外事故的发生;②肋骨骨折患者3个月后复查胸部 X 线片,以了解骨折愈合情况;③根据损伤的程度注意合理休息和营养素摄入。

第六节　食管癌

食管癌是发生在食管上皮的恶性肿瘤,是临床上常见的消化道癌肿,全世界每年有30多万人死于食管癌,其发病率和病死率各国差异较大,我国是世界上食管癌的高发地区之一,每年病死平均约15万人,男女之比为2∶1,发病年龄多在40岁以上。

一、病因

食管癌的病因较为复杂,一般认为与亚硝胺类化合物、长期吸烟饮酒、不良饮食习惯(如食用过烫、粗糙或霉变食物)相关,并且食管癌的发病有一定的遗传易感性。

二、临床表现

1.早期食管癌症状

临床上症状常不明显,多是因局部病灶刺激食管蠕动异常或痉挛,或因局部炎症、糜烂、表浅溃疡、肿瘤浸润所致,常反复出现,间歇期可无症状可持续几年时间。主要特征性症状为胸骨后不适或咽下痛。疼痛呈烧灼样、针刺样或牵拉摩擦样疼痛,尤其是进食粗糙、过热或有刺激性的食物时为最显著。食物通过缓慢并有轻度哽噎感,大部分进展缓慢。其他少见症状有胸骨后闷胀,咽部干燥发紧等。3%~8%的病例可无任何感觉。

2.中期食管癌症状

典型症状为进行性吞咽困难,由于食管壁具有良好的弹性及扩张能力,在癌未累及食管全周一半以上时,吞咽困难症状尚不显著。咽下困难的程度与病理类型有关,缩窄型和髓质型较其他型严重。症状或初发症状不是咽下困难者占20%~40%,易造成食管癌的诊断延误。部分患者在吞咽食物时有胸骨后或肩胛间疼痛。根据肿瘤部位提示,已有外侵引起食管周围炎、纵隔炎或食管深层溃疡所致。下胸段肿瘤引起的疼痛,可以发生在剑突下或上腹部。若有持续性胸背痛,多为癌肿侵犯和(或)压迫胸膜及脊神经所致。食管癌本身和炎症可反射性地引起食管腺和唾液腺分泌增加,经食管逆蠕动,可引起呛咳和肺炎。

3.晚期食管癌症状

晚期食管癌症状多因压迫及并发症引起,并且可以发生淋巴及血行转移。食管病变段有溃疡、炎症或是肿瘤外侵时,会产生胸骨后或背部持续性隐痛。如疼痛剧烈并伴有发热,应警惕肿瘤是否已经穿孔或行将穿孔。癌肿淋巴结转移常在锁骨上部胸锁乳突肌的附着部后方,左侧多于右侧,如压迫喉返神经,出现声音嘶哑;压迫颈交感神经,则产生颈交感神经麻痹综合征(Horner综合征)。因吸入性炎症引起的喉炎也可造成声音嘶哑,通过间接喉镜检查有助于鉴别。癌肿压迫气管,可出现咳嗽及呼吸困难,有时由于食管高度梗阻,产生逆蠕动使食管内容物误吸入气道造成感染。癌组织浸透纵隔、气管、支气管、主动脉,形成纵隔炎、气管食管瘘、发生肺炎、肺脓肿,甚至致命性大出血等。患者因咽下困难出现营养不良,脱水等恶病质。若有骨、肝、脑等重要脏器转移,可出现骨痛、黄疸、腹腔积液、昏迷等症状。

三、辅助检查

1.食管吞钡X线双重对比造影

早期可见:①食管黏膜皱襞紊乱、粗糙或有中断现象;②小的充盈缺损;③局限性管壁僵硬,蠕动中断;④小龛影。中、晚期有明显的不规则狭窄和充盈缺损,管壁僵硬。有时狭窄上方食管有不同程度的扩张。

2.纤维食管镜检查

对临床已有症状或怀疑而未能明确诊断者,应早做纤维食管镜检查,可直视肿块并钳取活体组织做病理组织学检查。

3.CT、超声内镜检查

可判断食管癌的浸润层次、向外扩展深度以及有无淋巴结转移。

四、诊断与鉴别诊断

(一)诊断

对于临床可疑的患者,应行食管钡餐 X 线双重对比造影。早期可见:①食管黏膜皱襞紊乱、粗糙或有中断现象;②小的充盈缺损;③局限性管壁僵硬,蠕动中断;④小的龛影。中晚期有明显的不规则狭窄和充盈缺损,管壁僵硬,其上方有不同程度的食管扩张。我国常用带网气囊食管细胞采集器行食管拉网检查脱落细胞,早期病变阳性率可达 90% ~95% ,是一种简便易行的检查诊断方法。对于临床上有症状及疑有癌肿的患者应做纤维食管镜检查,既可明确病变的部位及范围,又可取病理活检及染色检查以明确诊断。现在已采用超声内镜检查(EUS)来判断食管癌的浸润层次,向外扩展的深度以及有无纵隔,淋巴结转移,对估计外科手术可能性有帮助。

(二)鉴别诊断

食管癌应与反流性食管炎、贲门失弛缓症、食管瘢痕狭窄、食管良性肿瘤、食管憩室相鉴别。

五、治疗

1.颈段食管癌

放疗或以放疗为主的综合治疗,手术仅限于放疗失败者。上颈段食管癌行全喉全食管切除,咽胃吻合术;下颈段食管癌行全食切除,咽胃吻合术。

2.胸段食管癌

(1)手术治疗:适用于 Tis、1 期、2A、2B 期、部分 3 期患者。食管癌术式包括:①胸下段食管癌:部分食管切除,食管胃吻合术,清扫腹腔及胸腔纵隔淋巴结,吻合口位于主动脉弓上(Sweet 术式)或胸顶(Lewis Santy 术式);②胸中、上段食管癌:食管次全切除,食管胃颈部吻合术,清扫腹腔及胸腔纵隔淋巴结。

(2)手术注意事项:①术中探查病灶无法切除者:应尽可能姑息切除或施行旁路手术,有肿瘤残留者应做金属夹标记;②重建的器官只有胃不能被采用时,才考虑用结肠或空肠;③非开胸食管剥脱术仅用于病变范围小且呼吸功能欠佳者。

(3)手术适应证:全身情况良好,各主要脏器功能可耐受手术;无远处转移;局部病变估计有可能切除;无顽固胸背疼痛;无声嘶及刺激性咳嗽。

(4)手术禁忌证:①肿瘤明显外侵,有穿入邻近脏器的征象和远处转移;②有严重心肺功能不全,不能承受手术者;③恶病质。

(5)手术切除可能性估计:病变越早,切除率越高;髓质型及蕈伞型切除率较缩窄型及馈疡型高;下段食管癌切除率高,中段次之,上段较低;病变周围有软组织块影较无软组织块影切除率低;食管轴有改变者较无改变者切除率低。这些因素综合分析,对术前肿瘤切除可能性判断有较大帮助。

(6)食管癌切除手术方式:常用的手术方式有非开胸及开胸食管癌切除术两大类。非开胸食管切除术包括:①食管内翻拔脱术,主要适用下咽及颈段食管癌;②食管钝性分离切除术,可用于胸内各段食管癌,肿瘤无明显外侵的病例;③颈胸骨部分劈开切口,用于主动脉弓下缘以上的上胸段食管癌。这几种术式在切除肿瘤及食管后,采用胃或结肠经食管床上提至颈部与食管或咽部吻合。这类手术具有创伤小、对心肺功能影响小等优点,但不能行纵隔淋巴结清扫。开胸手术主要有:左胸后外侧切口,适用于中、下段食管癌;右胸前外侧切口,适用于中、上段食管癌,肿瘤切除后,经腹将胃经食管裂孔提至右胸与食管吻合,食管切除长度至少应距肿瘤上、下边缘5~7cm;若病变部位偏高,为保证食管足够切除长度,可行颈部切口,胃送至颈部与食管吻合,即右胸、上腹及颈三切口。目前,对中段以上的食管癌多主张采用三切口方法。应同时行淋巴结清扫。食管癌切除后常用胃、结肠重建食管,以胃最为常用,因其血供丰富、愈合力强、手术操作简单,只有一个吻合口,可用器械或手工吻合。因胃可提至颈部,可用于各段食管癌切除重建。结肠有足够的长度与咽或颈部食管吻合,可用于肿瘤不能切除患者的旁路手术或已行胃大部切除的食管癌患者的重建术。下咽及上颈段食管切除后颈段食管缺损除用胃、结肠重建外,尚可用游离空肠移植或肌皮瓣重建。

(7)姑息性手术:对有严重吞咽困难而肿瘤又不能切除的病例,根据患者的情况选择以下姑息手术,以解决患者进食。方法:①胃或空肠造口术;②食管腔内置管术,多采用带膜记忆合金支架管,其置管方法简便,可解除患者进食梗阻;③食管分流术。在胸内用胃与肿瘤上方食管行侧侧吻合分流。若术前估计肿瘤切除困难,可采用非开胸胸骨后结肠旁路手术。

(8)术后常见并发症及处理:①吻合口瘘:多发生在术后5~14d,患者呼吸困难及胸痛,X线检查有液气胸征,口服碘水可见造影剂流出食管腔。应立即放置胸腔闭式引流、禁食,使用有效抗生素及支持治疗。早期瘘的患者,可试行手术修补,并用大网膜或肋间肌瓣覆盖加强。颈部吻合口瘘应扩大引流及更换敷料,多可自行愈合;②肺部并发症:包括肺炎、肺不张、肺水肿和急性呼吸窘迫综合征等,以肺部感染较为多见,应引起高度重视。术后鼓励患者咳嗽、咳痰,加强呼吸道管理以减少术后肺部并发症的发生;③乳糜瘘:为术中胸导管损伤所致。多发生于术后2~8d,患者觉胸闷、气急、心慌。胸腔积液乳糜试验阳性。一旦确诊,应放置闭式引流,密切观察引流量,流量较少者,可给予低脂肪饮食,维持水电解质平衡及补充营养,部分患者可愈合。对乳糜流量大的患者,应及时剖胸结扎乳糜管;④其他并发症有血胸、气胸及胸腔感染,根据病情进行相应的处理。

六、护理

(一)术前护理

1.评估要点

(1)健康史及相关因素:①有无酗酒及喜食过烫食物、腌制品、霉制品等;②有无反流性食管炎病史等。

(2)症状体征:①早期症状:部分患者进食时有胸骨后不适感、哽噎感;②中晚期症状表现为进行性吞咽困难,伴消瘦、贫血、乏力及营养不良。癌肿侵犯喉返神经,可发生声音嘶哑;若穿通主动脉可引起大出血而导致死亡。

（3）辅助检查：了解食管吞钡造影、CT、超声内镜检查等阳性结果。

（4）心理和社会支持状况。

2.护理措施

（1）营养支持：能进食者，给予高热量、高蛋白、高维生素的流质或半流质饮食；不能进食者，遵医嘱静脉营养治疗；伴有低蛋白血症的患者，遵医嘱给予血浆蛋白等治疗。

（2）食管准备：术前有食管梗阻的患者，遵医嘱生理盐水食管冲洗。

3.并发症护理

食管气管瘘：表现为进食时呛咳、发热咳脓痰或肺脓肿形成。遵医嘱禁食、抗感染、静脉营养治疗等，做好食管带膜支架植入术准备。

（二）术后护理

1.评估要点

评估生命体征、心肺功能、水电解质酸碱平衡情况、各引流管引流液颜色、量、性状，切口及周围敷料情况。评估有无出血、肺部感染、肺不张、吻合口瘘、乳糜胸等并发症发生。

2.护理措施

（1）导管护理：①胃肠减压管护理：a.有效固定：每班评估胃管深度。若不慎脱出，应及时报告医生并严密观察病情变化，不应自行盲目再插，以免穿破吻合口而造成吻合口漏。b.保持引流通畅：如引流不畅，应及时汇报医生处理。c.严密观察胃液的色、质、量并做好记录。d.做好口腔护理；②胸腔闭式引流护理。一般待胃管拔除，患者恢复饮食1~2d后无异常再拔除胸腔引流管。

（2）饮食管理：拔除胃管后，严格遵医嘱进行饮食，根据病情由流质逐渐过渡到软食，少量多餐，避免进食粗糙、坚硬的食物。进食时应取高半卧位或坐位，进食后2h内尽量避免平卧。

（3）并发症护理：吻合口瘘多发生在术后4~10d，表现为术后持续发热或进食后突发高热，可伴寒战、胸痛、呼吸困难、患侧呼吸音减低、心率增快等。无胸腔引流管时，表现为胸腔积液或液气胸；有胸腔引流管时，引流液内含有食物、唾液、胃液或脓液。应及时通知医生，禁食，胃肠减压，胸腔冲洗，保持引流通畅，加强营养，控制感染。

（4）乳糜胸：多发生在术后2~10d，表现为胸腔引流管内引流出淡血性、淡黄色或乳糜样液体，送检乳糜试验呈阳性，予禁食或进食无脂、高糖、高蛋白饮食，静脉营养支持，保持胸腔引流管通畅。如仍无好转，可手术结扎胸导管。

第七节　胸腔积液

胸腔积液（pleural effusion，PE）是胸膜疾病最常见的临床表现，可原发于胸膜自身疾病或继发于肺部疾病，也可来源于全身性疾病。不同病因的胸腔积液其治疗和预后截然不同，准确的诊断常依赖于影像学检查和胸腔积液的实验室检查。鉴别胸腔积液是渗出液或漏出液非常重要，漏出性胸腔积液常由心力衰竭、肝硬化引起，而结核性胸腔积液、恶性胸腔积液和肺炎相关胸腔积液是渗出性胸腔积液最常见的病因。

一、病因与发病机制

胸膜毛细血管静水压增高、血浆胶体渗透压降低、胸膜腔负压和胸液的胶体渗透压增加，均可引起胸腔积液。胸腔积液通常分为漏出液和渗出液两大类。

1. 漏出液

胸膜毛细血管静水压增高，如充血性心力衰竭、上腔静脉或奇静脉受阻等，胸膜毛细血管内胶体渗透压降低，如低蛋白血症、肝硬化、肾病综合征、急性肾小球肾炎、黏液性水肿等，均可产生胸腔漏出液。

2. 渗出液

胸膜炎症（结核病、肺炎）、肿瘤累及胸膜（恶性肿瘤转移、间皮瘤）、肺栓塞、膈下炎症（膈下脓肿、肝脓肿、急性胰腺炎）、结缔组织病等，可使胸膜毛细血管通透性增加，或淋巴引流受阻，产生胸腔渗出液。

最常见的漏出性胸腔积液病因为心功能不全和肝硬化，90%的渗出性胸膜积液则依次为感染性疾病、恶性肿瘤、肺栓塞和胃肠道疾病。中青年者渗出性胸膜积液以结核病尤为常见。中老年胸腔积液，尤其是血性胸液，很可能为恶性病变。偶因胸导管受阻，形成乳糜胸。

二、临床表现

1. 症状

常见呼吸困难，多伴有胸痛和咳嗽。由于胸腔积液多在原发疾病的基础上出现，所以其症状因病因不同而有所差别。如结核等感染性胸膜炎多有发热，随着胸腔积液量的增加胸痛可有缓解，但可见胸闷气促；恶性胸腔积液多见于中年以上患者，常伴有消瘦和原发部位肿瘤的症状，或有相关病史，一般不发热；心力衰竭者为漏出液，并有心功能不全的其他表现；炎性积液多为渗出液。积液量少于 0.3L 时临床症状多不明显，积液达 0.3～0.5L 或以上时，可见胸闷或气急，大量胸腔积液时气急明显，呼吸困难及心悸加重。

2. 体征

胸腔积液的体征与积液量的多少有关。少量积液时，可无明显体征或仅因胸痛出现患侧胸部呼吸运动受限，胸式呼吸减弱，触及胸膜摩擦感。中至大量胸腔积液时，患侧胸廓饱满，触觉语颤减弱或消失，叩诊浊音或实音，听诊呼吸音减弱或消失。大量胸腔积液可伴有气管、纵隔向健侧移位。

三、辅助检查

1. 实验室检查

实验室检查发现患者有胸腔积液时，均应行胸腔穿刺以明确胸腔积液性质是漏出液还是渗出液，检查内容包括胸腔积液外观、细胞数、病原体、葡萄糖、蛋白质、酶等。

2. 特殊检查

（1）胸部 X 线片：少量积液仅有肋膈角消失；中等量积液在胸片上显示密度均匀阴影，其上缘呈下凹弧形；大量积液时患侧全部为致密影，仅肺尖透亮，纵隔移位。肺底积液有时会被误认为膈肌抬高。有胸膜粘连时，胸液被包裹局限。

（2）超声波检查：有助于积液的定位，可鉴别胸膜增厚和实质性病变。

（3）胸部 CT 检查:其主要意义在于发现引起胸腔积液的病变。

四、诊断与鉴别诊断

（一）诊断要点

根据临床表现和相关辅助检查,可明确有无胸腔积液和积液量的多少。胸液检查大致可确定积液性质。

（二）鉴别诊断

主要是引起胸腔积液的病因鉴别。

1.结核性胸膜炎

结核性胸膜炎是最常见的病因,多有发热、盗汗等结核中毒症状,以年轻患者为多,结核菌素试验阳性,体检见胸腔积液体征,胸液呈草黄色,淋巴细胞为主,腺苷脱氨酶（ADA）活性明显高于其他原因所致的胸腔积液。

2.恶性肿瘤

侵犯胸膜引起的胸腔积液多呈血性、大量、增长迅速,乳酸脱氢酶 > 500U/L,常由肺癌、乳腺癌转移至胸膜所致,结合胸液脱落细胞学检查、胸膜活检、胸部影像学检查、纤维支气管镜等,有助于证实诊断。

3.化脓性胸膜炎

常表现为高热、消耗状态、胸胀痛,胸液中白细胞高达 $10 \times 10^9/L$,LDH > 500U/L 和葡萄糖含量降低 < 1.11mmol/L。

4.心、肝、肾或营养不良性疾病引起胸腔积液

胸腔积液检查为漏出液,一般可有相关疾病的征象,诊断不难。

五、治疗

（一）病因治疗

胸腔积液为胸部或全身疾病的一部分,首先是病因治疗。大部分漏出液在病因纠正后,胸腔积液可自行消失;其次在病因治疗的基础上可行胸穿抽液治疗。目的:早期抽液防止胸膜腔粘连,减轻压迫症状,缓解病情;抽液后胸腔内注入药物,促进胸膜粘连,局部治疗等。

（二）胸腔抽液

少量胸液仅做诊断性穿刺,进行病因治疗即可。中等量以上的胸腔积液因患者症状明显,且进行性加重时可影响心、肺功能及血流动力学改变,单靠病因治疗不能使胸腔积液吸收,故应做胸穿治疗,胸穿抽液常采用下列方法。

1.胸腔穿刺抽液术

胸腔穿刺抽液术应用普遍,该方法简单,易于操作,采用本方法时应注意以下四点:①患者体位,常规情况下取座位,双臂举起放在椅背上;不能坐起者采取半卧位,举起患侧上臂,放在头上方床上。极度衰竭患者可根据其自然体位,床旁超声定位,抽液时通过穿刺针放入细塑料管到胸腔最低处进行抽吸;②穿刺部位,在肋骨上缘处进针,以免肋间动脉损伤;③注意观察患者的病情变化,胸膜反应常见于初次胸穿,精神紧张的患者,抽液过程中突觉心慌、冷汗、面色苍白、血压下降、脉搏细速、恶心及四肢发凉,应立即停止抽液,使患者平卧位,密切观察,注意休克的征象,必要时可先给皮下注射 0.1% 肾上腺素 0.5mL（0.5mg）,进行预防。液气胸常见

于穿刺针插入过深,抽液过程中未能及时缩短穿刺针在胸膜腔内距离,加上患者咳嗽,膨胀肺撞到穿刺针头上。患者胸闷症状随着抽出液的增多并未减轻,甚而加重,渐出现抽液时抽出气体或单抽出气体,而在原穿刺部位抽不出液体(形成液气胸后,胸腔积液平面下降)。出现此情况时,按胸腔内压变化进行相应处理。"复张性肺水肿"常见于大量胸腔积液形成数日后,抽液过多、速度过快引起,往往在抽液后几小时内出现咳嗽、气促、咳大量泡沫样痰,双肺或患侧满布湿性啰音,动脉血氧分压下降,肺泡-动脉血氧分压差增大,X线示肺水肿征。应立即高流量吸氧,酌情使用大量糖皮质激素和利尿剂,控制入水量和酸碱失衡,必要时机械通气辅助治疗;④穿刺前了解患者有无禁忌证。

2. 胸腔闭式引流术

胸腔闭式引流术适用于血气胸、脓胸、脓气胸、大量的胸积液或胸外科手术后。

六、护理

(1)休息与活动:大量胸腔积液致呼吸困难或发热者,应卧床休息。待体温恢复正常及胸液抽吸或吸收后,鼓励患者逐渐下床活动,增加肺活量,以防肺失去功能。胸液消失后继续休养2~3个月,避免疲劳。

(2)胸腔抽液的护理:大量胸腔积液者,应做好抽液准备和患者的护理。

(3)病情观察:注意观察患者胸痛及呼吸困难的程度、体温的变化。监测血氧饱和度或动脉血气分析值的改变。对胸腔穿刺抽液后的患者,应密切观察其呼吸、脉搏、血压的变化,注意穿刺处有无渗血或液体渗出。

(4)胸痛的护理:可嘱患者患侧卧位,必要时用宽胶布固定胸壁,以降低胸部活动幅度,减轻疼痛。或遵医嘱给予止痛药。

(5)呼吸锻炼:胸膜炎患者在恢复期,要经常进行呼吸锻炼以减少胸膜黏连的发生,提高通气量。每天督导患者进行缓慢的腹式呼吸。

(6)保持呼吸道通畅:如有痰液,鼓励患者积极排痰,保持呼吸道通畅。

第八节　血　胸

血胸是指胸膜腔内积血,创伤性血胸常由胸部锐器伤、枪弹伤等穿透性损伤或挤压伤、肋骨骨折等闭合性损伤,引起胸腔内脏器或血管破裂出血而引起。血胸的发生在胸部创伤中十分常见,穿透伤中发生率为60%~80%,钝性外伤中发生率为25%~75%,合并气胸称为创伤性血气胸,并且常与肋骨骨折、肺挫裂伤等合并存在。

一、病因

血胸可以有以下来源:①肺组织裂伤出血。因肺动脉压力较低(为主动脉的1/6~1/4),出血量小,多可自行停止;②胸壁血管破裂出血(肋间血管或胸廓内血管)。出血来自体循环,压力较高,出血量多,且不易自止,常需手术止血;③心脏或大血管出血(主动脉、肺动、静脉、腔静脉等)。多为急性大出血,易出现失血性休克,若不及时抢救常可致死。

二、临床表现

临床表现因胸腔内出血的速度、胸腔的积血量和个人体质不同而差异显著。根据胸腔积血量的多少可分为：少量血胸（＜500mL）、中等量血胸（500～1500mL）和大量血胸（＞1500mL）。

少量血胸可无明显临床症状或伴有胸痛，胸片示肋膈角消失，液面不超过膈肌顶；中等量血胸可有内出血的症状，如面色苍白、呼吸困难、脉细而弱、血压下降等。查体发现伤侧呼吸运动减弱，下胸部叩诊浊音，呼吸音明显减弱，胸片检查可见积血上缘达肩胛角平面或膈顶上5cm、达肺门平面；大量血胸，尤其是急性失血，患者表现有较严重的呼吸与循环功能障碍和休克症状，躁动不安、面色苍白、口渴、出冷汗、呼吸困难、脉搏细数和血压下降等。查体可见伤侧呼吸运动明显减弱，肋间隙变平，胸壁饱满，气管移向对侧，叩诊为浊实音，呼吸音明显减弱以至消失。胸片可见胸腔积液超过肺门平面甚至全血胸。当并发感染时，则出现高热、寒战、疲乏、出汗等症状。

三、诊断与鉴别诊断

（一）诊断

有胸部创伤史（包括医源性所致），有咳嗽、腹压增加、负重、疲劳、运动、突然变换体位等诱因，根据内出血的症状，胸腔积液的体征结合胸部X线片的表现一般可做出诊断。诊断性胸腔穿刺抽出不凝固的血液具有确诊价值。诊断时应注意与肺不张、膈肌破裂，以及伤前就已存在的胸腔积液如陈旧性胸腔积液、创伤性乳糜胸等进行鉴别诊断。

在做出血胸诊断时，还必须判定胸腔内出血是否停止。下列情况提示存在胸腔内进行性出血：①脉搏逐渐增快，血压持续下降；②经输血、补液等措施治疗休克不见好转，或暂时好转后不久又复恶化，或对输血速度快慢呈明显相关；③血红蛋白，红细胞计数和血细胞比容重复测定，呈持续下降；④胸腔穿刺因血液凝固抽不出血液，但X线显示胸腔阴影继续增大；⑤胸腔闭式引流后，引流量持续3h超过200mL/h，引流出的血液颜色鲜红。

血胸继发感染后可有高热、寒战、乏力、出汗等症状，化验白细胞计数明显升高，抽出胸腔积血1mL，加入5mL蒸馏水，无感染呈淡红透明状，出现混浊或絮状物提示感染。胸穿抽得积液涂片红白细胞正常比例为500∶1，如白细胞增多，红白比例达到100∶1，即可定为已有感染。将胸腔积液做涂片检查和细菌培养，确定有助于诊断，并可依此选择有效的抗生素。当闭式胸腔引流量减少，而体格检查和放射学检查发现血胸持续存在的证据，应考虑凝固性血胸。

（二）鉴别诊断

与结核性胸膜炎、恶性胸腔积液相鉴别。

四、辅助检查

1. 实验室检查

血常规检查显示血红蛋白和血细胞比容下降。继发感染者，血白细胞计数和中性粒细胞比例增高，积血涂片和细菌培养可发现致病菌。

2. 影像学检查

①胸部X线：小量血胸者，胸部X线检查仅显示肋膈角消失。大量血胸时，显示胸膜腔有大片阴影，纵隔移向健侧；合并气胸者可见液平面；②胸部B超：可明确胸腔积液位置和量。

3.胸膜腔穿刺

抽得血性液体时即可确诊。

五、治疗

（一）手术指征

1.胸腔闭式引流术指征

闭式胸腔引流术的指征应放宽,血胸持续存在会增加发生凝固性或感染性血胸的可能性。一旦经胸部 X 线片确诊之后,即应安置。或血胸每日穿刺抽液,经 3d 以上仍未能抽吸干净者;血液较浓稠或已有小凝血块,不易抽出者;血胸疑有继发感染者。胸腔引流管最好是放在腋中线第5 或第 6 肋间,并且尽量往后放。引流管口径应当选择较大者必须排净所有血液,如果一条引流管不能完全排净胸腔内的积血,应当放置第 2 根,必要时甚至放置第 3 根引流管。

2.开胸探查止血手术指征

凡已明确或疑有胸腔内持续大量活动出血者;凝固性血胸应待病情稳定后,争取在2 周内手术。凝固性血胸应待患者情况稳定后尽早手术,清除血块,并剥除胸膜表面凝血块机化而形成的包膜。开胸术可提早到伤后 2 ~3d,更为积极地开胸引流则无益,但明显推迟手术时间可能使清除肺表面纤维蛋白膜变得困难,从而使简单手术复杂化。

电视胸腔镜对处理残余血胸是一种新的选择:将胸腔镜放入胸内,早期可以止血,后期可以采取吸引、灌洗、滴入溶解剂等综合方法去除血块。胸腔镜处理残余血胸的时机很重要。与开胸手探查术比较,胸腔镜较难以取出包壳和机化血块,因此在血胸成为过度机化之前进行胸腔镜手术最为重要。应用胸腔镜可以适当放宽手术指征。

（二）术前准备和术后处理

术前应根据患者的病情,积极补充血容量,纠正休克。严密观察胸腔闭式引流血量的色、量和速度,监测生命体征及血红蛋白、血细胞比容变化,在血源紧张或缺乏的情况下,可采用胸腔内血液自体回输的办法或采用自体血液回收装置,但如胸内积血有明显污染时则不宜采用。术后加强胸部护理,鼓励咳嗽排痰,观察胸腔闭式引流情况,结合体病情和胸部 X 线片了解肺复张情况,患者创伤后免疫力下降,血胸常合并胸腔感染,适当应用抗生素预防感染。

（三）手术治疗及手术中操作要点

1.胸腔闭式引流术

（1）术前先做普鲁卡因皮肤过敏试验（如用利多卡因,可免做皮试）。

（2）患者取半卧位（生命体征未稳定者,取平卧位）。引流选腋中线第5～6 肋间进针。术野皮肤以碘酊或酒精常规消毒,铺无菌手术巾,术者戴灭菌手套。

（3）局部浸润麻醉切口区胸壁备皮,直至胸膜并可见积液或积气抽出;沿肋间走行切开皮肤,沿肋骨上缘伸入血管钳,分开肋间肌肉各层直至胸腔;见有液体或气体涌出时立即置入引流管。引流管伸入胸腔深度不宜超过 15cm,以丝线缝合胸壁皮肤切口,并结扎固定引流管,敷盖无菌纱布。引流管末端连接至水封瓶,引流瓶置于病床下不易被碰到的地方。

（4）胸膜腔大量积气、积液者,开放引流时应缓慢。引流液体首次勿超过 1000mL,防止发生纵隔的快速摆动移位或复张性肺水肿的发生。待病情稳定后,再逐步开放止血钳。

2.开胸探查止血术

（1）麻醉:气管插管静脉复合全身麻醉。但未安置胸腔闭式引流者,必须在麻醉插管前行胸腔闭式引流,保障麻醉安全进行。

(2)体位及切口:一般采用侧卧位,取后外侧标准切口,以经第6肋间或肋床进胸为宜。

3.手术操作

进入胸腔后将胸腔内的积血吸出备用或采用血液回收装置回收清洗分离后备用,清除所有血块,并对整个胸腔内结构进行探查,寻找出血点,如为胸廓内血管或肋间血出血用血管钳钳夹、直接结扎或贯穿缝合结扎止血,也可采用血管夹两次止血。如为相对表浅的肺组织裂伤出血。可直接行重叠褥式缝合止血。若肺组织为大而深的撕裂伤,或肺组织不能缝合修复者,多需采取肺叶切除术。如为心脏、大血管损伤出血,则应根据具体情况进行相应处理。妥善止血并检查无活动出血后,充分冲洗胸腔,并于第6或第7肋间安置胸腔闭式引流管。肺缝合修补或肺叶切除者,必要时还需在胸前第2肋间放置较细的引流管,以利排气。分层缝合胸壁切口各层。目前,也可采用胸腔镜外科手术(VATS)方法进行胸腔探查和止血。

六、护理

(一)术前护理

1.现场急救

胸部有较大异物者,不宜立即拔除,以免出血不止。

2.动态观察病情变化

①严密监测生命体征,尤其注意呼吸型态、频率及呼吸音的变化,有无缺氧征象,如有异常,立即报告医师予以处理;②观察胸腔引流液的量、色、质和性状。若每小时引流量超过200mL并持续3h以上、引流出的血液很快凝固,持续脉搏加快,血压降低,补充血容量后血压仍不稳定,血红细胞计数、血红蛋白及血细胞比容持续下降,胸部X线显示胸腔大片阴影,则提示有活动性出血的可能,应积极做好开胸手术的术前准备。

3.维持有效循环血量和组织灌注量

建立静脉通路,积极补充血容量和抗休克;遵医嘱合理安排输注晶体和胶体溶液,根据血压和心肺功能状态等控制补液速度。

(二)术后护理

1.血流动力学监测

监测血压、脉搏、呼吸、体温及引流变化,若发现有活动性出血的征象,应立即报告医师并协助处理;病情危重者,可监测中心静脉压(CVP)。

2.维持呼吸功能

①密切观察呼吸型态、频率及呼吸音的变化;②根据病情给予吸氧,观察血氧饱和度的变化;③若生命体征平稳,可取半卧位,以利呼吸;④协助患者叩背、咳痰,教会其深呼吸和有效咳嗽的方法,以清除呼吸道分泌物。

3.预防并发症

①遵医嘱合理使用抗生素;②密切观察体温、局部伤口和全身情况的变化;③鼓励患者咳嗽、咳痰,保持呼吸道通畅,预防肺部并发症的发生;④在进行闭式胸腔引流护理过程中,严格遵循无菌操作原则,保持引流通畅,以防胸部继发感染。

第四章　胃肠外科疾病

第一节　胃肠道间质瘤

胃肠道间质瘤(GIST)是一类起源于胃肠道间叶组织的肿瘤,占消化道肿瘤的 1% ~3%,其中有 60% ~70% 发生在胃,20% ~30% 发生在小肠,10% 发生在结直肠,也可发生在食管、网膜和肠系膜等部位。发病年龄广泛,75% 发生在 50 岁以上人群,男女发病率相近。

一、病因

GIST 是胃肠道最常见的间叶源性肿瘤,大多数 GIST 的发生与 Kit(75%)或 PDGFRα(10%)的基因突变密切相关,基因突变可引起受体酪氨酸激酶的自身磷酸化,进而激活 Ras/MAPK、Rac/Rho – JNK、PI3IC/AKT 和 SFK/STAT 等多条信号网络,最终导致细胞增生失控及凋亡受抑,组织学上多由梭形细胞、上皮样细胞、偶或多形性细胞,排列成束状或弥散状图像,免疫组化检测通常为 CD117 和(或)DOG – 1 表达阳性。

二、临床表现

胃肠道间质瘤的主要症状依赖于肿瘤的大小、位置和生长方式有关。瘤体小时症状不明显,可有上腹部不适或类似溃疡病的消化道症状;瘤体较大可扪及腹部肿块,胃肠道出血是最常见的症状;食管间质瘤可引起吞咽困难;十二指肠间质瘤可压迫胆总管引起梗阻性黄疸;小肠的间质瘤易发生梗阻;肛管间质瘤致直肠出血、疼痛、排便习惯改变、梗阻或尿路刺激征等。远处转移通常发生于间质瘤患者的腹膜、网膜、肠系膜及肝脏等。

三、辅助检查

1. 胃镜及超声

胃镜检查对于胃间质瘤,胃镜可明确肿瘤的部位及大小。超声内镜对于胃外生性肿瘤可协助诊断间质瘤的位置、大小、局部浸润状况等。

2. CT 检查

CT 平扫发现肿瘤多呈圆形,少数呈不规则形。良性肿瘤多小于 5cm,密度均匀,极少侵犯邻近器官,可以有钙化表现。恶性肿瘤多大于 6cm,边界不清,与邻近器官粘连,密度不均匀,中央极易出现坏死、囊变和出血。

3. ^{18}FDG – PET 和 ^{18}FDG – PET/CT

^{18}氟脱氧葡萄糖的 PET 检查原理是利用胃肠间质肿瘤内强烈的糖酵解反应摄取高密度的 ^{18}氟脱氧葡萄糖跟踪显影,对发现早期转移或者复发比 CT 敏感,为实体肿瘤分子靶向治疗的疗效判断提供参考。

4. 其他辅助检查

X 线钡餐示边缘整齐、圆形充盈缺损,中央可有"脐样"溃疡龛影,或表现为受压、移位。

肠系膜上动脉 DSA 对于小肠 GIST 诊断、肿瘤定位具有重要意义。

四、诊断与鉴别诊断

根据患者消化道出血或不适的临床表现,结合内镜检查如胃镜、肠镜检查的非黏膜发生肿瘤,CT 或内镜超声显示的发生于胃肠道壁的肿瘤,可作出初步的诊断。消化道造影可帮助诊断肿瘤在胃肠道的确切位置及大致范围。但临床诊断不足以确诊 GISTs。GISTs 的确诊最终需病理切片及免疫组化的结果。

典型的 GISTs 免疫组化表型为 CD117 和 CD34 阳性。近 30% 病例中 SMA 阳性,少部分病例 S－100 和 Desmin 肌间蛋白阳性。但少数病例(＜5%)CD117 阴性,且存在 CD117 阳性的非 GISTs 肿瘤。

因此,GISTs 的免疫组化诊断也并非绝对,尚需结合临床和一般病理结果,有时需通过免疫组化排除其他肿瘤。GISTS 常需与下列肿瘤鉴别,这些胃肠道肿瘤常有与 GISTs 类似的临床表现。

1. 胃肠道平滑肌瘤/肉瘤

GISTs 大多 CD117 和 CD34 弥漫性阳性表达,SMA 不表达或为局灶性表达,而平滑肌瘤/肉瘤 CD117 和 CD34 阴性表达,SMA 弥漫性阳性表达。

2. 胃肠道神经鞘瘤

GISTs 中只有少部分病例中有 S－100 表达,而胃肠道神经鞘瘤 S－100 弥漫性阳性表达,CD117 和 CD34 阴性表达。

3. 胃肠道自主神经瘤

CD117、CD34、S－100、SMA 和 Desmin 均阴性表达,电镜下可见神经分泌颗粒。

对 GISTs 的恶性程度判断除了临床上的局部浸润、转移、复发等因素外,肿瘤部位也是一考虑因素,一般说胃、食管及直肠的 GISTs 恶性程度较低,而小肠和结肠恶性程度较高。肿瘤的大小及核分裂数也是判断 GISTs 恶性程度的标准之一。

五、治疗

传统的 GIST 治疗以手术治疗为主,虽最近在 GIST 病理及基础研究取得很大进展,新的化疗药物研究也取得了一定的进展,但手术治疗仍是目前取得临床治愈的最佳治疗方法。

(一)手术方式

1. 内镜手术治疗

内镜黏膜下剥离术(ESD)常用于治疗 2.0～5.0cm 的 GIST,ESD 对 GIST 的治疗安全、有效,根据肿瘤的大小,对源于胃固有肌层的 GIST 通常采用内镜套扎切除术(ELR)、内镜黏膜下挖除术(ESE)以及内镜全层切除术(EFR)等 3 种治疗方式。

2. 腹腔镜手术治疗

大多数的腹腔镜切除术仅限于治疗胃间质瘤,而对其他部位的间质瘤的切除效果仍不确切,研究表明腹腔镜切除直径＜5.0cm 的胃及小肠间质瘤均安全有效。

3. 腹腔镜和内镜联合手术治疗(LECS)

因单独采用腹腔镜定位 GIST 较为困难,而内镜切除的缝合技术至今尚不成熟,故 LECS 不失为一种处理 GIST 的重要手段,LECS 不仅可准确定位、及时处理穿孔,还可以观察肿瘤是否切除完整、是否并发腔内出血、闭合是否严密以及闭合后是否导致胃腔狭窄等。

4.外科手术治疗

肿瘤直径<5.0cm 的,切缘应大于 2cm;肿瘤直径>5.0cm 或具有潜在恶性特征者,切缘应大于 5cm;原发胃 GIST 一般采用楔形切除,胃大部或全胃切除;原发小肠 GIST 可行部分切除或肠段切除;食管、直肠、十二指肠原发病灶楔形切除困难者,应适当扩大切除;侵及邻近器官者应行联合脏器切除。

(二)分子靶向治疗

酪氨酸激酶抑制剂可以靶向作用于 Kit 和 PDGFRα,从而有效控制转移性或复发性 GIST,伊马替尼作为一种选择性 Kit 酪氨酸激酶抑制剂,被认为是转移性 GIST 的标准一线治疗药物,而其他激酶抑制剂如舒尼替尼、瑞戈非尼则分别为二线、三线治疗药物。

六、护理

(一)术前护理

1.心理护理

(1)解释疾病的相关知识及胃肠间质瘤手术的必要性,术前的注意事项,发放健康教育手册,增强患者对自身疾病的认识。

(2)使用恰当的沟通技巧,鼓励患者表达自身感受,寻求患者家属的情感支持及经济支持。

(3)针对个体情况进行计对性心理护理。

2.术前评估

(1)了解患者的既往史、过敏史、用药史。

(2)是否合并其他病症,如合并有其他疾病,应请相关科室会诊并进行治疗。

(3)完善各项检查,评估患者的心肺功能。

(4)进行血糖的评估,血糖不正常者术前进行调整。

3.营养支持

(1)根据患者的实际情况指导和鼓励患者进食高蛋白、高糖类、高维生素和低脂饮食。

(2)必要时给予氨基酸脂肪乳等静脉高营养治疗,补充电解质、葡萄糖等维持水电解质及酸碱平衡以增强患者体质。

4.病情观察及护理

(1)观察并记录患者的腹部体征及大便情况。

(2)消瘦患者注意观察皮肤状况并加强护理。

(3)出血患者注意观察生命体征、出血量、尿量和使用止血药物的效果。

5.术前常规准备

(1)术前行抗生素皮试,术晨遵医嘱带入术中用药。

(2)协助完善相关术前检查:心电图、B 超、出凝血试验等。

(3)术晨更换清洁病员服。

(4)术晨建立静脉通道。

(5)术晨与手术室人员进行患者信息、药物核对后,送入手术室。

(6)术晨安置胃肠减压。

（二)术后护理

1. 严密观察病情

(1)术后给予心电监测,记录并观察血压、脉搏、血氧饱和度的变化。

(2)加强巡视,注意呼吸的频率和深度,观察有无呼吸道梗阻。

(3)常规给予氧气吸入,观察记录尿量的颜色和量。

(4)观察伤口有无渗血渗液;观察腹部体征;观察引流液的颜色、性状及量。

2. 体位与活动

(1)术后取平卧位,生命体征平稳后取半卧位,有利于呼吸循环,减少切口处缝合张力,减轻疼痛与不适,利于术后引流。

(2)术后鼓励患者自己行早期活动:自主进行四肢活动,做深呼吸运动,必要时协助患者活动,体位与活动的进行都要向患者及家属解释目的意义及重要性,使其能积极配合。

3. 疼痛护理

(1)评估患者的疼痛情况,遵医嘱给予镇痛药物。

(2)提供安静舒适的环境,采取适宜的体位。

(3)指导患者平稳呼吸,咳嗽时用手保护切口,以减轻疼痛。

4. 引流管的护理

(1)保持胃肠减压通畅及有效负压吸引,保持腹腔引流管通畅,观察并记录引流液的颜色、性状及量。

(2)告知患者留置管道的重要性和管道脱出的危险性,以取得患者配合。

5. 饮食护理

(1)拔除胃管后,指导患者进少量水。

(2)第 2~3d 后进全流质饮食,若进食后无腹痛、腹胀不适,可于第 4d 进半流质饮食逐步过渡到软食。

(3)少食多餐,可每日 5~6 餐,忌食生冷、辛辣食物。

第二节　胃　癌

胃癌是我国最常见的恶性肿瘤之一,病死率居恶性肿瘤首位。男女之比为 2∶1。

一、病因病理

胃癌的病因尚不完全清楚,目前认为与胃溃疡、萎缩性胃炎、胃息肉恶变有关。胃幽门螺杆菌感染也是重要因素之一;环境、饮食及遗传因素、免疫机制失调、原癌基因和抑癌基因突变、重排和缺失等变化都与胃癌的发生有一定关系。

胃癌好发于胃窦部。胃癌的大体类型分为早期胃癌和进展期胃癌。早期胃癌分为隆起型、浅表型和凹陷型。进展期胃癌分为息肉型、溃疡型、溃疡浸润型和弥散浸润型。按组织类型分为上皮性肿瘤和类癌两种,前者分为腺癌(占绝大多数)、腺鳞癌、鳞状细胞癌、未分化癌和未分类癌。

胃癌直接蔓延侵袭至相邻器官,是主要转移方式之一;淋巴转移是主要的远处转移途径,发生较早;血行转移一般发生在晚期,最常见的转移部位是肝,其次是肺、脑、肾、骨等;癌细胞脱落种植于肠壁和盆壁。

二、临床表现

早期无明显症状。50%的患者较早出现上腹隐痛,食后饱胀不适,容易被误认为"胃炎或消化性溃疡",一般服药后可暂时缓解。病情进一步发展,出现上腹疼痛加重、食欲缺乏、消瘦、贫血,甚至消化道出血(呕血、黑便)症状。当胃窦梗阻时有恶心、呕吐宿食,贲门部癌可有进食梗阻感。晚期患者出现恶病质。

早期无明显体征,或仅有上腹部深压痛;晚期可扪及上腹部肿块;出现肝或淋巴转移时,可有肝大、腹腔积液、锁骨上淋巴结大;发生直肠前凹种植转移时,直肠指检可触到肿块。

三、辅助检查

1.上消化道造影

上消化道造影可发现较小而表浅的病变。

2.内镜检查

纤维胃镜是诊断早期胃癌的有效方法,可直接观察病变部位,并做活检确定诊断。超声胃镜能观察到胃癌的浸润深度,以及胃周围淋巴结转移的图像,还可以引导对淋巴结的针吸活检。

3.胃癌微转移的检查

胃癌微转移是指治疗时已存在,但目前病理学诊断技术还不能确定的转移。现在利用连续病理切片、免疫组化、流式细胞术、免疫细胞化学、逆转录聚合酶链式反应(RT – PCR)等技术,检测淋巴结、骨髓、周围静脉血及腹腔内的微转移灶,检查阳性率明显高于普通病理检查。胃癌微转移的检查对帮助医生判断预后及选择治疗方法提供依据。

四、诊断与鉴别诊断

(一)临床诊断

因肿瘤增殖而发生能量消耗与代谢障碍,表现为乏力食欲不振、恶心、消瘦、贫血等,晚期呈恶病质状态;胃癌溃烂所致上腹部疼痛、消化道出血、穿孔等,表现为呕血、黑便、贫血;胃癌的机械性作用引起的症状,可表现为上腹饱胀感、进食梗阻呕吐;肿瘤扩散转移引起的症状,如腹水、肝大、黄疸;远处器官转移引起的症状。

早期胃癌临床表现不典型,多数患者可表现为上腹部胀痛、隐痛、嗳气等,患者症状少而且不典型,这些非特异性表现导致患者不能及时就诊。

(二)鉴别诊断

需要与胃炎、胃溃疡、胃淋巴瘤、胃肠间质瘤、胃良性肿瘤等疾病相鉴别。

五、治疗

(一)一般治疗

胃癌一经发现应尽快采取手术治疗或新辅助化疗后的手术治疗,对于基础情况过差,或有相对手术禁忌者,短暂支持治疗和调整后争取手术。

(二)手术治疗

手术切除是根治早期胃癌的唯一方法,也是治疗胃癌的主要手段。早期胃癌术后五年生存率大于90%,通常认为可以治愈。但长期以来我国大多数胃癌属于进展期术后五年生存率维持在30%。对于胃癌患者,只要全身情况允许且无远处转移的征象,均为手术适应证。对于有转移的患者,也应视情况行减瘤手术或新辅助化疗降期后争取根治手术。对于术式选择,应根据肿瘤临床病理分期和术中探查发现,包括胃癌的部位、大小、浸润深度、淋巴结肿大情况而决定。随意扩大和缩小手术切除范围,会造成脏器功能的过度破坏和术后肿瘤的复发。

1.早期胃癌

(1)内镜黏膜切除术。将内镜注射针经胃镜活检孔插入胃内到达病变边缘,向黏膜下注射含肾上腺素的生理盐水,使局部病变隆起,便于套切,保护肌层和防止出血,标本必须检查切缘,术后随访2年无复发即为治愈。

(2)腹腔镜下局部切除。可将胃壁病变做全层切除,黏膜切除范围也较内镜下广泛,该手术一般用于胃前壁的病变。

(3)D1根治术。切除原发病灶及周围足够正常胃壁,并清扫第一站淋巴结。

2.进展期胃癌

(1)根治性手术。彻底切除胃原发灶、转移淋巴结及受浸润的临近脏器。胃切断线要求离肿瘤肉眼边缘不得少于5cm,远侧部癌应切除十二指肠第一部3~4cm,近侧部癌应切除食管下端3~4cm。对Ⅰ、Ⅱ、Ⅲa期胃癌行D_2淋巴结清扫,对Ⅲb、Ⅳ期胃癌行D_3淋巴结扩大清扫,对胃癌直接侵犯到邻近脏器做联合脏器切除。

(2)全胃切除后重建方式。食管十二指肠吻合操作简便,但易发生反流性食管炎。食管空肠吻合应用最广,加Roux - en - Y吻合可以完全防止胆汁、胰液的反流和避免食管炎的发生。

(3)姑息性手术。包括不切除原发病灶的各种短路手术和切除原发病灶的减瘤手术。前者手术小,不能改变胃癌的自然生存曲线;后者有一定的五年生存率,不但可以消除肿瘤穿孔、出血等危及生命的并发症,还可以争取术后药物等综合治疗争取较长的生存期。

六、护理

1.心理护理

胃癌患者全身情况较差,对接受大型手术常顾虑重重,影响手术效果及手术后的康复。术前患者常见的心理问题是夸大手术的危险性;不理解麻醉的过程;不知道疼痛的程度;对预后悲观。解决这些问题最有效的方法是进行术前教育,护理人员多与患者交谈,介绍相关知识,阐述手术的重要性和必要性,多列举手术成功的病例。讲解焦虑、恐惧容易降低机体免疫力,不利于疾病恢复,同时多体贴、安慰、关心患者,向患者介绍医院的技术、设备及医务人员经验,使患者放心接受手术。

2.改善患者的营养状况

(1)术前营养支持:胃癌患者的术前准备的主要任务之一是营养支持。患者因营养摄入不足,加上肿瘤本身的消耗及出血等因素,往往有不同程度的营养不良。轻度营养不良患者,术前给予高蛋白、高热量、高维生素、低脂肪、易消化和少渣饮食;对于严重营养不良患者术前输血浆、人血白蛋白、氨基酸、脂肪乳剂等改善营养状况。对不能进食者行静脉内营养。考虑患者术前需营养支持、术后需较长时间禁食、输液,可能还需要化疗,一般术前予以中心静脉置管。

(2)术后营养支持:术后早期高能量静脉营养可提高患者体质,有利于耐受化疗,预防和减少术后并发症。对术中放置空肠喂养管的胃癌根治术患者,一般在术后48h开始肠内营养,不足部分应由静脉补给。术后5d患者可经口进流质饮食后,一般进食量少,还应由营养管滴入营养液,以弥补经口摄入量不足。进食原则是少量多餐,进清淡易消化的半流食,逐渐过渡到普食。如出现腹胀、腹痛应暂停进食,观察有无梗阻症状。有的患者胃癌根治术后会出现胃瘫,这是由于残胃失神经支配和胃肠道激素变化所引起,应用胃肠动力药,待残胃蠕动恢复后才能拔除胃管和进食。

3.手术前后常规护理

手术前、术中、术后遵医嘱进行化疗,延长生存期。

4.健康指导

胃癌的预后与胃癌的病理分期、部位、组织类型、生物学行为及治疗方法有关,早期胃癌远比进展期胃癌预后好。为了提高早期胃癌的诊断率,对有胃癌家属史或原有胃病史的人群定期诊断率,对有胃癌家属史或原有胃病史的人群定期检查。对40岁以上有消化道症状而无胆道疾病者、原因不明的消化道慢性失血者、短期内体重明显减轻,食欲缺乏者应到医院做胃的相关检查,以免延误诊断。

第三节　小肠损伤

小肠是人体消化和吸收食物的主要场所,食物经过小肠内胰液、胆汁和小肠液的化学性消化及小肠运动的机械性消化后,基本上完成了消化过程。小肠损伤多见于腹部穿通伤,常由枪伤和刺伤造成。腹部钝性伤较少见,腹部钝性伤导致的小肠破裂以局部打击为主,多见于马踢伤,高空坠落或车把、方向盘直接撞击腹部所致。

一、病因

(一)闭合性肠损伤

依据暴力作用原理不同,可以分为以下3种情况:

1.直接暴力致伤

肠管被挤压于腹壁与脊柱或骶骨岬之间造成小肠的挫裂伤,严重的可直接切断小肠。来自脐周围正中部位的损伤多伤及空回肠,有时伴有肠系膜的断裂、挫伤出血,稍偏于体轴的外力可同时合并有肝、脾、肾、结肠的损伤。

2.侧方暴力致伤

外力也可以沿体轴斜切的方向作用于腹部,使肠管连同系膜向一侧迅速移动,当移动的范围超过固定肠管系膜或韧带的承受能力时,可能造成肠管自附着处的撕裂。

3. 间接暴力致伤

间接暴力致伤多发生在对抗肠管惯性运动的受力机制下，当患者由高处坠落、跌伤、骤停时肠管或系膜抗御不了这种位置突然改变所施与的压力，通过传导造成小肠断裂或撕裂。

（二）开放性肠损伤

开放性肠损伤主要为锐器致伤，如火器伤、锐器伤。开放性小肠损伤有异物进入或经过腹腔，有可能是单次单创口受伤，也可能是多次多创口受伤。受损害的肠管可以远离创口部位，术中探查常可发现多发的肠破裂或复合性损伤。

（三）医源性肠损伤

医疗中的小肠损伤也时有发生，常见的原因如手术分离粘连时无意间损伤肠管，腹腔穿刺时刺伤胀气或高度充盈的肠管。此外，内镜检查时也有可能捅穿肠壁，造成意外损伤。

二、临床表现

小肠及肠系膜损伤后，临床表现主要有急性腹膜炎和腹腔内出血，但常可因损伤原因、损伤程度及损伤类型的不同而有所不同。肠破裂、穿孔时，肠内容物外溢，腹膜受消化液的刺激，患者可表现为剧烈的腹痛，伴有恶心、呕吐，可有全腹压痛、反跳痛、腹肌紧张、移动性浊音阳性及肠鸣音消失等。体格检查可见患者面色苍白、皮肤厥冷、脉搏微弱、呼吸急促、血压下降。随着受伤时间的推移，感染中毒症状加重，患者可出现体温升高、脉快、呼吸急促等全身性感染表现。

三、辅助检查

1. 实验室检查

血常规检查可出现白细胞计数升高，中性粒细胞比例增高，若伴有红细胞下降和血细胞比容下降则提示有内出血。

2. X 线检查

腹部 X 线检查可有气腹、肠扩张及气液平面等表现。

3. 肠系膜上动脉造影

如伴肠系膜血管破裂可有造影剂外溢。

4. 其他影像学检查

如 CT 检查是否有膈下游离气体，B 超检查是否有胸腔积液、肠系膜水肿增厚等。

5. 腹腔穿刺

可抽出血性液体、浑浊液体或胆汁样液体。但在刀刺伤及枪弹伤时腹腔与外界相通，多数需要急诊剖腹探查，故不需要行腹腔穿刺明确诊断。

6. 腹腔灌洗术

对疑有内脏损伤而腹腔穿刺阴性者，可改行腹腔灌洗术。

四、诊断与鉴别诊断

（一）诊断

（1）小肠壁的挫伤或为不完全性肠破裂时腹部损伤处有轻度压痛，无肌紧张和反跳痛。

（2）肠破裂穿孔不大，肠内容物流入腹腔的量不多时，腹部有局限性腹膜炎的体征，并逐渐转变成弥散性腹膜炎。

（3）小肠挫伤广泛严重发展成为肠坏死穿孔或小肠多处破裂时,可出现典型的腹膜炎,全腹压痛明显,有腹肌紧张和反跳痛,肝浊音界缩小,出现移动性浊音,肠鸣音减弱或消失。

（4）晚期出现腹胀、体温升高、脉搏快而弱、血压下降、面色苍白、四肢湿冷等休克体征。

（5）实验室与特殊检查:①白细胞总数及中性粒细胞升高,合并内出血时红细胞和血红蛋白下降;②X线检查注意腹腔内有无游离气体;③腹腔穿刺吸出脓性渗出物或大便样肠内容物即可确诊;④B超检查对鉴别诊断有帮助。

（二）鉴别诊断

本病需与脾脏损伤、胃十二指肠损伤、结肠损伤等疾病相鉴别。

五、治疗

小肠破裂的诊断一旦明确应立即进行手术治疗,手术时间的早晚对其预后十分重要。如果延误手术时机,术后患者因为严重感染,严重消耗,出现肠梗阻、肠漏等诸多并发症,甚至导致多器官衰竭而死亡。

（一）手术探查

小肠损伤的治疗往往与腹部损伤的治疗同时进行。在处理小肠损伤的同时亦应综合考虑对其他部位损伤的处理而不应顾此失彼,造成治疗上的延误。

1. 探查指征

①有腹膜炎体征,或开始不明显但随着时间的进展腹膜炎症加重,肠鸣音逐渐减弱或消失;②腹腔穿刺或腹腔灌洗液检查阳性;③腹部X线片发现有气腹者;④来院时已较晚,有典型受伤史呈现腹胀、休克者,应积极准备创造条件进行手术探查。

2. 手术探查

麻醉平稳后对开放性腹部损伤所造成的污染伤口与脱出内脏应进行进一步的清洁处理,防止对腹腔造成更多污染。开腹探查一般取右侧旁正中切口或右侧经腹直肌切口,切口的中点平脐,必要时可向上、向下延伸。进腹后发现腹腔内若有多量积血,应按下列顺序检查:肝、脾、两侧膈肌胃十二指、十二指肠空肠曲、胰腺、大网膜、肠道及其系膜,最后检查盆腔脏器。大量积血块常提示出血部位就在积血块较多的地方。只有在出血已经得到控制以后,才能重点寻找并处理肠道损伤探查时不能忽视和遗漏肠系膜内或隐蔽在血肿中的穿孔。肠管有多处损伤时,破裂口一般呈双数,若探查中只见单数伤口时应尽力寻找另一个隐蔽的伤口。

肠系膜撕裂可能造成剧烈的大出血。控制住肠系膜出血后应仔细观察肠襻色泽的变化和血液供应情况,若肠壁呈紫色经热盐水包敷不能恢复则反映肠管血循环障碍已不可逆,须按坏死肠襻予以切除系膜破裂伤与肠管垂直时引起循环障碍的机会较少,>3cm且与肠管平行的肠系膜破裂容易引起血液循环障碍,须切除部分肠管。对系膜内的血肿有进行性增大者均需纵行切开、清除血凝块和结扎出血点观察肠管有无血供障碍。在有较大的血管损伤时应予修复缝合,必须防止大块结扎系膜根部血管造成肠管广泛坏死。探查后可以间断缝合肠系膜切口。

开腹后未见严重出血或已有效控制出血后,应有顺序地由Treitz韧带或回盲部开始逐段检查小肠及其系膜。逐一将肠襻拖出切口外,直视下认真仔细、不遗漏地逐段检查肠管和肠系膜损伤情况。注意细小的破裂和隐蔽的小穿孔,对已发现的穿孔要防止肠内容物继续流向腹腔,可暂时用Allis钳夹和盐水纱布包裹,至整个肠道检查完毕后再决定处理方法。

（二）手术原则与方法

1.肠修补术

肠修补术适用于创缘新鲜的小穿孔或线状裂口,可以用丝线间断横行缝合。缝合前应进行彻底的清创术,剪除破裂口周围已失活的组织,整理出血供良好的肠壁,防止术后肠破裂或肠瘘的发生。

2.肠切除术

肠切除手术适合于:①肠壁破裂口的缺损大、创面不整齐、污染严重以及缝合后可能发生肠腔狭窄的纵行裂伤;②在有限的小段肠管区域内有多处不规则穿孔;③肠管有严重挫伤或出血;④肠管系膜缘有大量血肿;⑤肠壁内有大血肿;⑥肠壁与系膜间有 >3cm 的大段撕脱;⑦系膜严重挫伤横行撕脱或撕裂导致肠壁血供障碍;⑧肠管受到严重挤压伤,无法确认还纳入腹腔后的肠管是否不发生继发的肠坏死;⑨有学者认为,当撕裂的长度等于或超过肠管直径的50% 或当一小段肠管多处撕裂的总长度等于或大于肠管直径的50% 时都应当行肠管切除术。

在肠切除吻合过程中为了防止吻合口瘘和肠管裂开,应注意断端的血液循环,防止局部供血障碍,认真处理肠壁和肠系膜的出血点,防止吻合口及系膜血肿形成。

3.肠造口术

空肠回肠穿孔超过 36～48h,肠段挫伤或腹腔污染特别严重的,尤其术中不允许肠切除吻合时,可考虑肠外置造口。

待术后机体恢复,腹腔条件好转再行造口还纳。肠造口手术将造成消化道内容物的流失,应尽量避免在空肠破裂处造口。

4.腹腔冲洗术

腹腔污染严重者除彻底清除污染物和液体外,应使用 5～8L 温生理盐水反复冲洗腹腔。

六、护理

（一）术前护理

1.饮食

对未明确诊断或疑有小肠破裂、穿孔或明显腹胀者予以禁食和胃肠减压,静脉补充水、电解质和其他营养素。

2.卧位及活动

小肠损伤后患者应绝对卧床休息,无休克者取半卧位,禁止随意搬动患者,以免加重腹痛或出血。如患者腹痛剧烈,应让其屈膝,以使腹部肌肉松弛,减轻疼痛。出现休克者将患者头部和躯干抬高 20°～30°,下肢抬高 15°～20°,可增加回心血量及改善脑血流量。

3.术前准备

(1)做好血型和交叉配血试验,备好一定数量的全血、红细胞或血浆。

(2)术前做好肝肾功能、血电解质等检查及出(凝)血时间的检查。

(3)做好手术区皮肤的准备,去除毛发、清洁皮肤污垢,尤其要注意脐部的清洁。

(4)留置导尿管、胃管并妥善固定。

(5)拭去指甲油、口红等化妆品;取下活动的义齿、发夹、眼镜和其他贵重物品。

(6)术前准备期间应加强病情观察和生命体征的监测,对于有休克表现的患者,应在积极抗休克治疗的同时争取时间尽快行急诊手术治疗。

（二）术后护理

1.卧位及活动

全麻清醒、血压平稳者可取半卧位,有利于呼吸、引流和炎症的局限。术后早期应床上活动,可促进肠道的蠕动,同时预防压疮的发生。

2.引流管的护理

保持引流管通畅,避免引流管受压、折叠,活动时避免引流管牵拉脱出。

3.饮食

患者术后应禁食、禁饮,待肛门排气、拔出胃管后开始进少量流质饮食,根据病情逐步过渡到半流质饮食、软食。如菜汤、米汤等,少量多餐,1周后改为半流质饮食,2~3周后逐步过渡为软食,且选择易消化少渣饮食。

4.家庭照护

(1)保持心情愉悦,每天进行适量的体育锻炼。

(2)加强自我监测,若出现腹痛、腹胀、呕吐、停止排便等不适,及时就诊。

第四节 急性出血性肠炎

急性出血性肠炎是一种原因尚不明确的急性肠管炎症性病变,临床主要症状之一是血便。可发生于任何年龄,以儿童和青少年居多。

一、病因

急性出血性肠炎的病因至今不明确,目前认为感染和过敏发挥作用的可能性较大。急性出血性肠炎发病的地域性和季节性倾向、部分患者发病前存在肠道或呼吸道感染史、患者粪便中细菌培养阳性结果(大肠埃希菌或产气荚膜杆菌等)以及发病时出现发热和白细胞计数增高等一系列特点均提示感染可能是重要的发病因素。但多数急性出血性肠炎病例无法分离出单一致病菌,并且病理检查可以发现病变肠,壁内大量嗜酸性粒细胞浸润和小动脉纤维蛋白性坏死,提示本病有可能是变态反应的结果。

二、临床表现

急性出血性肠炎缺乏特异性症状,主要临床表现包括腹痛、腹泻、发热等。根据患者的临床特点和病程演进不同,可归纳为血便型、中毒型、腹膜炎型和肠梗阻型等四种临床类型。

急性出血性肠炎起病急骤,脐周或上中腹出现急性腹痛,疼痛多呈阵发性绞痛或持续性疼痛阵发加剧,严重者蔓延至全腹,常伴有恶心、呕吐。随之出现腹泻症状,由稀薄水样便发展至血水样或果酱样便,偶有紫黑色血便或脓血便,部分病例以血便为主要症状。多数病例体温中等程度升高,至38~39℃,可伴有寒战;重症患者、部分儿童和青少年患者体温可超过40℃,并出现中毒症状,甚至发生中毒性休克。

腹部查体有不同程度的腹胀、腹部压痛、腹肌紧张,肠鸣音通常减弱或消失,部分病例可以触及炎性包块;肠管坏死穿孔时,可有明显的腹膜刺激征。行腹腔穿刺可抽到浑浊或血性液体。

三、辅助检查

1.血常规检查
白细胞升高可达$(12 \sim 20) \times 10^9/L$,中性粒细胞增多伴核左移,甚至出现中毒颗粒。

2.粪便检查
镜下可见大量红细胞,有血便或潜血强阳性,可有少量或中量脓细胞。

3.X线检查
腹部平片可见肠腔明显充气、扩张及气液平。动态观察可发现肠壁积气、门静脉积气及向肝内呈树枝状影像,以及腹腔积液或积气征象等。

四、诊断及鉴别诊断

(一)诊断
在多发地区和高发季节,结合年龄、病史和腹痛、腹泻、血便、发热等症状,应考虑急性出血性肠炎的诊断。腹腔穿刺检查获得血性穿刺液者提示肠坏死的可能。实验室检查常有血白细胞计数升高,大便隐血试验阳性。

粪便普通培养可有大肠埃希菌、副大肠杆菌或铜绿假单胞菌生长,厌氧菌培养可有产气荚膜杆菌生长。

腹部X线片具有一定的诊断价值,早期病例可见到小肠积气扩张、肠间隙增宽和气液平面存在,病程进展后可见到肠壁内气体,X线片出现不规则的致密阴影团提示发生肠段坏死,出现膈下游离气体时则表明并发肠穿孔。

(二)鉴别诊断
急性出血性肠炎应与细菌性痢疾、肠套叠、急性阑尾炎、急性肠梗阻、克罗恩病、中毒性菌痢等相鉴别。

五、治疗

急性出血性肠炎的治疗以内科治疗为主,50%～70%的病例经非手术治疗后可以治愈。

内科治疗的主要措施包括:加强全身支持,纠正水、电解质与酸碱平衡紊乱;积极预防休克的发生,对已经出现中毒性休克的患者积极行抗休克治疗;禁食并放置胃肠减压;抗感染治疗,应用广谱抗生素和甲硝唑等以抑制肠道细菌特别是厌氧菌的生长;如便血量较大导致血容量不足,在静脉补液的基础上可以采取输血治疗;应用肠外营养支持治疗等。

急性出血性肠炎由于病情严重、发展迅速、内科治疗无效而持续加重或出现严重并发症时需考虑实施手术治疗,其指征为:①经腹腔穿刺检查发现脓性或血性液,考虑发生肠坏死或肠穿孔;②怀疑发生肠穿孔或肠坏死,导致明显腹膜炎;③经非手术治疗无法控制的消化道大出血;④经非手术治疗肠梗阻不能缓解、逐渐严重;⑤腹部局部体征逐渐加重;⑥全身中毒症状经内科治疗仍继续恶化,出现休克倾向者;⑦诊断不明确,无法排除需手术处理的其他急腹症。

剖腹探查明确为急性出血性肠炎的病例,应根据病变的范围和程度选择不同的手术方式。对于病变肠段尚未发生坏死、穿孔或大量出血的病例,可应用普鲁卡因做肠系膜根部封闭以改善肠段血液供应,不做其他外科处理,术后继续内科治疗。对于业已发生坏死、穿孔或大量出血的病例,则应切除病变肠段;如病变较局限,可行肠管的切除吻合手术;病变广泛者可行肠管切除,近侧和远侧肠管外置造口,以后再行二期吻合。由于急性出血性肠炎的黏膜病变通常超过浆膜病变范围,手术切除的范围应达出现正常肠黏膜的部位才可行一期吻合。

六、护理

(一)术前护理

1.心理护理

由于起病急,全身中毒症状较明显,且患者多为儿童,家属较紧张,患儿易哭闹,不配合治疗。应亲切和蔼地对待患者,做评估时动作应轻柔,做各项护理操作时要耐心解释,技术熟练,取得患者及家属的配合。

2.饮食护理

禁食和胃肠减压可减少胃肠内积聚,减轻腹痛和腹胀。维持水、电解质、酸碱平衡建立静脉通道,遵医嘱安排输液。

3.皮肤护理

由于患者腹泻,大便为腥臭血便,患者肛周的皮肤易出现潮红,甚至糜烂,所以每次大便后用温水或高锰酸钾溶液清洗肛门及肛周皮肤,待干燥后再涂以氧化锌软膏保护。

4.病情观察

(1)是否有休克表现:严密观察患者的生命体征,是否有烦躁不安、表情淡漠,是否有尿量减少、皮肤苍白湿冷等表现。给予吸氧、休克体位、快速建立静脉通路等对症处理。

(2)腹部体征:患者腹痛加剧,表示病情有所加重,应立即采取相应的处理措施,如给予舒适的体位、同情安慰患者、让患者做深呼吸。

(3)遵医嘱使用抗生素,预防或控制感染。

(4)严密观察病情变化,积极完善术前准备,有异常情况及时通知医师处理,但在明确诊断前禁用强镇痛药物。

(二)术后护理

1.饮食护理

禁食、胃肠减压期间由静脉补充水、电解质,待2~3d肛门排气后可拔除胃管,进流质饮食,如各种营养汤类;无不良反应,可改为半流质饮食,如牛奶、粥类、面条、米粉、蒸蛋;术后1周可进少渣饮食,应给予高蛋白、高热量、丰富维生素、低渣的食物。

2.体位与活动

病情平稳者,术后可改为半卧位,以利于腹腔引流并经常在床上翻身变换体位,可用松软的枕头将腰背部垫起。病情许可时,尽量协助患者早期下床活动,促进肠蠕动恢复,防止肠粘连。其方法为第1d可扶患者坐往床沿,待适应后;第2d可协助患者在床旁活动,并逐步扩大活动范围;第3d可在室外小范围活动。

3.管道的护理

了解管道的作用,严格无菌操作,妥善固定,防止移位、脱出。保持引流管的通畅,避免受压、扭曲、堵塞;观察记录引流液的色、量、性状,待引流管少、色清后方可拔除。

4.严密观察病情

术后每2h测量血压、脉搏、呼吸,连续测量6次后可延长间隔时间;观察患者的腹部症状和体征的变化,以及局部伤口情况、肛门排气排便的情况。

第五节　肠梗阻

肠内容物不能正常运行、顺利通过肠道,称为肠梗阻,是外科常见的病症。肠梗阻不但可引起肠管本身解剖与功能上的改变,并可导致全身性生理上的紊乱,临床病象复杂多变。

一、病因

按肠梗阻发生的基本原因可以分为以下三类:

1. 机械性肠梗阻

机械性肠梗阻最常见。是由于各种原因引起肠腔变狭小,使肠内容通过发生障碍。可因:①肠腔堵塞,如粪块、大胆石、异物等;②肠管受压,如粘连带压迫、肠管扭转、嵌顿或受肿瘤压迫等;③肠壁病变,如肿瘤、先天性肠道闭锁、炎症性狭窄等。

2. 动力性肠梗阻

动力性肠梗阻是由于神经反射或毒素刺激引起肠壁肌功能紊乱,使肠蠕动丧失或肠管痉挛,以致肠内容物不能正常运行,但无器质性的肠腔狭窄。常见的如急性弥散性腹膜炎、腹部大手术、腹膜后血肿或感染引起的麻痹性肠梗阻。

3. 血供性肠梗阻

血供性肠梗阻是由于肠系膜血管栓塞或血栓形成,使肠管血供障碍,继而发生肠麻痹而使肠内容物不能运行。随着人口老龄化、动脉硬化等疾病增多,现已不属少见。

肠梗阻又可按肠壁有无血供障碍,分为单纯性和绞窄性两类:①单纯性肠梗阻:只是肠内容物通过受阻,而无肠管血供障碍;②绞窄性肠梗阻:系指梗阻并伴有肠壁血供障碍者,可因肠系膜血管受压、血栓形成或栓塞等引起。

肠梗阻还可按梗阻的部位分为高位(如空肠上段)和低位(如回肠末段和结肠)两种;根据梗阻的程度,又可分为完全性和不完全性肠梗阻;此外,按发展过程的快慢还可分为急性和慢性肠梗阻。倘若一段肠襻两端完全阻塞,如肠扭转、结肠肿瘤等,则称闭襻性肠梗阻。结肠肿瘤引起肠梗阻,由于其近端存在回盲瓣,也易致闭襻性肠梗阻。

肠梗阻在不断变化的病理过程中,上述部分类型在一定条件下是可以互相转化的。

二、临床表现

尽管由于肠梗阻的原因、部位、病变程度、发病急慢的不同,可有不同的临床表现,但肠内容物不能顺利通过肠腔则是一致具有的,其共同表现是腹痛、呕吐、腹胀及停止自肛门排气、排便。

1. 腹痛

机械性肠梗阻发生时,由于梗阻部位以上强烈肠蠕动,表现为阵发性绞痛,疼痛多在腹中部,也可偏于梗阻所在的部位。腹痛发作时可伴有肠鸣,自觉有"气块"在腹中窜动,并受阻于某一部位。有时能见到肠型和肠蠕动波。如果腹痛的间歇期不断缩短,以致成为剧烈的持续性腹痛,则应该警惕可能是绞窄性肠梗阻的表现。

2.呕吐

在肠梗阻早期,呕吐呈反射性,吐出物为食物或胃液。此后,呕吐随梗阻部位高低而有所不同,一般是梗阻部位越高,呕吐出现越早、越频繁。高位肠梗阻时呕吐频繁,吐出物主要为胃及十二指肠内容;低位肠梗阻时,呕吐出现迟而少,吐出物可呈粪样。结肠梗阻时,呕吐到晚期才出现。呕吐物如呈棕褐色或血性,是肠管血供障碍的表现。麻痹性肠梗阻时,呕吐多呈溢出性。

3.腹胀

一般梗阻发生一段时间后出现,其程度与梗阻部位有关。高位肠梗阻腹胀不明显,但有时可见胃型。低位肠梗阻及麻痹性肠梗阻腹胀显著,遍及全腹。结肠梗阻时,如果回盲瓣关闭良好,梗阻以上结肠可成闭襻,则腹周膨胀显著。腹部隆起不均匀对称,是肠扭转等闭襻性肠梗阻的特点。

4.停止自肛门排气、排便

完全性肠梗阻发生后,患者多不再排气排便;但梗阻早期,尤其是高位肠梗阻,可因梗阻以下肠内尚残存的粪便和气体,仍可自行或在灌肠后排出,不能因此而否定肠梗阻的存在。某些绞窄性肠梗阻,如肠套叠、肠系膜血管栓塞或血栓形成,则可排出血性黏液样粪便。

三、辅助检查

1.实验室检查

若肠梗阻患者出现脱水、血液浓缩,可引起血红蛋白、血细胞比容、尿比重均升高。而绞窄性肠梗阻多有白细胞计数和中性粒细胞比例显著升高。血气分析、血清电解质、血尿素氮及肌酐检查出现异常结果,则表示存在电解质、酸碱失衡或肾功能障碍。呕吐物和粪便检查有大量红细胞或隐血试验阳性,提示肠管有血运障碍。

2.X线检查

对诊断肠梗阻有很大价值。正常情况下,小肠内容物运行较快,气体和液体充分混合,故在腹部X线片上只显示胃和结肠内气体,小肠内气体不显示。肠梗阻时,小肠内容物停滞,气、液体分离,一般在梗阻4~6h后,腹部立位或侧卧位透视或摄片可见多个气液平面及胀气肠襻;空肠梗阻时,空肠黏膜环状皱襞可显示"鱼肋骨刺"状改变。回肠扩张的肠襻多,可见阶梯状的液平面。蛔虫堵塞者可见肠腔内成团的蛔虫成虫阴影。肠扭转时可见孤立、突出的胀大肠襻。麻痹性肠梗阻时,胃泡影增大,小肠、结肠全部胀气。当怀疑肠套叠、乙状结肠扭转或结肠肿瘤时,可行钡剂灌肠或CT检查,以明确梗阻的部位和性质。

四、诊断与鉴别诊断

1.诊断

典型的肠梗阻具有痛、呕、胀、闭四大症状,腹部可见肠型及肠蠕动波、肠鸣音亢进、全身脱水等体征,结合腹部X线检查,明确诊断并不困难。但有时并不完全具有这些典型表现,如某些绞窄性肠梗阻的早期,易与急性坏死性胰腺炎、输尿管结石、卵巢囊肿蒂扭转等疾病混淆,临床上应予以注意。

2.鉴别诊断

主要在于区分肠梗阻的部位、性质与是否存在绞窄病因。疼痛的性质为阵发性伴肠鸣音亢进多提示为机械性梗阻;腹胀明显且肠鸣音减弱提示为麻痹性梗阻;呕吐频繁为高位肠梗阻的表现;病情发展迅速、出现腹膜刺激症状、血流动力学不稳等说明肠绞窄的可能性较大,应引起重视。

五、治疗

肠梗阻的治疗原则是矫正因肠梗阻所引起的全身生理紊乱和解除梗阻。具体治疗方法要根据肠梗阻的类型、部位和患者的全身情况而定。

1. **基础疗法**

即不论采用非手术治疗或手术治疗,均需应用的基本处理。

(1)胃肠减压:是治疗肠梗阻的重要方法之一。通过胃肠减压,吸出胃肠道内的气体和液体,可以减轻腹胀,降低肠腔内的压力,减少肠腔内的细菌和毒素,改善肠壁血循环,有利于改善局部病变和全身情况。

(2)纠正水、电解质紊乱和酸碱失衡:不论是采用手术还是非手术治疗,纠正水、电解质紊乱和酸碱失衡是极重要的措施。输液所需容量和种类须根据呕吐情况、缺水体征、血液浓缩程度、尿排出量和比重,并结合血清钾、钠、氯和血气分析监测结果而定。单纯性肠梗阻,特别是早期,上述生理紊乱较易纠正。而在单纯性肠梗阻晚期和绞窄性肠梗阻,尚须输给血浆、全血或血浆代用品,以补偿丧失至肠腔或腹腔内的血浆和血液。

(3)防治感染和中毒:应用抗肠道细菌,包括抗厌氧菌的抗生素。一般单纯性肠梗阻可不应用,但对单纯性肠梗阻晚期,特别是绞窄性肠梗阻以及手术治疗的患者,应该使用。

此外,还可应用镇静药、解痉药等一般对症治疗,镇痛药的应用则应遵循急腹症治疗的原则。

2. **解除梗阻**

解除梗阻可分为手术治疗和非手术治疗两大类。

手术治疗:各种类型的绞窄性肠梗阻、肿瘤及先天性肠道畸形引起的肠梗阻,以及非手术治疗无效的患者,适应手术治疗。由于急性肠梗阻患者的全身情况常较严重,所以手术的原则和目的是:在最短的手术时间内,以最简单的方法解除梗阻或恢复肠腔的通畅。具体手术方法要根据梗阻的病因、性质、部位及患者的全身情况而定。手术大体可归纳为下述四种:

(1)解决引起梗阻的原因:如粘连松解术、肠切开取除异物、肠套叠或肠扭转复位术等。

(2)肠切除肠吻合术:如肠管因肿瘤、炎症性狭窄等,或局部肠襻已经失活坏死,则应做肠切除肠吻合术。对于绞窄性肠梗阻,应争取在肠坏死以前解除梗阻,恢复肠管血液循环,正确判断肠管的生机十分重要。如在解除梗阻原因后有下列表现,则说明肠管已无生机:①肠壁已呈黑色并塌陷;②肠壁已失去张力和蠕动能力,肠管麻痹、扩大、对刺激无收缩反应;③相应的肠系膜终末小动脉无搏动。如有可疑,可用等渗盐水纱布热敷,或用0.5%普鲁卡因溶液做肠系膜根部封闭等。倘若观察10～30min仍无好转,说明肠已坏死,应做肠切除术。

若肠管生机一时实难肯定,特别是当病变肠管过长,切除后会导致短肠综合征的危险,则可将其回纳入腹腔,缝合腹壁,于18～24h或以后再次行剖腹探查术。但在此期间内必须严密观察,一旦病情恶化,即应随时行再次剖腹探查,加以处理。

(3)短路手术:当引起梗阻的原因既不能简单解除,又不能切除时,如晚期肿瘤已浸润固定,或肠粘连成团与周围组织愈着,则可做梗阻近端与远端肠襻的短路吻合术。

(4)肠造口或肠外置术:如患者的情况极严重,或局部病变所限,不能耐受和进行复杂手术,可用这类术式解除梗阻,但主要适用于低位肠梗阻如急性结肠梗阻。对单纯性结肠梗阻,一般采用梗阻近侧(盲肠或横结肠)造口,以解除梗阻。如已有肠坏死,则宜切除坏死肠段,并将两断端外置做造口术,待以后二期手术再解决结肠病变。

非手术治疗:主要适用于单纯性粘连性(特别是不完全性)肠梗阻,麻痹性或痉挛性肠梗阻、蛔虫或粪块堵塞引起的肠梗阻、肠结核等炎症引起的不完全性肠梗阻、肠套叠早期等。在治疗期间,必须严密观察,如症状、体征不见好转或反有加重,即应手术治疗。非手术治疗除前述基础疗法外,还包括中医中药治疗、口服或胃肠道灌注生植物油、针刺疗法,以及根据不同病因采用低压空气或钡灌肠、经乙状结肠镜插管、腹部按摩等各种复位法。

六、护理

1.非手术治疗的护理

(1)饮食:肠梗阻患者应禁食。若梗阻缓解,如患者排气、排便,腹痛、腹胀消失后可进流质饮食,忌食产气的甜食和牛奶等。

(2)胃肠减压:胃肠减压期间应观察和记录引流液的颜色、性状和量,若发现有血性引流液,应考虑有绞窄性肠梗阻的可能。

(3)体位:生命体征稳定可取半卧位,可使膈肌下降,减轻腹胀对呼吸系统的影响。

(4)缓解腹痛和腹胀:若无肠绞窄或肠麻痹,可应用阿托品类抗胆碱药物解除胃肠道平滑肌痉挛,使腹痛得以缓解。但不可随意应用吗啡类镇痛药,以免掩盖病情。

(5)呕吐的护理:呕吐时嘱患者坐起或头侧向一边,以免误吸引起吸入性肺炎或窒息;及时清除口腔内的呕吐物,给予漱口、刷牙,保持口腔清洁;观察记录呕吐物的颜色、性状和量。

(6)严格记录出入量:严格观察和记录呕吐量、胃肠减压量、入量和尿量等,结合实验室检查,注意有无水、电解质失衡。

(7)合理输液:结合出入量、血清电解质和血气分析结果合理安排输液种类和调节输液量。

(8)防治感染和脓毒症:正确、按时应用抗生素可有效防治细菌感染,减少毒素的产生,同时观察用药效果和不良反应。

(9)严密观察病情变化:定时测量、记录生命体征变化,严密观察腹痛、腹胀、呕吐及腹部体征情况;若患者症状与体征不见好转或反而加重,应考虑有肠绞窄的可能。

2.手术患者的术后护理

(1)严密观察病情:观察患者的生命体征、腹部症状和体征的变化。观察腹痛、腹胀的改善程度,呕吐及肛门排气、排便情况等。留置胃肠减压和腹腔引流管时,观察和记录引流液的颜色、性状和量。

(2)体位:麻醉清醒、血压平稳后给予半卧位。

(3)饮食:禁食期间给予补液。待肠蠕动恢复并有肛门排气后可开始进少量流质;进食后若无不适,逐步过渡至半流质。

(4)胃肠减压和腹腔引流管的护理:妥善固定引流管,保持引流通畅,避免受压、扭曲。观察并记录其引流液的颜色、性质和量。

(5)并发症的观察和护理:术后,尤其是绞窄性肠梗阻手术后,若出现腹部胀痛、持续发热、白细胞计数增高,腹壁切口处红肿,或腹腔内引流管周围流出较多带有粪臭味的液体时,应警惕腹腔内或切口感染及肠瘘的可能,应及时报告医生,并协助处理。

(6)活动:病情允许,鼓励患者早期下床活动,促进肠蠕动恢复,防止肠粘连。

第六节　肠　瘘

肠瘘是指肠管之间、肠管与其他脏器或者体外出现病理性通道,造成肠内容物流出肠腔,引起感染、体液丢失、营养不良和器官功能障碍等一系列病理生理改变。肠瘘可分为内瘘和外瘘两类。

肠瘘是临床较难处理的疑难病。近年来,由于感染控制、营养支持和手术技术的进展,特别是生长抑素、生长激素和介入治疗等方法的应用,其临床治疗效果有所提高。

一、病因

肠瘘的常见原因有手术、创伤、腹腔感染、恶性肿瘤、放射线损伤、化疗以及肠道炎症与感染性疾病等方面。

临床上肠外瘘主要发生在腹部手术后,是术后发生的一种严重并发症,主要的病因是术后腹腔感染,吻合口裂开、肠管血供不良造成吻合口瘘。小肠炎症、结核、肠道憩室炎、恶性肿瘤以及外伤伤道感染,腹腔炎症、脓肿也可直接穿破肠壁而引起肠瘘。有些为炎性肠病本身的并发症,如 Crohn 病引起的内瘘或外瘘。根据临床资料分析,肠瘘中以继发于腹腔脓肿、感染和手术后肠瘘最为多见,肠内瘘常见于恶性肿瘤。放射治疗和化疗也可导致肠瘘,比较少见。肠外瘘多因肠损伤、肠感染、肠肿瘤引起。

二、临床表现

肠瘘的临床表现比较复杂,其病情轻重受多种因素的影响,包括肠瘘的类型、原因、患者身体状况以及肠瘘发生的不同阶段等。肠间内瘘可无明显症状和生理紊乱。

肠外瘘早期一般表现为局限性或弥散性腹膜炎症状,患者可出现发热、腹胀、腹痛、局部腹壁压痛、反跳痛等。手术后患者,有时与原有疾病的症状、体征难以区别,临床医生对患者诉腹胀、没有排气排便缺乏足够的重视,而将此归结为术后肠蠕动差、肠粘连等,往往失去了对肠瘘的早期诊断。在瘘管形成、肠液溢出体外以后,则主要表现为:瘘口形成与肠内容物漏出、感染、营养不良、水电解质和酸碱平衡紊乱以及多器官功能障碍等。

三、辅助检查

1.腹部 X 线片

腹部 X 线片通过腹部立、卧 X 线片检查了解有无肠梗阻,是否存在腹腔占位性病变。

2.B 超

B 超可以检查腹腔内有无脓肿及其分布情况,了解有无腹腔积液,有无腹腔实质器官的占位病变等,必要时可行 B 超引导下经皮穿刺引流。

3.消化道造影

消化道造影包括口服造影剂行全消化道造影和经腹壁瘘口行消化道造影,是诊断肠瘘的有效手段。常可明确是否存在肠瘘、肠瘘的部位与数量、瘘口的大小、瘘口与皮肤的距离、瘘口是否伴有脓腔以及瘘口的引流情况,同时还可明确瘘口远、近端肠管是否通畅。如果是唇状瘘,在明确瘘口近端肠管的情况后,还可经瘘口向远端肠管注入造影剂进行检查。对肠瘘患者进行消化道造影检查,应注意造影剂的选择。一般不宜使用钡剂,因为钡剂不能吸收亦难以溶解,而且会造成钡剂存留在腹腔和瘘管内,形成异物,影响肠瘘的自愈;钡剂漏入腹腔或胸腔后引起的炎性反应也较剧烈。

一般对早期肠外瘘患者多使用60%泛影葡胺。将60%的泛影葡胺60~100mL直接口服或经胃管注入,多能清楚显示肠瘘情况。肠腔内和漏入腹腔的泛影葡胺均可很快吸收。不需要将60%的泛影葡胺进一步稀释,否则造影的对比度较差,难以明确肠瘘及其伴随的情况。造影时应动态观察胃肠蠕动和造影剂分布的情况,注意造影剂漏出的部位、漏出的量与速度、有无分支叉道和脓腔等。

4.CT

CT是临床诊断肠瘘及其并发腹腔和盆腔脓肿的理想方法。特别是通过口服胃肠造影剂,进行CT扫描,不仅可以明确肠道的通畅情况和瘘管情况,还可协助进行术前评价,帮助确定手术时机。

炎症粘连明显的肠管CT检查表现为肠管粘连成团、肠壁增厚和肠腔积液。此时手术,若进行广泛的粘连分离,不但不能完全分离粘连,还会造成肠管更多的继发损伤,产生更多的瘘,使手术彻底失败。

5.其他检查

对小肠胆囊瘘、小肠膀胱瘘等应进行胆管、泌尿道造影等检查。

四、诊断与鉴别诊断

(一)诊断

1.有外伤或手术病史

常在胃肠道较大手术后,如胰十二指肠切除术、全胃或次全胃切除术,小肠或大肠切开、切除吻合手术后;腹部恶性肿瘤切除、肝胆手术与误伤肠管等。

2.腹膜炎征

腹部手术后1周内突发腹部剧烈疼痛,检查有腹部某一象限或全腹部有压痛、腹肌紧张和反跳痛,并有面色苍白、出冷汗、血压下降、脉率快至100次/分以上,高热,为腹膜炎所致,说明有肠吻(缝)合口瘘,应紧急手术引流,使成局限性肠外瘘。

3.引流物异常

腹部手术放置有双套管或烟卷引流者,在术后1~2周出现肠内容物流出,并有发热不退,可能引流不畅,腹内有积脓积液,可经胃管注入(口服)甲紫、亚甲蓝或稀释药用炭,如有色素自引流处溢出、可助确诊。

(二)鉴别诊断

本病与急性消化道穿孔、肠梗阻有相似之处,医生将从多个方面详细检查进行判断。

五、治疗

1. 治疗措施

(1)纠正水、电解质和酸碱平衡紊乱:水、电解质和酸碱平衡紊乱是高流量肠瘘的严重并发症,也是肠瘘早期死亡的主要原因。

(2)营养支持:肠瘘患者营养支持的目的是改善营养状况和适当的胃肠功能休息。有效的营养支持不仅使患者的营养状况得到改善,促进合成代谢,而且增强了机体免疫力,使感染易于控制,提高了肠瘘的治愈率。营养支持基本方法包括肠外营养(PN)和肠内营养(EN)两种,但所用的营养成分组成和具体途径可以多种。

2. 控制感染

肠瘘患者的感染主要是肠液外溢至腹腔形成的腹腔感染,以及来自静脉导管和肠道细菌易位。这种感染一般由多种病原菌引起,反复发生,加上患者常常同时存在营养障碍、免疫功能低下等问题,感染控制比较困难。腹腔内感染是肠瘘最主要、最初的感染灶。这种感染容易形成脓肿,而且易被肠系膜黏着形成许多分隔,不易定位与引流,给诊断和治疗带来一定的困难。由吻合口小的渗漏造成腹腔内感染,临床上多表现为腹胀、发热、进食后呕吐、局部可能有压痛。采取适当处理,可使瘘在由小变大的阶段就能治愈。治疗腹腔内感染的最主要措施就是有效的引流,适当地应用抗感染药物和全身支持治疗。

3. 瘘口(瘘管)的处理

瘘口(瘘管)是肠瘘发生发展的关键因素,关闭瘘口是肠瘘治愈的目标,因此瘘口的处理是肠瘘治疗中的重点。在这方面,临床上积累了丰富的经验。特别是影像介入技术的应用,使肠瘘瘘口(瘘管)的处理更加有效。基本方法是采取吸引和封堵。

4. 手术治疗

(1)肠瘘手术治疗的适应证:随着非手术治疗方法和效果的提高,肠瘘的手术治疗适应证明显减少,但在下列情况下,应考虑手术治疗:为控制感染而行脓肿手术引流或者腹腔造口引流;为补充营养而行空肠造口术;为控制肠瘘并发的胃肠道或腹腔大出血而行相应的手术;肠瘘经非手术治疗后不愈合,患者全身情况良好,无重要器官功能障碍等禁忌证,并具有以下适应证:①肠瘘的远端肠管有梗阻;②瘘管周围瘢痕组织过多,瘘管内已经上皮化;③瘘口的黏膜外翻与皮肤愈合,形成唇状瘘者;④瘘口部有异物存留;⑤肠瘘附近有脓腔、引流不畅;⑥肠襻上有多个瘘存在,即多发性瘘;⑦继发于特殊病因的肠瘘,如肿瘤、溃疡性结肠炎等。

(2)肠瘘手术治疗的基本方式:①肠切除吻合术:方法是切除包括肠瘘在内的楔形肠壁或部分肠管后行肠吻合。这是最常用、效果最好的一种方式,其手术创伤小、损失肠管少,适用于大多数空肠瘘、回肠瘘和结肠瘘;②肠瘘修补术:包括带蒂肠浆肌层片覆盖修补术和肠襻浆膜层覆盖修补术。对十二指肠、直肠上段等部位的瘘,在广泛粘连的情况下,行切除吻合较困难,可行带蒂肠浆肌层片覆盖修补术,其方法是:将瘘口缝合后,在其附近截取一段肠管制成带蒂肠浆肌层片覆盖瘘口之上,可使瘘口较好愈合。这一术式操作简单,成功率高。肠襻浆膜层覆盖修补术的方法是将一段肠襻上提覆盖于缝合的瘘口上,一般采用 Roux – X 式肠襻。这一术式由于需游离大段肠管,应用有时较困难;③肠瘘旷置术:方法是将瘘口所在肠襻的远、近侧肠管行短路吻合以旷置肠瘘所在的肠段,待以后再行二期手术切除,或等待肠瘘的自愈。适用于粘连严重、无法进行肠瘘部肠襻分离的肠瘘。

5. 其他治疗

肠瘘的治疗还应注意对其他器官功能维护和病变的治疗。由于肠瘘属胃肠科疑难病危重病,尤其是早期未能发现,导致腹腔严重感染和多发性脓肿形成的患者,可能存在不同程度的心、肺、肝、肾等器官功能障碍,在治疗过程中应注意监测和维护。小肠膀胱瘘和直肠子宫瘘、盲肠阴道瘘应对相应的器官病变进行治疗。

六、护理

1. 心理护理

患者术后发生肠瘘因没有心理准备而易精神紧张、恐惧、悲观,丧失信心,有的不愿接受继续治疗,甚至自行拔出引流管。护理的关键是要了解关心、体贴患者,详细说明治疗的必要性,介绍成功的经验,帮助患者适应角色,客观地面对现实,在最佳的心理状态下接受治疗,配合护理。

2. 一般护理

加强监测,密切观察病情的变化。肠瘘患者由于大量丢失消化液,因此容易发生水、电解质和酸碱失衡。护理的重点是观察神志、体温、心率、呼吸、血压、皮肤温度及弹性,观察肠蠕动及腹胀程度,精确计算腹腔冲洗引流量,动态监测水电解质、肾功能和血气变化。

3. 基础护理

患者长期卧床,需要协助其定时翻身及按摩受压部位,也可选用气垫床或气圈,预防压疮的发生。对已有压疮者,每天换药,局部用红外线照射,保持创面干燥。鼓励患者有效咳嗽,定时给予翻身叩背,协助排痰,必要时给予药物支持,预防肺部感染。口腔护理每天 2 次,保持口腔清洁。高热时行物理降温或药物退热。

4. 引流管的护理

肠瘘患者治疗的关键是及时、完全地引流清除肠瘘液,避免瘘液的积存,从而有利于感染的控制。滴水双套管在持续冲洗的过程中,吸引的压力不要过高,一般在 0.2kPa 即可;要注意观察冲洗引流出的液体色、量、质的变化,如果颜色较深、混浊,可加快冲洗的速度。由于肠瘘患者腹腔内广泛感染,坏死组织较多,很容易堵塞双套管周围的侧孔,使得引流效果不好,因此,在冲洗的过程中,注意及时更换。也可以通过冲洗的声音来判断双套管引流的效果,如果冲洗过程中听到明显气过水声,这说明冲洗效果较好。此外,更换双套管时间隔时间不要太长,以免瘘口收缩使得在插入新的双套管时对周围组织的损害过大,引起出血。

5. 瘘口的护理

及时用吸引器吸出瘘口分泌液,保持瘘口周围皮肤清洁,并涂以氧化锌软膏予以保护,瘘口用无菌纱布覆盖。如有渗液,应及时更换。

6. 营养支持的护理

肠瘘患者由于消化液中大量蛋白质的丢失及并发感染,机体处于高分解状态,建立良好的营养通道是非常重要的。患者肠瘘发生的早期,完全胃肠外营养(TPN)是主要的供应途径。应用 TPN 时,可采用周围静脉或中心静脉;中心静脉输注 TPN 液时,导管的护理十分重要,深静脉置管处的敷料常规每日更换 1 次;输液管每日更换;导管与输液管的连接处应用无菌纱布包裹,每日更换。应用 TPN 时,需要及时调节输液速度,防止过快或过慢。此外,患者一旦病情稳定,肠道功能恢复即开始用肠道内营养(EN) + 肠外营养(PN),EN 量由少到多,循序渐进,同时减少 PN 直至全部转向 EN。肠内营养的输注途径,应用最多的是鼻肠管或鼻胃管和空肠造瘘管途径。在由喂食泵持续泵入营养制剂时浓度一般是从低到高,喂食泵的滴速根据营养制剂的品种和量来调节,最初可以每分钟 40 滴,逐渐可以加大到每分钟 120 滴,因人而异。

另外,注意在给予患者肠内营养制剂时防止堵塞鼻肠管和空肠营养造瘘管,每隔 2h 用生理盐水冲管 1 次,每次 20mL。

第七节 短肠综合征

短肠综合征系指小肠广泛切除后的严重吸收不良(腹泻、脂肪泻、体重减轻、营养不良等)综合征。一般认为小肠切除 70% 以上,或切除小肠的 50% 且同时切除回盲瓣,或成人保留小肠不足 120cm 谓之小肠广泛切除。小肠大量切除常见的病因有急性肠扭转、坏死性肠炎、绞窄性疝、肠系膜上动脉栓塞、肠系膜上静脉血栓形成、肿瘤、Crohn 病、外伤等。

一、病因

导致短肠综合征的原因有很多,成人短肠综合征多见于因小肠扭转或肠系膜血管栓塞或血栓形成,导致大部分小肠坏死,被迫行大部分小肠切除后;也见于因 Crohn 病、放射性肠损伤、反复肠梗阻、肠外瘘而多次切除小肠,致剩余肠道过短;或因严重外伤致大面积小肠毁损或肠系膜上血管损伤,而被迫切除大量小肠;胃肠手术中误将胃与回肠吻合,或高位与低位小肠间短路术后亦造成短肠综合征。儿童短肠综合征多为先天性因素引起,如肠闭锁、坏死性小肠结肠炎等导致小肠长度不足或切除大量肠袢,无法维持足够营养吸收。

二、临床表现

短肠综合征患者的临床表现和严重程度随残留肠管的部位、长度及有无回盲瓣的存留而异,主要有以下六个方面表现:

(1)严重的腹泻和脂肪泻。

(2)水、电解质平衡失调,酸中毒,多种维生素缺乏。

(3)严重营养不良、疲乏无力、体重下降、手足搐搦、骨痛、骨软化、紫癜及周围神经病变,乃至精神症状。

(4)免疫功能低下。

(5)胃酸分泌亢进表现,胃部烧灼感、恶心、呕吐。

(6)短肠综合征患者后期可出现泌尿系结石、胆系结石等。

三、辅助检查

1. 血液检查

可有贫血和血清 K^+、Na^+、钙离子、镁离子、清蛋白、胆固醇等浓度降低,以及凝血酶原时间延长。

2. 小肠功能检查

粪脂定量测定、血清胡萝卜素测定、维生素 B_{12} 吸收试验、D - 木糖吸收试验等。

3. 小肠液细菌培养

一般超过 $1 \times 10^8/L$,为细菌生长过度。

4. 胆盐浓度测定

血中结合胆盐浓度下降甚至缺乏。

5. X 线小肠钡剂造影

可估计和观察剩余小肠的长度及代偿功能。

四、诊断与鉴别诊断

1. 诊断

多有小肠广泛切除手术史,具有吸收不良症状,不难鉴别。

2. 鉴别诊断

短肠综合征的最初症状是腹泻伴随着大量水、电解质的丢失,腹泻为水样泻。应注意与术后肠道菌群紊乱相鉴别。根据广泛小肠切除病史或者术后较长时间广谱抗生素应用病史,结合大便涂片或者大便细菌培养结果,一般不难鉴别。另外,短肠综合征还应注意与手术引起内瘘或盲袢形成而导致的盲袢综合征相鉴别。详细询问病史,应用 Schilling 试验和 ^{14}C - 木糖呼吸试验有助于鉴别诊断。

五、治疗方法

(一)非手术治疗

1. 第 1 期治疗

(1)禁食、全肠外营养治疗,纠治水、电解质和酸碱平衡失调。补充必需的营养物质,使肠道得到充分的休息。

(2)抑制高胃酸分泌:可静脉滴注莫替丁、奥美拉唑等。用碳酸钙中和胃酸和游离脂肪酸。

(3)抑制肠蠕动、减轻腹泻:可酌情选用洛哌丁胺、十六角蒙脱石、消胆胺每次 $4 \sim 5g$,每日 3 次。

(4)消胆胺:结合胆盐,消除胆盐对结肠的刺激。

2. 第 2 期治疗

为防止肠黏膜萎缩,宜早期开始肠内营养治疗。应给予糖类、高蛋白、低脂肪及含有充分的微量元素和维生素的要素饮食。同时根据口服营养的情况,继续给予静脉营养支持补充。暂禁用乳糖制品。

有高草酸尿患者,可限制水果、蔬菜摄入量。如残肠内有过多细菌生长者,可用氨苄西林、甲硝唑等抗生素治疗。

3. 第 3 期治疗

经口摄入的食物以患者可以耐受的程度进行调整。既要保证热量和营养充分,而又不引起腹泻为原则。饮食以高糖、高蛋白、低脂半流或软食为主。避免高渗饮料,补充矿物质和维生素。患者终身需小心、调节饮食并置于医师的监护之下。

（二）手术治疗

术后持续吸收不良而严格非手术治疗效果不佳时,可考虑手术。应当指出,不应在广泛小肠切除的同时做短肠的补救性手术,因对残存小肠的代偿功能难以足够估计,且在肠切除时做这类手术将会抑制小肠的适应性改变。一般宜在前次手术6～12个月以后再考虑。手术方式分延缓小肠排空、增加吸收面积及小肠移植3类。小肠延长术、肠黏膜替补术等增加吸收面积的术式尚处于研究阶段,小肠移植也远非确切的治疗手段。目前,临床多用且有效的为多种延缓小肠排空手术。

（1）逆蠕动小肠段间置术:取带蒂残肠末段10cm,反转后吻合。

（2）小肠人工瓣膜成形术:利用肠管自身套叠或制作残端乳头形成一抵挡肠内容通过的瓣膜样结构。

（3）建立再循环肠襻。

（4）顺蠕动结肠段间置术:切取带蒂结肠段15～20cm,按顺蠕动方向间置于小肠中。

六、护理

（一）心理护理

患者病程长,康复周期长、治疗期间病情有可能反复,应帮助其树立战胜疾病的信心,保持良好的心态和情绪,给予恰当的心理支持或疏导。

术后根据病情给予相关的知识指导及宣教。静脉导管应定期维护,保持通畅,避免脱出,保证静脉营养支持。

（二）病情观察

（1）在疾病早期患者腹泻频繁,应动态监测生命体征以及水、电解质平衡,避免因腹泻丢失过多的体液造成脱水。

（2）小肠吸收面积受限,监测患者营养观察指标体重、血清白蛋白、血红素、胆固醇等。

（3）患者的皮肤保持清洁干燥,是否受到粪水刺激、浸渍发生粪水性皮炎/禁性皮炎。

（三）营养支持的护理

1.肠外营养的护理

消化道因小肠被切除后消化、吸收功能受到影响不能满足患者的营养需要,故在其功能代偿恢复正常前需要给予肠外营养补充。遵医嘱计算患者每日所需能量及特殊营养物质需要给予肠外营养剂输注,配制肠外营养液需现配现用,根据肠外营养支持时间选择合适的静脉通道,一般来说超过7d的患者尽量使用中心静脉,避免静脉反复穿刺以及化学药物高浓度、高渗透压对外周静脉的损害。

2.肠内营养的护理

（1）患者病情稳定在后期治疗中可由肠外营养逐渐开始肠内营养。根据情况给予高蛋白、高热量、高维生素、低脂、易消化、少渣食物。

（2）先从单一的盐溶液或糖溶液循序渐进,逐步增加量,根据患者的肠道功能逐步向高能量、高蛋白、低纤维素的饮食过渡。

（3）进食不能满足机体能量需要者,可以选择肠外营养作为补充。

（4）遵医嘱给予对小肠功能有促进作用的某些特殊物质,如谷氨酰胺、短链脂肪酸、纤维素、生长激素等可联合应用,共同促进小肠生长,缩短代偿过程。

(四)活动与休息

指导患者每日适量活动,劳逸结合。疾病早期活动无耐力则可半卧位为主,增加床上运动,可在搀扶下适当下床沿床边活动,随着肠功能逐步代偿,患者体力随之逐步恢复可在搀扶下适当屋内活动。

第八节　小肠肿瘤

小肠肿瘤是指从十二指肠到回盲瓣的小肠肠管所发生的肿瘤。小肠肿瘤可分为良性和恶性两类。良性肿瘤中平滑肌瘤较多见,其他有腺瘤、血管瘤、脂肪瘤、纤维瘤、淋巴瘤和神经纤维瘤等。

恶性肿瘤中腺癌、平滑肌肉瘤、间质瘤多见,其他少见的有网织红细胞肉瘤、淋巴肉瘤、霍奇金病、腺瘤性息肉癌变、胶样癌和纤维肉瘤等。小肠肿瘤发生的部位,以回肠肿瘤较空肠肿瘤发病率高,而空肠肿瘤以间质瘤为多见。

一、病因

小肠肿瘤的确切病因目前尚不清楚。

二、临床表现

(1)腹痛隐痛、腹胀和绞痛,隐痛为持续性,绞痛为阵发性,绞痛多见于不全性、完全性梗阻或在肠套叠后发生。

(2)腹块:良性肿瘤者多光滑、活动度大;恶性肿瘤者活动度较小。腹块的触及多见于消瘦明显或恶性肿瘤者。良性肿瘤或恶性肿瘤的早期较少能触及肿瘤。

(3)梗阻:当肿瘤向腔内生长、巨大肿瘤或肿瘤并发肠套叠时可导致不全性或完全性肠梗阻。据统计,约30%的小肠肿瘤因肠梗阻而就诊。

(4)出血:小肠肿瘤尤其是恶性肿瘤患者常见的起病原因是反复胃镜、结肠镜检查后仍有不明原因的消化道出血,约35%的患者表现为反复黑粪、大量柏油样便或血便或仅有便潜血阳性。

(5)体重减轻:无论良性还是恶性肿瘤,因长期腹痛、食欲缺乏、肿瘤消耗等因素,约1/3的患者可有体重减轻。

(6)全身症状:大部分患者可有食欲减退、低热、腹泻、腹胀等非特异性的症状。

三、辅助检查

1. X线气钡造影

确诊率为60%~80%,应特别注意对小肠的检查,临床高度怀疑小肠肿瘤时应吞钡后每15min透视一次,逐段检查小肠。

2.超声检查

对于较大的肿块可发现肿瘤部位,但不能确定肿瘤发生的脏器。

3. 内镜检查

小肠镜可做经口、经肛的进镜方式,能发现绝大多数的小肠肿瘤。而近年来发展起来的胶囊内镜则使小肠肿瘤诊断的准确率有了较大的提高。

4. CT 检查

可发现小肠壁弥散性增厚,管壁外压迫和管腔内肿块,而近年来随着小肠 CT 三维重建技术的普及,腹部 CT 对小肠肿瘤的定性、定位诊断的准确率有了较大的提高。

四、诊断及鉴别诊断

1. 诊断

小肠肿瘤早期症状不典型,常见症状有腹痛、易疲劳、消瘦,有时腹部可触及包块,部分患者可有消化道出血、肠套叠、肠梗阻等急腹症表现,小肠肿瘤的诊断主要依靠临床表现和 X 线钡餐造影,对有下列症状的需要高度重视小肠肿瘤的可能性。

(1)原因不明的腹痛,进食后加重,呕吐排便后缓解。

(2)成人肠套叠或不明原因肠梗阻并可除外术后肠粘连及腹部疝患者。

(3)间歇性排黑便,或腹泻而内镜检查未见异常者。

(4)原因不明的下腹部或脐周肿块患者。

有上述表现者并结合临床检查可以确诊。

2. 鉴别诊断

因小肠肿瘤早期症状缺乏特异性,需要与下列疾病进行鉴别。

(1)发生于十二指肠乳头部的肿瘤合并黄疸时注意与胆总管下段结石及胆道肿瘤相鉴别,此时可做内镜逆行胰胆管造影(ERCP)和 CT 等影像学检查,以进一步明确诊断。

(2)肿瘤引起的肠套叠需注意与小儿肠套叠相鉴别,后者可行空气灌肠造影复位予以鉴别。

(3)发生消化道出血时,注意与消化性溃疡合并出血或食管胃底静脉曲张相鉴别。前者一般有溃疡病史,如胃灼热、反酸、嗳气等,或以前通过钡餐上消化道造影、胃镜检查确诊过。后者食管胃底静脉曲张破裂、出血,大多有肝炎、肝硬化的病史,脾大、血细胞减少等,必要时可通过内镜检查进行鉴别。

五、治疗

小肠肿瘤一经确诊,应手术治疗。

1. 良性肿瘤

应根据肿瘤的大小,进行肿瘤切除或病变肠段切除,肠吻合术。外生型的小肠脂肪瘤可行肿瘤局部切除,十二指肠腺瘤可切开肠壁做肿瘤切除,但应注意和恶性肿瘤鉴别,可做术中快速病理检查。

2. 恶性肿瘤

应行肿瘤所在肠段的根治性肠切除肠吻合术,包括病变肠段及肠系膜,供应血管和区域淋巴结在内的整块切除,切除范围一般距离肿瘤上下缘各 10～15cm 肠段及区域淋巴结。位于十二指肠的恶性肿瘤应行胰十二指肠切除,位于末段回肠的恶性肿瘤应做根治性右半结肠切除术,如肿瘤已广泛转移,无法根治治疗时可行姑息性切除或短路手术以减少发生肠梗阻、出血及穿孔的可能性。抗组胺及氢化可的松能改善类癌综合征。

六、护理

（一）术前护理

1.心理护理

该类患者因本身患有肿瘤并对手术及治疗效果等存在焦虑、恐惧等护理问题,故入院宣教和心理护理在整个治疗护理中显得尤为重要。患者入院后安排具有一定护理经验的护士对其进行心理疏导,耐心解答患者提出的问题,主动向其介绍疾病相关知识、检查治疗的配合要求,说明手术的必要性、可行性,鼓励患者面对现实,给予同情、心理支持,使患者积极配合治疗和护理,并对今后的生活充满信心。

2.饮食护理

术前3～4d给予高蛋白、丰富维生素、易消化的半流质饮食;术前3d口服肠道抗菌药物,如甲硝唑、庆大霉素等;术前1d禁食,静脉输液,口服泻药清洁肠道。

3.疼痛护理

观察疼痛性质,遵医嘱予以镇痛药。中度持续性疼痛或加重,使用弱麻醉药,如布桂嗪、可待因等;强烈持续性疼痛,使用强麻醉药,直到疼痛消失,如吗啡、哌替啶等。

（二）术后护理

1.心理护理

对于已确诊为小肠恶性肿瘤的患者,护理人员首先应具有理解同情的心理,多关心、爱护他们,力所能及地帮助其解决各种疑难问题、生活问题,鼓励其积极主动地配合治疗,争取早日康复。

2.饮食护理

禁食,胃肠减压期间由静脉补充水、电解质,待2～3d肛门排气后可拔除胃管,进流质饮食,如各种营养汤类;无不良反应,可改为半流质饮食,如牛奶、粥类、面条、米粉、蒸蛋;术后1周可进少渣饮食,应给予高蛋白、高热量、丰富维生素、低渣的食物。

3.体位与活动

病情平稳者,术后可改为半卧位,以利于腹腔引流。并经常在床上翻身变换体位,可用松软的枕头将腰背部垫起、病情许可时,尽量协助患者尽早下床活动,促进肠蠕动恢复,防止肠粘连。其方法为第1d可扶患者坐在床沿,待适应后;第2d可协助患者在床旁活动,并逐步扩大活动范围;第3d可在室外小范围活动。

4.管道护理

了解管道的作用,严格无菌操作,妥善固定,防止移位、脱出。保持引流管的通畅,避免受压、扭曲、堵塞;观察记录引流液的色、量、性状,待引流管量少、色清后方可拔除。

5.并发症的护理

术后若出现腹痛、发热、切口红肿时,提示有切口感染的可能,及时报告医师。

第五章　肝胆外科疾病

第一节　肝脓肿

肝受感染后形成的脓肿,称为肝脓肿(liver abscess),属于继发性感染性疾病。一般根据病原菌的不同分为细菌性肝脓肿和阿米巴性肝脓肿。临床上细菌性肝脓肿较阿米巴性肝脓肿多见。

一、病因

当全身性细菌感染,特别是腹腔内感染时,细菌侵入肝脏,如患者抵抗力弱,可发生肝脓肿。细菌侵入肝脏的途径如下。

1.胆道

胆道蛔虫症、胆管结石等并发化脓性胆管炎是引起细菌性肝脓肿的主要原因。

2.肝动脉

体内任何部位的化脓性病变,如化脓性骨髓炎、中耳炎、痈等并发菌血症时,细菌可经肝动脉侵入肝。

3.门静脉

静脉已较少见,如坏疽性阑尾炎、痔核感染、菌痢等,细菌可经门静脉入肝内。细菌性肝脓肿(bacterial liver abscess)的致病菌多为大肠埃希菌、金黄色葡萄球菌、厌氧链球菌、类杆菌属等。

4.淋巴系统

肝毗邻感染的病灶,细菌可循淋巴系统侵入。

5.直接侵入

开放性肝损伤时,细菌可直接经伤口侵入肝,引起感染而形成脓肿。

二、细菌性肝脓肿

(一)临床表现

起病较急,主要症状是寒战、高热、肝区疼痛和肝大。体温常可高达 39～40℃,多表现为弛张热,伴有大量出汗、恶心、呕吐、食欲缺乏和周身乏力。肝区钝痛或胀痛多属持续性,肿大的肝有压痛;如脓肿在肝前下缘比较表浅的部位时,可伴有右上腹肌紧张和局部明显触痛。

(二)辅助检查

(1)实验室检查:白细胞计数增高,核明显左移;有时出现贫血。

(2)B超检查:可明确肝脓肿的部位和大小,其阳性诊断率可达96%以上,为首选的检查方法。

(3)X线胸、腹部检查:右叶脓肿可使右膈肌升高;肝阴影增大或有局部性隆起;有时出现右侧反应性胸膜炎或胸腔积液的影像。左叶脓肿,X 线钡餐检查可见胃小弯受压、推移现象。

(4)肝穿刺:可在肝区压痛最剧处或在超声探测的导引下施行诊断性穿刺,抽出脓液即可证实本病。

(三)治疗要点

细菌性肝脓肿必须早期诊断,积极治疗。

1. 全身支持疗法

全身支持疗法纠正水、电解质平衡失调等。

2. 抗生素治疗

在未确定病原菌以前,可首选青霉素、氨苄西林加氨基糖苷类抗生素或头孢菌素类、甲硝唑等药物。然后根据细菌培养和抗生素敏感试验结果选用有效的抗生素。

3. 经皮肝穿刺脓肿置管引流术

经皮肝穿刺脓肿置管引流术适用于单个较大的脓肿。

4. 切开引流

切开引流适用于较大脓肿,常用的手术途径有以下两种:

(1)经腹腔切开引流,术中应注意用纱布妥善隔离保护腹腔和周围脏器,避免脓液污染。脓腔内安置双套管负压引流。

(2)经腹膜外切开引流,主要适用于肝右叶后侧脓肿。

5. 肝叶切除

病期长的慢性局限性厚壁脓肿,也可行肝叶切除。多发性肝脓肿一般不适于手术治疗。

6. 中医中药治疗

中医中药治疗多与抗生素和手术治疗配合应用,以清热解毒为主。

三、阿米巴性肝脓肿

阿米巴性肝脓肿(amebic liver abscess)是肠道阿米巴感染的并发症,以抗阿米巴药物(甲硝唑、氯喹、依米丁)治疗和必要时反复穿刺吸脓以及支持疗法为主。大多数患者可获得良好的疗效。手术治疗方法如下。

1. 经皮肝穿刺置管闭式引流术

经皮肝穿刺置管闭式引流术适用于病情较重、脓肿较大、有穿破危险者,或经抗阿米巴治疗,同时行多次穿刺吸脓,而脓腔未见缩小者。

2. 切开引流术

切开引流术适用于以下四种情况:

(1)经抗阿米巴治疗及穿刺吸脓,而脓肿未见缩小,高热不退者。

(2)脓肿伴继发细菌感染,经综合治疗不能控制者。

(3)脓肿已穿破入胸、腹腔或邻近器官。

(4)脓肿位于左外叶,有穿破入心包的危险,切开引流后也应采用闭式引流。

四、护理

1. 术前护理

(1)一般护理:患者术前应补充高蛋白、高热量、丰富维生素、易消化的饮食,对于食欲缺乏的患者,应从静脉输液中补充。

(2)高热护理。护理措施包括:①注意观察体温的变化;②病室内温度和湿度合适;③保持患者舒适:患者的衣裤、床单应及时更换,以保持清洁、干爽;④降温:患者高热时遵医嘱予以物理或药物降温,降温时注意观察患者的降温效果及病情变化。在药物降温过程中,注意观察药物的不良反应;对长期应用抗生素者,应警惕假膜性肠炎及继发双重感染的发生;⑤保证患者足够的液体摄入量,如患者不能经口进食可静脉补充。

(3)病情观察:加强对生命体征和腹部体征的观察,注意脓肿是否破溃引起腹膜炎、膈下脓肿、胸腔内感染等严重并发症。肝脓肿若继发脓毒血症、急性化脓性胆管炎者或出现中毒性休克征象时,可危及生命,应立即抢救。

2.术后护理

(1)一般护理:①体位:病情平稳后取半卧位,有利于呼吸和腹腔引流;②饮食:肝脓肿系消耗性疾病,应鼓励患者多食高蛋白、高热量、富含维生素和膳食纤维的食物,保证足够的液体摄入量;必要时静脉输注血制品或提供肠内、外营养支持。

(2)病情观察:加强对生命体征和腹部体征的观察。

(3)高热护理:①加强对体温的动态观察;②保持病室内空气新鲜和患者舒适,及时更换汗湿的衣裤和床单;③保证高热患者每天的摄入量,以防缺水;④根据医嘱,给予患者物理降温或药物降温。

(4)有效控制感染,做好引流管的护理。①通畅:彻底引流脓液,促进脓腔闭合;②固定:妥善固定引流管,防止滑脱;③无菌:严格遵守无菌原则,防止逆行感染;④观察和记录:准确、及时地观察和记录引流液的色、质、量。

(5)潜在并发症的观察:加强对患者生命体征和腹部体征的观察,注意脓肿是否破溃引起腹膜炎、膈下脓肿、胸腔内感染等严重并发症,肝脓肿若继发脓血症、急性化脓性胆管炎或中毒性休克征象时,可危及患者生命,应立即抢救。

第二节　门静脉高压症

门静脉高压症(portal hypertension)是指门静脉血流受阻、血流淤滞、门静脉系统压力增高,继而引起脾大及脾功能亢进、食管和胃底黏膜下静脉曲张及破裂出血、腹腔积液等一系列症状的临床病症。

一、病因

根据门静脉血流受阻因素所在的部位,门静脉高压症可以分为肝前型、肝内型和肝后型三大类。

1.肝前型

门静脉高压症指发生于门静脉主干及其主要属支的血栓形成或其他原因所致的血流受阻。感染、创伤可引起门静脉主干内血栓形成。此外,上腹部肿瘤对门静脉或脾静脉的浸润、压迫也可引起门静脉高压症。

2.肝内型

门静脉高压症肝内型在我国最常见,占95%以上。根据血流受阻的部位可分为窦前型、窦型和窦后型。

我国窦前型门静脉高压症主要以血吸虫病肝硬化为代表。血吸虫病肝硬化在南方地区较为常见,窦型和窦后型门静脉高压症是门静脉高压症的最常见因素。在我国常为肝炎后肝硬化所引起。慢性酒精中毒所致的肝硬化在西方国家常见,在我国则较少。某些非肝硬化性肝病也能引起门静脉高压症,如儿童先天性肝纤维化,各类肝病如脂肪肝,急、慢性肝炎,急性重型肝炎及重症肝炎等,均可以引起肝细胞坏死、肿胀、脂肪变性等压迫肝窦,引起门静脉压力的增高。

3.肝后型

门静脉高压症发生于主要肝静脉流出道的阻塞,包括肝静脉、下腔静脉阻塞,如肝静脉阻塞综合征(Budd – Chiari 综合征)、缩窄性心包炎、严重右心衰竭等。

二、临床表现

1.脾大及脾功能亢进

正常情况下触摸不到脾。脾大后,则在左肋缘下可触及;程度不一,大者可达脐下。巨型脾大在血吸虫病性肝硬化患者中多见。

早期,肿大的皮质软、活动;晚期,由于脾内纤维组织增生粘连而活动度减少,脾较硬。脾大均伴发程度不同的脾功能亢进,患者表现为容易发生感染,感染后较难控制,黏膜及皮下出血,逐渐出现贫血。

2.呕血和黑便

食管胃底曲张静脉破裂出血(variceal bleeding)是门静脉高压症患者常见的危及生命的并发症,一次出血量可达1000~2000mL,出血部位多在食管下的1/3处和胃底。患者发生急性出血时,呕吐鲜红色血液,血液在胃肠内经胃酸及其他消化液的作用,随粪便排出时呈柏油样黑便。由于肝功能损害使凝血酶原合成发生障碍和脾功能亢进使血小板减少,一旦发生出血,难以自止。

约50%的患者在第一次大出血时可直接因失血引起严重休克或肝组织严重缺血缺氧而引起肝衰竭死亡。在第一次出血后1~2年内,又有相当一部分患者再次出血。

3.腹腔积液

腹腔积液是肝功能损害的表现,约1/3的患者有腹腔积液。大出血后常引起或加剧腹腔积液的形成。

有些顽固性腹腔积液甚难消退。腹腔积液患者常伴腹胀、气急、食欲减退。

4.其他

门静脉高压症患者由于门静脉压力增高使消化道处于充血状态,又由于营养不良使胃肠道的消化、吸收及蠕动发生障碍,患者常出现食欲减退、恶心、呕吐。此外,患者还可有腹泻、便秘、消瘦、虚弱无力等。

患者多显示营养不良,部分出现黄疸、贫血或面色灰暗,颈胸有蜘蛛痣,有肝掌,男性有乳腺增生;重者腹部膨隆,腹壁静脉怒张,脾大,腹部叩诊可有移动性浊音;下肢因低蛋白血症而有凹陷性水肿。

三、辅助检查

1. 实验室检查

实验室检查评价肝功能的代偿能力。

（1）血常规：脾功能亢进者白细胞计数降至 $3 \times 10^9/L$ 以下，血小板计数减少至 $(70 \sim 80) \times 10^9/L$ 以下，血红蛋白和血细胞比容下降。

（2）肝功能检查：有不同程度的损害和酶谱变化，血清胆红素增高，低蛋白血症，清/球蛋白倒置，凝血酶原时间延长。

2. 影像学检查

（1）X 线检查：钡餐检查可知有无食管静脉曲张以及曲张的范围和程度。70% ~ 80% 的患者可显示明显的静脉曲张。在食管为钡剂充盈时，曲张的静脉使食管的轮廓呈虫蚀状改变；排空时，曲张的静脉表现为蚯蚓样或串珠状负影。静脉肾盂造影可了解双肾情况，为脾、肾分流做准备。

（2）B 超检查：有助于了解有无肝硬化、腹腔积液、脾大小，还可以测定脾、门静脉的直径与走向。脾门部静脉直径 >1cm 者可肯定诊断。

3. 内镜检查

内镜检查是诊断食管静脉曲张的重要手段，可以直接观察食管、胃底部有无静脉曲张，阳性率高于上消化道钡餐检查。

急诊内镜检查有助于明确呕血者的出血部位及鉴别出血原因。

4. 静脉压力测定

静脉压力测定主要用于预测食管静脉曲张出血，以及估计药物治疗和硬化剂治疗的反应。有以下几种方法：术中测压；脐静脉插管测压；经皮肝穿刺门静脉测压；食管曲张静脉测压。

四、诊断与鉴别诊断

根据流行病学病史、门静脉高压症特征性临床表现、肝脏功能与病原标记物检测及常规的腹部 B 超检查，可对大多数门静脉高压症做出初步诊断。本病应与特发性门静脉高压（Banti 综合征）、肝小静脉闭塞症、脾大性疾病等相鉴别。

五、治疗

预防和控制急性食管、胃底曲张静脉破裂引起的上消化道出血；解除或改善脾大、脾功能亢进；治疗顽固性腹腔积液。

（一）食管胃底曲张静脉破裂出血的处理

1. 非手术治疗

对于并发急性上消化道出血的患者，原则上首先采取非手术治疗制止出血，主要包括输液、输血补充血容量，给予止血和保肝药，应用三腔二囊管压迫止血，局部硬化剂注射治疗，以及经颈静脉肝内门体分流术。

（1）补充血容量：尽快恢复有效循环血量，立即输血、输液，最好用新鲜血液，若估计失血量已达 800mL 以上，即应快速输血。输液应先输电解质溶液，以平衡液为佳，防治休克。

（2）应用止血和保肝药物。①垂体后叶素：是垂体产生的 9 - 肽氨基酸，通过使血管收缩、减少门静脉的回血量、降低门静脉压力而产生止血作用。该药可减少门静脉向肝灌注量而加重肝损害,不宜多用;对高血压和冠心病患者禁用;②三甘氨酰赖氨酸加压素:是人工合成的血管升压素衍生物,能更长时间维持平滑肌收可达70%,而且对心脏的影响较轻;③β肾上腺素受体阻断剂:普萘洛尔是治疗门静脉高压药物中研究最广泛的一种,可使肝血流量明显降低,故对食管静脉曲张出血有治疗和预防作用;④应用维生素 K_1、6-氨基己酸、酚磺乙胺、对羧基苄胺、B 维生素、维生素 C 等药物可增强凝血和改善肝功能。

(3)三腔二囊管压迫止血:通过充气囊机械性压迫胃贲门及食管下端静脉曲张起止血作用。该管是治疗门静脉高压所致上消化道出血的简单有效的方法,内有三腔,一通圆形气囊,可充水150~200mL 后压迫胃底;另一通长椭圆形气囊,可注水100~150mL 后压迫食管下段;再一通胃腔,经此腔可行吸引、冲洗和注入药物。牵引重量约为0.5kg。此方法止血成功率在44%~90%,但再出血率约50%,故已不常用,仅作为一种暂时性措施,为准备其他急救止血方法赢得时间。

(4)硬化剂注射治疗:利用纤维内镜将硬化剂直接注入曲张静脉内,以引起血栓形成并止血,还可注射至曲张静脉旁引起黏膜下水肿和纤维化。

(5)经颈静脉肝内门体分流术:经颈静脉肝内门体分流术(transjugular intrahepaticportosystemic shunt,TIPS)是一种治疗门静脉高压症的新技术,属于介入治疗。其方法是经颈内静脉、肝静脉插管,穿刺肝内门静脉分支,扩张肝实质内通道并以支架支撑,从而形成肝内门腔静脉分流。TIPS 可明显降低门静脉的压力,一般可降低至原来压力的一半,对控制出血,特别对腹腔积液的消失有较好的效果。其主要问题是支撑管可进行性狭窄和并发肝衰竭(5%~10%)、肝性脑病(20%~40%),适用于肝功能及一般情况较差的患者。

2.手术治疗

可急症或择期手术。积极采取手术止血,不但可以防止再出血,而且是预防发生肝性脑病的有效措施。常用手术方式有门体分流术和断流术。分流术仅适用于无活动性肝病变及肝功能代偿良好者。

(1)门体分流术(portosystemic shunts):即通过手术将门静脉和腔静脉连接起来,使压力较高的门静脉系血液直接分流到腔静脉中;手术可分为非选择性分流术和选择性分流术(包括限制性分流术)两类。

非选择性分流术:门体分流术控制出血的近期及远期效果满意,控制出血率可达85%~100%,且可缓解胃黏膜病变。门体分流术存在的主要问题是致门静脉向肝血流减少,甚至形成离肝血流。术后患者肝功能受不同程度的影响,肠道内产生的氨被吸收后不再经肝解毒而直接进入腔静脉和全身循环,致肝性脑病的发生率较高。

选择性分流术:远端脾-肾静脉分流或称选择性分流,是选择性地引流脾胃区及食管下段血流而保存向肝血流的手术。选择性分流术后早期的肝性脑病的发生率较典型的门体静脉分流术者低。

限制性门腔侧侧分流术利用限制分流口径的方法以维持门静脉系统内的轻度高压和门静脉血液的向肝灌流,手术后肝性脑病的发生率低于典型的门腔侧侧分流术。

(2)断流术:通过阻断门-奇静脉间反常血流达到止血目的。最有效的手术方式是脾切除加贲门周围血管离断术(splenectomy with periesophagogastric devascularization),贲门周围血管包括冠状、胃短、胃后和左膈下四组静脉,彻底切断上述静脉,同时结扎、切断伴行的同名动脉,从而彻底阻断门－奇静脉间的反常血流。

断流术阻断了门－奇静脉间的反常血流,从而防止曲张静脉破裂出血,又能保持门静脉的向肝血流,有利于维护术后肝功能。断流术的不足之处在于食管、胃底的静脉易再次曲张,术后再出血率明显高于分流手术后;对于伴有腹腔积液的患者,术后腹腔积液往往加重且难以控制;患者术后胃黏膜病变发生率高,这可能是导致断流术后再出血的重要原因之一。

(3)分流加断流的联合术式:常见的术式包括门腔静脉侧分流加肝动脉强化灌注术、贲门周围血管离断加肠腔静脉侧侧分流术、脾次全切除腹膜后移位加断流术等。初步试验研究和临床观察显示,联合术式既能保持一定的门静脉压力及门静脉向肝血供,又能疏通门静脉系统的高血流状态,是一种较理想的治疗门静脉高压症的手术方法。

(二)脾大合并脾功能亢进的处理

对严重脾大合并脾功能亢进者应做脾切除。此对于肝功能较好的晚期血吸虫性肝硬化患者疗效较好。

(三)顽固性腹腔积液的处理

顽固性腹腔积液的处理可采用腹腔－颈静脉转流术,即将具有活瓣作用的微型转流装置置于腹膜外肌层下,一端接多孔硅胶管通腹腔;另一端接硅胶导水管经胸壁皮下隧道插入右颈内静脉而达上腔静脉,利用腹腔内的压力差,使腹腔积液随呼吸运动节律性地流入上腔静脉。

对于终末期肝硬化门静脉高压的患者,肝移植是唯一有效的治疗手段,既替换了病肝,又使门静脉系统血流动力学恢复正常。

六、护理

1. 术前护理

(1)一般护理:改善营养状况,给予高能量、适量蛋白、丰富维生素饮食。可输全血或清蛋白,纠正贫血和低蛋白血症。

(2)肠道准备:分流术前 2d 口服肠道杀菌剂,术前晚灌肠,防止术后肝性脑病。

(3)心理准备:减轻恐惧,稳定情绪,帮助患者树立战胜疾病的信心。

2. 术中护理

(1)麻醉:全身麻醉。

(2)手术体位:仰卧位或右背部垫一小软枕,45°侧卧位。

(3)术中配合:①准备脾蒂钳、血管缝线若干、红色导尿管数根;②暂时阻断脾门时,洗手护士要记录阻断脾门的时间(一般每次 10～15min)。

3. 术后护理

(1)一般护理:①体位:病情稳定者可取半卧位,以利于呼吸和腹腔引流。同时对预防膈下感染有重要意义;②饮食:患者术后禁食,胃肠减压,由静脉补充水和电解质。术后 24～48h 肠蠕动恢复后可进流质,以后逐步改为半流质及软食。

(2)病情观察:密切观察生命体征,定时测定肝功能并监测血氨浓度,观察黄疸是否加深,有无发热、厌食、肝臭等肝衰竭的表现。

(3)预防和控制感染:保持各引流管引流的通畅、无菌;观察和记录引流液的性状和量。引流量应逐日减少,色逐渐清淡,若有异常,应及时汇报医生。其次应加强基础护理,卧床期间防止压疮的发生;禁食期间注意口腔护理,鼓励深呼吸、咳嗽、咳痰,予超声雾化吸入,防止肺部并发症。

(4)预防和处理静脉栓塞:脾切除术后 2 周内应隔天检查血小板,术后血小板常迅速上升,可达 $1000 \times 10^9/L$,注意观察有无腹痛、腹胀和便血。

第三节　原发性肝癌

原发性肝癌(primary liver cancer)是指发生于肝细胞和肝内胆管上皮细胞的癌,是我国常见的恶性肿瘤之一。肝癌流行于我国东南沿海地区,好发于 40 ~ 50 岁年龄段,男女性比例约为 2∶1。近年来发病率有增高趋势,年病死率位居我国恶性肿瘤的第二位。

一、病因

原发性肝癌的病因和发病机制尚未确定,目前认为与肝硬化、病毒性肝炎、黄曲霉素等某些化学致癌物质和水土因素有关。

原发性肝癌的大体病理形态可分为以下 3 型:结节型、巨块型和弥散型。按肿瘤大小分为:微小肝癌(直径≤2cm)、小肝癌(2 ~ 5cm)、大肝癌(5 ~ 10cm)和巨大肝癌(>10cm)。从病理组织上可分为 3 类:肝细胞型、胆管细胞型和两者同时出现的混合型。我国绝大多数原发性肝癌是肝细胞型。原发性肝癌极易肝内播散,肝外血行转移最多见于肺,其次为骨、脑等,淋巴转移致肝门淋巴结最多,其次为胰周、腹膜后、主动脉旁及锁骨上淋巴结。

二、临床表现

1.肝区疼痛

有半数以上患者以此为首发症状,多为持续性钝痛、刺痛或胀痛。当肝癌结节发生坏死、破裂,引起腹腔内出血时,则表现为突然引起右上腹剧痛和压痛,出现腹膜刺激征等急腹症表现。

2.全身和消化道症状

全身和消化道症状表现为乏力、消瘦、食欲减退、腹胀等,部分患者可伴有恶心、呕吐、发热、腹泻等症状。晚期则出现贫血、黄疸、腹腔积液、下肢水肿、皮下出血及恶病质等。

3.肝大

肝大为中、晚期肝癌最常见的主要体征。肝大呈进行性,质地坚硬,边缘不规则,表面凹凸不平呈大小结节或巨块。

原发性肝癌的并发症,主要有肝性昏迷、上消化道出血、癌肿破裂出血及继发感染。

4.黄疸

一般出现在肝癌晚期,多为阻塞性黄疸,少数为肝细胞性黄疸。前者常因癌肿压迫或侵犯胆管或肝门转移性淋巴结肿大而压迫胆管造成阻塞所致;后者可由于癌组织肝内广泛浸润或合并肝硬化、慢性肝炎引起。

5.伴癌综合征

伴癌综合征系指原发性肝癌患者由于癌肿本身代谢异常或癌组织对机体影响而引起内分

泌或代谢异常的一组症候群。主要表现为自发性低血糖症、红细胞增多症及其他罕见的高钙血症、高脂血症、类癌综合征等。

三、辅助检查

肝癌出现了典型症状,诊断并不困难,但往往已非早期。采用甲胎蛋白(AFP)检测和 B 超等现代影像学检查,有助于早期发现。

1.血清甲胎蛋白测定

持续血清 AFP >400μg/L,并能排除妊娠、活动性肝病、生殖腺胚胎源性肿瘤等,即可考虑肝癌的诊断。AFP 低度升高者,应做动态观察,并结合肝功能变化或其他血液酶学等改变及影像学检查加以综合分析判断。临床上约 30% 的肝癌患者 AFP 为阴性。

2.超声检查

超声检查分辨率高的 B 超检查,可显示肿瘤的大小、形态、所在部位以及肝静脉或门静脉内有无癌栓等,是目前有较好诊断价值的非侵入性检查方法。

3.CT 检查

CT 具有较高的分辨率,对肝癌的诊断符合率 >90%;应用动态增强扫描可提高分辨率,有助于鉴别血管瘤。

4.磁共振成像(MRI)诊断

磁共振成像(MRI)诊断价值与 CT 相仿,对良性和恶性肝内占位病变,特别与血管瘤的鉴别优于 CT。

5.放射性核素肝扫描

放射性核素肝扫描有助于诊断大肝癌,但不易发现直径 <3cm 的肿瘤。

6.其他

选择性腹腔动脉或肝动脉造影检查。

四、诊断与鉴别诊断

1.诊断要点

有症状肝癌和大肝癌一般较易诊断,诊断要点如下。

(1)常来自肝癌高发区。

(2)中年、男性较多。

(3)有肝癌家族史或肝病背景(肝炎史或肝硬化史或 HBsAg 阳性)。

(4)可有右或中上腹疼痛或不适、食欲缺乏、乏力、消瘦、不明原因低热、腹泻、出血倾向或急腹症、远处转移症状等。

(5)可有肝大、脾大、腹部包块、黄疸、下肢水肿、肝掌、蜘蛛痣、腹壁静脉曲张等肝硬化体征。

(6)常有 AFP 升高。

(7)影像学检查提示肝内恶性占位病变。

2.肝癌的诊断标准

(1)病理诊断:组织学证实为原发性肝癌。

(2)临床诊断:①虽无肝癌其他证据,AFP ≥500μg/L 持续 1 个月以上;②AFP ≥200μg/L 持续 2 个月以上并能排除妊娠、生殖腺胚胎性肿瘤、活动性肝病(如 ALP、胆红素、凝血酶原时间、γ-GT 异常)等;③有肝癌临床表现,核素扫描、超声显像、CT、肝动脉造影、X 线横膈征、酶学检查(主要为 ALP 和 γ-GT)等有 3 项肯定阳性,并能排除继发性肝癌和肝良性肿瘤者;④有肝癌临床表现,有肯定的远处转移灶(如肺、骨、锁骨上淋巴结等)或血性腹腔积液中找到癌细胞,并能排除继发性肝癌者。

3. 鉴别诊断

原发性肝癌应与肝硬化、继发性肝癌、肝良性肿瘤、肝脓肿以及与肝毗邻器官,如右肾、胰腺等处的肿瘤相鉴别。

五、治疗

早期诊断、早期治疗是提高疗效的关键;而早期施行手术切除仍是目前首选、最有效的治疗方法。

(一)手术治疗

1. 根治性肝切除术

①单发的微小肝癌;②单发的小肝癌;③单发的向肝外生长的大肝癌或巨大肝癌,表面较光滑,周围界限较清楚,受肿瘤破坏的肝组织<30%;④多发性肿瘤,肿瘤结节<3 个,且局限在肝的一段或一叶内。

2. 姑息性肝切除术

(1)3~5 个多发性肿瘤,局限于相邻 2~3 个肝段或半肝内,影像学显示无瘤肝组织明显代偿性增大,达全肝的 50% 以上;如超越半肝范围,可分别做局限性切除。

(2)左半肝或右半肝的大肝癌或巨大肝癌,边界较清楚,第二肝门未受侵犯,影像学显示无瘤侧肝明显代偿性增大,达全肝组织的 50% 以上。

(3)位于肝中央区(肝中叶或 IV、V、VII 段)的大肝癌,无瘤肝组织明显代偿性增大,达全肝的 50% 以上。

(4) I 或 VIII 段的大肝癌或巨大肝癌。

(5)肝门部有淋巴结转移者,如原发性肝肿瘤应做肿瘤切除,同时进行肝门部淋巴结清扫;淋巴结难以清扫者,术后可进行放射治疗。

(6)周围脏器(结肠、胃、膈肌或右肾上腺等)受侵犯,如原发肿瘤可切除,应连同受侵犯脏器一并切除。远处脏器单发转移性肿瘤(如单发肺转移),可同时做原发性肝癌切除和转移瘤切除术。

3. 对不能切除的肝癌的外科治疗

可根据具体情况,术中采用肝动脉结扎、肝动脉化疗栓塞、射频、冷冻、激光、微波等治疗,都有一定的疗效。

4. 根治性切除术后复发肝癌的再手术治疗

对根治性切除术后患者进行定期随诊,早期发现复发,如一般情况良好、肝功能正常,病灶局限能允许切除,可实行再次切除。

5. 肝癌破裂出血的患者

对肝癌破裂出血的患者,可行肝动脉结扎或动脉栓塞术,也可做射频或冷冻治疗,情况差者可仅做填塞止血。全身情况较好、病变局限,在技术条件具备的情况下,可行急诊肝叶切除术治疗。

对出血量较少,血压、脉搏等生命体征尚稳定,估计肿瘤又不可能切除者,也可在严密观察下进行输血,应用止血剂等非手术治疗。

(二)非手术治疗

1. B 超引导下治疗

经皮穿刺肿瘤行射频、微波或注射无水乙醇治疗,以及体外高能超声聚焦疗法等。这些方法适用于瘤体较小而又不能或不宜手术切除者,特别是肝切除术后早期肿瘤复发者。

2. 化学药物治疗

原则上不做全身化疗。经剖腹探查发现癌肿不能切除,或作为肿瘤姑息切除的后续治疗者,可采用肝动脉和(或)门静脉置泵(皮下埋藏式灌注装置)做区域化疗或化疗栓塞;对未经手术且估计不能切除者,也可行放射介入治疗,常可使肿瘤缩小,部分患者可因此获得手术切除的机会。

3. 放射治疗

对一般情况较好,肝功能尚好,不伴有肝硬化,无黄疸、腹腔积液,无脾功能亢进和食管静脉曲张,癌肿较局限,尚无远处转移而又不适于手术切除或手术后复发者,可采用以放射为主的综合治疗。

4. 生物治疗

主要是免疫治疗。

六、护理

1. 术前护理

(1)一般护理:加强营养支持,纠正低蛋白血症,提高手术耐受力。

(2)改善凝血功能,预防术后出血:术前 3d 补充维生素 K_1,以改善凝血功能。同时告诫患者尽量避免剧烈咳嗽、用力排便等致腹内压骤升的动作,防止肿瘤破裂出血。

(3)肠道准备:术前晚清洁灌肠,目的是减少氨的来源和消除术后可能发生的肝性脑病。

(4)心理准备:加强心理支持,减轻负面情绪。

2. 术中护理

(1)麻醉:全身麻醉。

(2)体位:左半肝或左外叶切除术时,仰卧位;右半肝或右三叶切除时,在患者肩部和腰部各垫一枕向上、向左倾斜30°,右上肢固定于乙醚架上。

(3)术中配合:①准备肝脏拉钩、氩气刀头、脚控开关、氩气钢瓶、可吸收肝脏缝线若干、止血纱布等;②暂时阻断肝门时,洗手护士要记录每次阻断肝门的时间(每次 10～15min),如临近20min需提醒医生尽早完成切肝以放松阻断,避免肝细胞过度受损。约 5min 后再第二次阻断至切断肝组织;③肝脏手术出血量较多,应加快配合速度,尽可能缩短手术时间,准备好热盐水纱垫及各种止血材料,用于肝创面止血;④巡回护士协助麻醉师保证输液的通畅;⑤做好患者的保暖工作和皮肤护理。

3. 术后护理

(1)饮食:术后禁食,胃肠减压,待肠蠕动恢复后逐步给予流质、半流质,直至正常饮食。患者术后肝功能受影响,易发生低血糖,禁食期间应从静脉输入等,予以葡萄糖或营养支持。术后 2 周内适量补充清蛋白和血浆,以提高机体抵抗力。

（2）密切观察病情,预防并发症的发生

1）出血:手术后出血是肝切除术常见的并发症之一,因此术后应注意预防和控制出血。①严密观察病情变化:术后48h内应有专人护理,动态观察患者生命体征的变化;②体位与活动:手术后患者血压平稳,可给予半卧位,为防止术后肝断面出血,一般不鼓励患者早期活动。术后24h内卧床休息,避免剧烈咳嗽,以免引起术后出血;③引流液的观察:肝叶切除术后,肝断面和手术创面有少量渗出,常放置引流管,应加强对引流液的观察。一般情况下,手术后当日可从肝旁引流管引流出血性液体100～300mL,若血性液体增多,应警惕腹腔内出血。若明确为凝血机制障碍性出血,可遵医嘱给予凝血酶原复合物、凝血因子Ⅰ、输新鲜血、纠正低蛋白血症。若短期内持续引流较大量的血液,或经输血、输液,患者血压、脉搏仍不稳定时,应做好再次手术止血的准备。

2）肝性脑病:①病情观察:患者因肝解毒功能降低及手术创伤,易致肝性脑病。肝性脑病常发生于肝功能失代偿或濒临失代偿的原发性肝癌者。应注意观察患者有无肝性脑病的早期症状,若出现性格行为变化,如欣快感、表情淡漠或扑翼样震颤等前驱症状时,及时通知医生。②吸氧:做半肝以上切除的患者,需间歇吸氧3～4d,以提高氧的供给,保护肝功能;③避免肝性脑病的诱因,如上消化道出血、高蛋白饮食、感染、便秘、应用麻醉剂、镇静催眠药等;④禁用肥皂水灌肠,可用生理盐水或弱酸性溶液（如食醋1～2mL加入生理盐水100mL）,使肠道pH值保持为酸性;⑤口服新霉素或卡那霉素,以抑制肠道细菌繁殖,有效减少氨的产生;⑥使用降血氨药物,如谷氨酸钾或谷氨酸钠静脉滴注;⑦给予富含支链氨基酸的制剂或溶液,以纠正支链/芳香族氨基酸的比例失调;⑧肝性脑病者限制蛋白质摄入,以减少血氨的来源;⑨便秘者可口服乳果糖,促使肠道内氨的排出。

3）膈下积液及脓肿:膈下积液和脓肿是肝切除术后的一种严重并发症。术后引流不畅或引流管拔除过早,使残肝旁积液、积血,或肝断面坏死组织及渗漏胆汁积聚造成膈下积液,如果继发感染则形成膈下脓肿。护理时应注意以下四点:①保持引流畅通,妥善固定引流管,避免受压、扭曲和折叠;每天更换引流瓶,观察引流液的色、质、量,若引流量逐日减少,一般在术后3～5d拔除引流管。对经胸手术放置胸腔引流管的患者,应按闭式胸腔引流的护理要求进行护理;②加强观察:膈下积液及脓肿多发生于术后1周左右,若患者术后体温正常后再度升高,或术后体温持续不降,同时伴有上腹部或右季肋部胀痛、呃逆、脉快、白细胞增多,中性粒细胞达90%以上等表现时,应疑有膈下积液或膈下脓肿;③脓肿引流护理,若已形成膈下脓肿,必要时协助医生行B超或超声引导下穿刺抽脓,对穿刺后置入引流管者,加强冲洗和吸引护理;④加强支持治疗和抗菌药的应用护理。

第四节　胆石病

胆石症（cholelithiasis）指发生于胆囊和胆管的结石,是胆道系统的常见病、多发病。胆囊结石的发病率高于胆管结石,某些地区胆囊结石与胆管结石的发生率之比已高达7.35：1;胆固醇结石多于胆色素结石;女性发病率高于男性。胆固醇结石以城市高于农村,胆管结石则为农村高于城市。

胆囊结石(cholecystolithiasis)是发生于胆囊内的结石,主要为胆固醇结石和以胆固醇为主的混合性结石,常与急性胆囊炎并存,是常见病、多发病。主要见于成年人,以女性多见,男女性之比约为1:3。但随着年龄增长其性别差异逐渐减小,老年男女性发病比例基本相等。

胆管结石(choledocholithiasis)为发生于肝内外胆管的结石。根据胆管结石发病的原因可分为:①原发性胆管结石:在胆管内形成的结石,以胆色素结石或混合性结石多见;②继发性胆管结石:胆管内结石来自胆囊结石者,以胆固醇结石多见。根据结石所在的部位,胆管结石可分为肝外胆管结石和肝内胆管结石,肝管分叉部以下的胆管结石为肝外胆管结石,肝管分叉部以上的胆管结石为肝内胆管结石。

一、病因和发病机制

胆石的成因十分复杂,是多因素综合作用的结果,主要与胆道感染、代谢异常、致石基因等因素有关。

1. 胆道感染

胆汁淤滞、细菌或寄生虫入侵等引起胆道感染时,细菌产生的 β 葡萄糖醛酸酶和磷脂酶能水解胆汁中的脂质,使可溶性的结合性胆红素水解为游离胆红素,后者与钙盐结合,成为胆红素结石的起源。

2. 胆管异物

虫卵(蛔虫、华支睾吸虫)或成虫的尸体可成为结石的核心,促发结石形成;胆道手术后的手术线结或 Oddi 括约肌功能紊乱时食物残渣随肠内容物反流入胆道成为胆石形成的核心。

3. 胆道梗阻

胆道梗阻可引起胆汁滞留,滞留于胆汁中的胆色素在细菌的作用下分解为非结合胆红素,形成胆色素结石。

4. 代谢因素

代谢因素主要与脂类代谢有关,脂类代谢异常可引起胆汁的成分和理化性质发生变化,使胆汁中的胆固醇呈过饱和状态并析出、沉淀、结晶而形成结石。此外,胆汁中可能存在的促成核因子及黏液糖蛋白促使成核和结石形成;结石还与胆汁中的糖蛋白含量和葡萄糖二酸－1,4内酯的浓度有明显的关系,如胆固醇结石好发于高蛋白、高脂肪膳食的人群;胆色素结石多见于高碳水化合物及低脂饮食的人群。

5. 胆囊功能异常

胆囊收缩功能减退、胆囊内胆汁淤滞亦有利于结石形成。胃大部或全胃切除、迷走神经干切断术后、长期禁食或完全胃肠外营养治疗的患者,可因胆囊收缩减少、胆汁排空延迟而增加发生结石的可能。

6. 致石基因及其他因素

近年来的研究表明,胆囊结石的发生可由多种未确定的基因及环境因素相互作用而致。如在胆固醇结石易感基因(Lith 基因)的作用下缩胆囊素(CCK)受体表达被抑制甚至错误,使胆囊动力受损导致胆囊排空障碍。肥胖、短期内体重迅速下降、妊娠期、生长抑素、高三酰甘油血症、克罗恩病、肝硬化及糖尿病等均为结石的危险因素。此外,在性别差异中,雌激素的水平及其作用可能与胆囊结石的形成有关。

二、临床表现

（一）胆囊结石

约30%的胆囊结石患者可终身无临床症状，而仅于体检或手术时发现的结石称为静止性结石。患者是否出现临床症状与结石的大小、部位、是否合并感染、梗阻及胆囊的功能有关。单纯性胆囊结石、无梗阻和感染时，常无临床症状或仅有轻微的消化系统症状；当结石嵌顿时，则可出现明显症状和体征。

1. 症状

①腹痛：表现为突发的右上腹阵发性剧烈绞痛，可向右肩部、肩胛部或背部放射。常发生于饱餐、进食油腻食物后或睡眠时。此乃由于油腻饮食后胆囊收缩或睡眠时体位改变致结石移位并嵌顿于胆囊颈部，使胆汁排空受阻，胆囊强烈收缩所致；②消化道症状：常伴恶心、呕吐、厌食、腹胀、腹部不适等非特异性的消化道症状。

2. 体征

有时可在右上腹部触及肿大的胆囊。可有右上腹部压痛，若继发感染，右上腹部可有明显的压痛、肌紧张或反跳痛。检查者将左手平放于患者右肋部，拇指置于右腹直肌外缘与肋弓交界处，嘱患者缓慢深吸气，使肝脏下移，若患者因拇指触及肿大的胆囊引起疼痛而突然屏气，称为 Murphy 征阳性。

（二）胆管结石

胆管结石取决于胆道有无梗阻、感染及其程度。当结石阻塞胆管并继发感染时，可表现为典型的 Charcot 三联征：腹痛、寒战、高热和黄疸。

三、辅助检查

1. 实验室检查

（1）血常规检查可见白细胞计数及中性粒细胞比例明显升高。

（2）血清胆红素、转氨酶和碱性磷酸酶升高。

（3）尿液检查显示尿胆红素升高，尿胆原降低甚至消失。

2. 影像学检查

（1）B 超检查可显示胆囊、胆管内的结石影像，近端胆管扩张。

（2）PTC、ERCP 或 MRCP 等检查可显示梗阻的部位、程度、结石大小和数量等。

（3）CT 及 MRI 检查亦能显示结石，但其价格昂贵，临床不作为常规检查。

四、诊断与鉴别诊断

诊断有赖于临床表现和影像学检查。胆道疾患的临床症状和体征并非高度特异。应仔细分析患者的病史、体检和实验室检查结果。典型的胆绞痛也应通过影像学的检查进一步证实。胆结石需与其他消化系统疾病（胃炎、胰腺炎、消化道溃疡、消化道穿孔）进行鉴别。

五、治疗

（一）胆囊结石

1. 手术治疗

（1）适应证。①胆囊造影时胆囊不显影；②结石直径＞2cm；③胆囊萎缩或瓷样胆囊；④B

超提示胆囊局限性增厚;⑤病程 > 5 年,年龄在 50 岁以上的女性患者;⑥结石嵌顿于胆囊颈部。

(2)手术类型:切除胆囊是治疗胆囊结石的首选方法,但对无症状的胆囊结石,一般无须立即手术切除胆囊,只需观察和随诊。根据病情选择经腹或腹腔镜做胆囊切除术。

腹腔镜胆囊切除术(laparoscopic cholecytecystectomy,LC)是指在电视腹腔镜窥视下,通过腹壁的 3 ~ 4 个小戳孔,将腹腔镜手术器械插入腹腔行胆囊切除术。该术式为微创手术,具有创伤小、恢复快、瘢痕小等优点,已得到迅速普及。其手术适应证与开腹胆囊切除术基本相同,但还不能完全替代开腹胆囊切除术,尤其当腹腔镜探查发现胆囊周围严重粘连时,应及时行井腹手术。

(3)禁忌证有:不能排除胆囊癌变者;合并胆管狭窄;腹腔内严重感染;凝血功能障碍及出血倾向;合并妊娠;既往有腹部手术史,疑有腹腔广泛粘连者。

行胆囊切除术时,若有下列情况应同时行胆总管探查术:既往有梗阻性黄疸病史;术前检查发现胆总管扩张或有结石;术中扪及胆总管内有结石、蛔虫或肿块;术中发现胆总管扩张或管壁增厚;术中胆道造影提示胆总管结石;术中胆总管穿刺抽出脓性,或血性胆汁,或胆汁内有泥沙样胆色素颗粒;有胰腺炎病史或术中发现胰腺呈弥散性炎症改变而不能排除胆管病变者。

2. 非手术治疗

对有严重心血管疾病不能耐受手术的老年患者,可采取溶石或排石疗法。

(二)胆管结石

1. 肝外胆管结石常用的手术方法

(1)胆总管切开取石加 T 管引流术:可采用开腹或经腹腔镜手术。适用于单纯胆管结石,胆管上、下端通畅,无狭窄或其他病变者。有胆囊结石者同时切除胆囊,但需征得患者及家属的同意。

(2)胆肠吻合术:又称胆肠内引流术。适用于:胆总管扩张 ≤ 2.0cm,胆管下端梗阻性病变,且难以手术方法解除者。胆管内泥沙样结石,不易手术取尽者。常用的术式有:胆总管空肠 Roux – en – Y 吻合术、旷置空肠胆管十二指肠吻合术等。行胆肠内引流手术时同时切除胆囊。

(3)Oddi 括约肌成形术:适应证同胆肠吻合术,尤其适用于胆总管扩张程度较轻不宜行胆肠内引流术者。

(4)经内镜 Oddi 括约肌切开取石术:适用于胆石嵌顿在壶腹部或胆总管下端良性狭窄及 Oddi 括约肌功能障碍者,尤其是已行胆囊切除的患者。

2. 肝内胆管结石宜采取以手术为主的综合治疗

(1)手术治疗:①高位胆管切开取石:沿胆总管纵向切口向上延伸做肝总管及左右肝管的"Y"形切开,在直视下取出结石。对病损严重、病灶局限的肝段可予以切除,切除后可经肝断面胆管开口与肝门区胆管开口会师取石。对远离肝门又可在肝表面触及的表浅结石,可经肝实质切开直接进入肝内胆管取石。对泥沙样结石,可在肝断面胆管开 1∶1 或肝实质胆管切开处置管冲洗、引流;②去除肝内病灶:肝内胆管结石反复并发感染、引起肝局限性纤维化或萎缩者,可行病变肝叶切除术。常见于肝左外叶和右后叶,术中可经肝断面胆管进一步清除肝内胆管结石;③胆肠内引流:高位胆管切开取石后,常做胆总管空肠 Roux – en – Y 吻合术或旷置空肠胆管十二指肠吻合术,以引流残留结石、预防结石复发及胆管再度狭窄。

（2）非手术治疗：①中西医结合治疗：在手术解除梗阻、去除病灶及通畅引流的基础上，可配合针灸及服用消炎利胆类中药，对控制炎症、排出结石有一定的作用；②经胆道镜取残余结石：术后发现胆道残留结石时，可经 T 管窦道插入纤维胆道镜，用取石钳、网篮等直视下取石。

六、护理

1. 减轻或控制疼痛

①卧床休息；②禁食、胃肠减压及指导患者深呼吸并放松等，以缓解疼痛；③对诊断明确的剧烈疼痛患者，可遵医嘱通过口服、注射等方式给予消炎利胆、解痉或止痛药。

2. 降低体温

（1）降温：根据患者的体温情况，采取物理降温和（或）药物降温的方法尽快降低患者的体温。

（2）控制感染：遵医嘱应用足量有效的抗菌药，以有效控制感染，恢复患者的正常体温。

3. 营养支持

（1）对梗阻未解除的禁食患者：通过胃肠外途径补充足够的热量，氨基酸，维生素，水、电解质等，以维持良好的营养状态。

（2）对梗阻已解除、进食量不足者，指导和鼓励患者进食高蛋白、高糖类（碳水化合物）、高维生素和低脂饮食。

4. 防止皮肤破损

（1）提供相关知识：胆道结石患者常因胆道梗阻导致胆汁淤滞、胆盐沉积而引起皮肤瘙痒等。应告知患者相关知识，不可用手抓挠，防止抓破皮肤。

（2）保持皮肤清洁：可用温水擦洗皮肤，减轻瘙痒。

（3）瘙痒剧烈者：可遵医嘱应用外用药物和（或）其他药物治疗。

（4）注意引流管周围皮肤的护理：若术后放置引流管，应注意其周围皮肤的护理。若引流管周围见胆汁样渗出物，应及时更换被胆汁浸湿的敷料，局部皮肤涂敷氧化锌软膏，防止胆汁刺激和损伤皮肤。

5. 并发症的预防和护理

（1）出血的预防和护理：术后早期出血的原因多由于术中结扎血管线脱落、肝断面渗血及凝血功能障碍所致，应加强预防和观察。①卧床休息：对于肝部分切除术后的患者，术后应卧床 3～5d，以防过早活动致肝断面出血；②改善和纠正凝血功能：遵医嘱予以维生素 K 10mg 肌内注射，每天 2 次，以纠正凝血机制障碍；③加强观察：术后早期若患者腹腔引流管内引流出血性液增多，每小时超过 100mL，持续 3h 以上，或患者出现腹胀、腹围增大，伴面色苍白、脉搏细速、血压下降等表现时，提示患者可能有腹腔内出血，应立即报告医生，并配合医生进行相应的急救和护理。

（2）胆瘘的观察和护理：胆管损伤、胆总管下端梗阻、T 管引流不畅等均可引起胆瘘。①加强观察：患者腹腔引流液呈黄绿色胆汁样，常提示患者发生胆瘘。应及时与医生联系，并配合进行相应的处理；②妥善固定引流管：无论是腹腔引流管还是 T 管应用缝线将其妥善固定于腹壁，以防患者在翻身或活动时被牵拉而脱出。对躁动及不合作的患者，应采取相应的防护措施，防止脱出；③保持引流通畅：避免腹腔引流管或 T 管扭曲、折叠及受压，定期从引流管的近端向远端挤捏，以保持引流通畅；④观察引流情况：定期观察并记录胆汁的量、颜色及性质。正常成人每天分泌胆汁量为 800～1000mL,呈黄绿色、清亮、无沉渣、有一定黏性。术后 24h 内引流量约为 500mL,恢复进食后,每天可有 600～700mL,以后逐渐减少至每天 300～400mL。术后 1～2d 胆汁的颜色可呈淡黄色混浊状,以后逐渐加深、清亮。若胆汁突然减少甚至无胆汁引出,提示引流管阻塞、受压、扭曲、折叠或脱出,应及时查找原因和处理;若胆汁量过多,常提示胆管下端梗阻,应进一步检查,并采取相应的处理措施。

(3)感染的预防和护理:①采取合适的体位:病情允许时应采取半坐或斜坡卧位,以利于引流和防止腹腔内渗液积聚于膈下而发生感染;平卧时引流管的远端不可高于腋中线,坐位、站立或行走时不可高于腹部手术切口,以防止引流液和(或)胆汁逆流而引起感染;②加强皮肤护理:每天清洁、消毒腹壁引流管口周围皮肤,并覆盖无菌纱布,保持局部干燥,防止胆汁浸润皮肤而引起炎症反应;③加强引流管的护理:定期更换引流袋,并严格执行无菌技术操作;④保持引流管的通畅:避免 T 管扭曲、受压和滑脱,以免胆汁引流不畅,胆管内压力升高而致胆汁渗漏和腹腔内感染。

6. T 管拔管的护理

若 T 管引流出的胆汁色泽正常,且引流量逐渐减少,可在术后 10d 左右,试行夹管 1～2d,夹管期间应注意观察病情,患者若无发热、腹痛、黄疸等症状,可经 T 管做胆道造影,如造影无异常发现,在持续开放 T 管 24h 充分引流造影剂后,再次夹管 2～3d。患者仍无不适时即可拔管。拔管后残留窦道可用凡士林纱布填塞,1～2d 内可自行闭合。若胆道造影发现有结石残留,则需保留 T 管 6 周以上,再做取石或其他处理。

第五节　胆道感染

胆道感染是指胆囊壁和(或)胆管壁受到细菌的侵袭而发生炎症反应,胆汁中有细菌生长。胆道感染与胆石症常互为因果关系,胆石症可引起胆道梗阻,梗阻可造成胆汁淤积、细菌繁殖而致胆道感染;胆道反复感染又是胆石形成的致病因素和促发因素。

胆囊炎是指发生于胆囊的细菌性和(或)化学性炎症。根据发病的缓急和病程长短分为急性胆囊炎和慢性胆囊炎。约 95% 的急性胆囊炎患者合并胆囊结石,称为急性结石性胆囊炎;未合并胆囊结石者,称为急性非结石性胆囊炎。

急性重症胆管炎以往称急性梗阻性化脓性胆管炎,是指胆管严重的急性梗阻性化脓性感染,常伴胆管内压升高。患者除了有右上腹痛,畏寒、发热,黄疸(Charcot)三联征外,还伴有休克及精神异常症状(Reynolds)五联征。

急性重症胆管炎是我国胆道疾病最突出的急症,也是最严重的感染性急腹症。近年来,对急性重症胆管炎的诊断和治疗虽然取得了很大的进展,但病死率仍然较高。急性重症胆管炎多因胆石症、胆道蛔虫或肝脓肿引起。感染的细菌绝大多数是大肠埃希菌、铜绿假单胞菌(绿脓杆菌)、变形杆菌等。我国东南沿海各省发病率高,尤其是农村地区。直至今天,本病仍是胆道良性疾病死亡的首要原因。其特点是发病急骤、病情危重、发展迅速,常伴有中毒性休克,如处理不及时,常会出现严重后果。

一、病因

1.胆囊管梗阻

由于结石阻塞或嵌顿于胆囊管或胆囊颈,导致胆汁排出受阻、胆汁淤积,胆汁中的胆汁酸刺激胆囊黏膜而引起水肿、炎症甚至坏死。另外,结石亦可直接损伤受压部位的胆囊黏膜引起炎症。

2.细菌感染

细菌多来源于胃肠道,致病菌通过胆道逆行,直接蔓延或经血液循环和淋巴途径入侵胆囊。

3.多因素相互作用

多因素相互作用如严重创伤、化学性刺激、肿瘤压迫等,亦可由结石以外的梗阻原因引起,如蛔虫、胆囊管扭曲等。

二、临床表现

（一）胆囊炎

1.急性胆囊炎

(1)症状:①腹痛:多数患者有上腹部疼痛史,表现为右上腹阵发性绞痛,常在饱餐、进油腻食物后或夜间发作,疼痛可放射至右肩及右肩胛下;②消化道症状:患者腹痛发作时常伴有恶心、呕吐、厌食等消化道症状;③发热或中毒症状:根据胆囊炎症反应程度的不同,患者可出现不同程度的体温升高或脉搏加速。

(2)体征:①腹部压痛:右上腹可有不同程度和不同范围的压痛、反跳痛和肌紧张,Murphy征阳性;②黄疸:10%~25%的患者可出现轻度黄疸,多见于胆囊炎症反复发作合并 Mirizzi 综合征的患者。

2.慢性胆囊炎

症状常不典型,主要表现为上腹部饱胀不适、厌食油腻和嗳气等消化不良的症状,以及右上腹和肩背部隐痛。多数患者曾有典型的胆绞痛病史。

（二）急性重症胆管炎

(1)多有胆道感染或胆道手术史。

(2)起病急,有夏科三联征伴恶心、呕吐等消化道症状。

(3)约50%的患者出现烦躁不安、昏睡或昏迷。

(4)体温高热或不升;脉快(120 次/分以上),血压下降;神志改变,呈休克状态。

(5)右上腹肌紧张、压痛、肝大、胆囊大,有触痛,肠胀气明显。

三、辅助检查

（一）胆囊炎

1.急性胆囊炎

(1)实验室检查:血常规检查可见白细胞计数及中性粒细胞比例升高,部分患者可有血清胆红素、转氨酶、ALP(AKP)及淀粉酶升高。

(2)影像学检查:B 超检查可显示胆囊增大、胆囊壁增厚,大部分患者可见胆囊内有结石光团。

2.慢性胆囊炎

B 超检查显示胆囊壁增厚、胆囊腔缩小或萎缩,排空功能减退或消失,常伴胆囊结石。

(二)急性重症胆管炎

(1)实验室检查:血常规检查白细胞高达 $20 \times 10^9/L$ 以上,核左移,血清胆红素升高,代谢性酸中毒。

(2)血细菌培养可阳性。

(3)B 超检查显示胆囊、肝增大,胆管扩张,内有蛔虫。

(4)术中见胆总管增粗、压力高,有脓性胆汁,细菌培养阳性。

(5)CT 或 MRI 显示胆管内有结石或蛔虫影。

四、诊断与鉴别诊断

主要依靠病史、临床表现和辅助检查进行诊断。胆道感染常有反复发作史,突出的症状是腹痛、发热,右上腹有压痛和腹肌紧张,急性胆管炎多以黄疸为其特点。胆道感染还应与胃十二指肠穿孔、急性胰腺炎、急性阑尾炎、胆道蛔虫病等相鉴别。

五、治疗

(一)胆囊炎

1.非手术疗法

(1)适应证:①诊断明确,病情较轻的急性胆囊炎患者;②老年人或伴有严重心血管疾病不能耐受手术的患者,在非手术治疗的基础上积极治疗各种并发症,待患者情况好转后再考虑择期手术。

(2)方法:①卧床休息、禁食、腹胀者胃管减压;②补液,纠正水、电解质和酸碱平衡失调;③解痉止痛;④静脉联用有效抗生素,对 80% ~85% 的早期病例有效。在非手术治疗期间若病情加重或出现胆囊穿孔、腹膜炎等并发症时应及时手术治疗。

2.手术治疗

(1)适应证:主要指急诊手术的适应证。①发病在 48 ~72h 以内者;②经非手术治疗无效且病情持续加重者;③合并胆囊穿孔、弥散性腹膜炎、急性梗阻性化脓性胆管炎、急性坏死性胰腺炎等严重并发症者。

(2)方法:①胆囊切除术:根据病情选择开腹或腹腔镜行胆囊切除术。有下列情况应同时做胆总管切开探查及 T 管引流术:患者有黄疸史;胆总管内扣及结石或术前 B 超提示肝总管、胆总管结石;胆总管扩张,直径 >1cm 者;胆总管内抽出脓性胆汁或有胆色素沉淀者;患者合并有慢性复发性胰腺炎者;②胆囊造口术:目的是减压和引流胆汁。主要适用于年老体弱,合并严重心、肺、肾等功能障碍不能耐受手术的患者,或局部水肿、粘连严重导致局部解剖不清者。待病情稳定,局部炎症消退后再视情况决定是否手术。

(二)急性重症胆管炎(急性梗阻性化脓性胆管炎)

治疗原则是紧急手术,在抗休克同时进行手术,解除胆道梗阻,并减压引流。手术前应积极准备,包括纠正水、电解质和酸碱平衡紊乱,给予有效足量的抗生素、肾上腺皮质激素、维生素等,及时使用多巴胺等扩张血管的药物,防治急性呼吸衰竭和肾衰竭。手术是以切开胆管减压并引流胆汁,挽救患者生命为主要目的,所以手术应力求简单有效,尽可能地仔细探查胆管、解除梗阻。胆囊病变多系继发，一般不做急症胆囊切除，可留待二期手术处理。胆囊造口常难以达到减压目的，一般不宜采用。

六、护理

1. 减轻或控制疼痛

根据疼痛的程度和性质，采用非药物或药物的方法止痛。

(1)卧床休息：安置舒适的体位，指导其有效、有节律的深呼吸，达到放松和减轻疼痛的目的。还可给予患者听音乐，转移分散注意力。

(2)药物止痛：诊断明确的剧烈疼痛者可遵医嘱予以镇痛剂。

(3)饮食护理：对于非手术治疗者，指导其清淡饮食，忌油腻饮食；病情严重且拟手术患者给予禁食、禁水，必要时胃肠减压，以减轻腹胀和腹痛。

(4)控制感染：遵医嘱及时合理地使用抗生素，通过控制胆囊炎症，减轻胆囊肿胀和胆囊压力达到减轻、控制疼痛的效果。

2. 维持体液平衡

在禁食期间，根据医嘱静脉补充足够的水、电解质和能量，以维持水、电解质和酸碱平衡。

3. 术后护理

(1)病情观察：记录手术伤口的渗血情况，生命体征，疼痛情况，引流液的色、质、量，并准确记录。

(2)导管护理：导管妥善固定，防止扭曲、折叠、引流不畅，更换引流袋时要无菌操作。

(3)降低体温。①物理降温：根据患者体温升高的程度，采用温水擦浴、冰敷等物理方法，防止体温继续升高；②药物降温：在物理降温的基础上遵医嘱经口服、注射，以及其他途径给予药物降温；③控制感染：遵医嘱联合应用足量有效的广谱抗生素，以有效控制感染，使体温恢复正常。

(4)指导患者床上合适卧位：术后6h后生命体征平稳，无不适主诉可给予半卧位，有利于引流液的引流，减轻腹部伤口张力，缓解疼痛。

(5)鼓励早期下床活动：术后第二天患者的身体能够耐受的可下床活动；身体不能耐受的指导床上翻身、下肢活动，防止长期卧床导致下肢静脉血栓。

(6)教会患者有效的咳嗽方法，特别是对于呼吸功能不良的年老患者，必要时用超声雾化，防止坠积性肺炎的发生。

(7)胃肠减压：减少胃内的积气积液，减轻腹胀，改善呼吸功能的效果。

(8)吸氧，保证组织器官的氧气供给。

(9)营养支持：术前禁食和术后肠道功能未恢复前应静脉给予能量，予以氨基酸、维生素、水及电解质，以维持和改善营养状况。

(10)并发症的预防和观察：加强观察腹部伤口、生命体征、尿量，以及引流液的色、质、量，同时注意实验室检查。

若T管内引流出血性液体，伴腹痛、发热症状，应考虑胆道出血；若腹腔引流液呈黄绿色胆汁样，应警惕胆瘘的发生；若患者出现精神症状，黄疸加深，每小时尿量减少或无尿，肝、肾功能异常等提示多器官功能障碍，应及时通知医生，并协助处理。

(11)维护器官功能：一旦发生多器官功能障碍或衰竭的征象，立即通知医生，配合抢救。

第六节　胆道蛔虫病

胆道蛔虫病(biliary ascariasis)指肠道蛔虫上行钻入胆道所引起的一系列临床症状,是一种较常见的异位蛔虫症,也是常见的外科急腹症之一。

该病多见于青少年和儿童。以往农村发病率明显高于城市,随着生活环境、卫生条件改善和防治工作的开展,本病的发生率已明显下降。

一、病因

蛔虫寄生于小肠中下段,有钻孔的习性,喜碱性环境,当某些因素使寄生环境发生改变,如胃肠道功能紊乱、饥饿、发热、驱虫不当、妊娠、Oddi 括约肌功能失调时,肠道内蛔虫即可上行钻入胆道。蛔虫钻入时的机械性刺激可引起 Oddi 括约肌痉挛,诱发剧烈绞痛,亦可诱发急性胰腺炎。虫体带入的肠道细菌可致胆道感染,严重时可引起肝脓肿或急性重症胆管炎。蛔虫经胆囊管进入胆囊,可引起胆囊穿孔。蛔虫在胆道内死亡后,其残骸和虫卵在胆道内沉积,可成为结石形成的核心。

二、临床表现

特点为临床症状与体征不相符。

1. 症状

表现为突发性剑突下或上腹部钻顶样剧烈疼痛,可向右肩背部放射,由于蛔虫成虫上窜入胆道,Oddi 括约肌痉挛产生绞痛,呈阵发性、反复发作,患者辗转不安,全身大汗,痛苦异常。虫体静止或完全进入胆道后,绞痛即缓解甚至完全消失,患者可安静入睡。患者常伴恶心、呕吐,甚至呕出蛔虫。由于蛔虫钻入引起的梗阻多为不完全性,因而黄疸较少见或较轻。

2. 体征

多数患者无黄疸及感染症状,腹部柔软、剑突下或右上腹有轻度的深压痛,但无反跳痛、无腹肌紧张。若继发感染或胆道梗阻时,可出现急性胆囊炎、胆管炎、胰腺炎、肝脓肿的相应症状和体征。

三、辅助检查

1. 实验室检查

血常规检查可见白细胞计数和嗜酸性粒细胞比例升高。粪便或十二指肠引流液中有虫卵。

2. 影像学检查

B 超检查是诊断本病的首选方法,可见蛔虫体,胆总管略扩张。ERCP 亦可用于检查胆总管下段的蛔虫,亦可在 ERCP 下取出虫体而作为治疗的手段。

四、诊断与鉴别诊断

诊断依据为:①右上腹或剑突下阵发性绞痛,尤其伴有"钻顶痛",缓解期如常人者;②腹部剧痛时伴恶心、呕吐,少数患者有吐蛔虫或便蛔虫史;③症状重体征轻,仅在剑突下和右季肋部压痛;④超声检查可见胆管扩张,内有线条状游动的虫体;⑤ERCP 示胆道内蛔虫,或内镜直视下见十二指肠乳头有蛔虫嵌顿。胆道蛔虫症如有并发症,则应与胆囊炎胆石症、急性腹腺炎、胃十二指肠溃疡病急性穿孔、肠蛔虫病、泌尿系结石、肠痉挛等鉴别。

五、治疗

治疗要点以非手术治疗为主,仅在非手术治疗无效或出现严重并发症时方考虑手术。

1. 非手术治疗

(1)解痉止痛:疼痛发作时,可遵医嘱注射阿托品、山莨菪碱(654-2)等,必要时可应用哌替啶。

(2)利胆驱虫:①将食醋、30%硫酸镁或氧气经胃管注入可有驱虫的作用;②中西医结合治疗,如口服中药方剂乌梅汤、针刺穴位等;③缓解期驱虫可选用驱虫药哌嗪、驱虫净或左旋咪唑等,驱虫后需继续服用消炎利胆药2周,以排出虫体或虫卵,防止结石形成。

(3)控制感染:应用足量的抗菌药,预防和控制感染。应用甲硝唑、庆大霉素等药物。

(4)在内镜ERCP直视下用取石钳取出虫体,诊断和治疗效果较好。

2. 手术治疗

手术治疗主要适用于经非手术治疗无效或症状加重、进入胆道的蛔虫较多、胆囊蛔虫病或有严重并发症,如肝脓肿、急性重症胆管炎、急性坏死性胰腺炎或胆汁性腹膜炎等。手术方式通常采用胆总管切开、探查、取虫及T管引流术,术后继续驱虫治疗。

六、护理

1. 非手术治疗患者的护理

(1)加强心理护理。

(2)注意生命征及神志变化,胆道感染时,体温升高,呼吸、脉搏增快;如果血压下降,神志改变,说明病情危重,可能有休克发生。观察腹痛的部位、性质、有无诱因及持续的时间,注意黄疸及腹膜刺激征的变化,观察有无胰腺炎、腹膜炎、急性重症胆管炎的发生。及时了解实验室检查结果。准确记录24h出入液量。

(3)给予低脂、高糖、高维生素、易消化饮食,肝功能较好者可给富含蛋白质饮食。对病情较重的急性腹痛,或有恶心呕吐者,应暂禁饮食,注意静脉补液,防止水、电解质及酸碱平衡紊乱。

(4)注意卧床休息,根据病情选择舒适的体位,有腹膜炎者宜取半卧位。

(5)积极保肝,提高手术耐受力。

(6)按医嘱使用抗生素、甲硝唑控制感染。

(7)及时正确使用溶石、排石、疏肝利胆等中药制剂,给予针灸疗法。

(8)黄疸患者皮肤瘙痒时可外用炉甘石洗剂止痒,温水擦浴;高热时物理降温;胆绞痛发作者,按医嘱给予解痉、镇静和止痛,常用哌替啶50mg、阿托品0.5mg肌内注射,但勿使用吗啡,以免胆道下端括约肌痉挛,使胆道梗阻加重;有腹膜炎者,执行腹膜炎有关非手术疗法护理。重症胆管炎应加强有关抗休克的护理。

2. 手术前护理

做好备皮、药物皮试、配血、心电图及常规实验室检查等必要的术前准备。

3. 手术后护理

(1)病情观察:注意神志、生命征、尿量及黄疸的变化。若黄疸逐渐减退,说明病情正趋好转;若黄疸不减或逐日加重,或突然出现黄疸,应及时与医师联系。注意腹部症状、体征变化。记录腹腔引流的性状和量,以判断有无胆汁渗漏及出血的发生。观察伤口情况。

(2)加强支持:术后1~2d胃肠道功能恢复后进流食,后渐改半流食,术后5~7d后可给低脂普食;适当静脉输液,维持水、电解质及酸碱平衡。遵医嘱术后继续使用抗生素。继续采取保肝措施。

(3)"T"形管引流的护理:按一般引流管护理原则进行护理,特别注意以下六个方面:①妥善固定"T"形管:由戳口穿出后用缝线固定于腹壁,一般还应在皮肤上加胶布固定。回病房后应将无菌袋用别针吊于床单上,连接管不宜太短,尽量不固定在床上,严防因翻身、搬动、起床活动时牵拉而脱落;②有效引流:鼓励患者下床,活动时引流袋可悬吊于衣服上,位置应低于腹部切口高度。随时检查"T"形管是否通畅,避免受压、折叠、扭曲,应经常挤捏引流管。术后5~7d内禁止加压冲洗"T"形管,以免引起腹腔或膈下感染。如有阻塞,且允许冲洗时,可以少量无菌盐水缓慢冲洗,切勿用力;③观察记录胆汁量及性状:观察胆汁、颜色、质量,有无鲜血或结石、蛔虫及沉淀物,必要时送检查和细菌培养。正常胆汁呈深绿色或棕黄色,较清晰无沉淀物。颜色过淡或过于稀薄(表示肝功能不佳)、混浊(提示感染)或有泥沙样沉淀(提示结石)均不正常。胆汁引流量一般每日300~700mL,量少可能因"T"形管阻塞或肝功能衰竭所致,量多可能是胆总管下端不够通畅;④观察患者全身状况:如患者体温下降,大便颜色加深,黄疸消退,说明胆道炎症消退,部分胆汁已进入肠道。否则表示胆管下端尚不通畅,如有发热或腹痛,考虑胆汁渗漏致胆汁性腹膜炎时,应及时与医师联系;⑤"T"形管造影:拔除"T"形管前,常规行造影检查,以了解胆管内的情况。将对比剂注入"T"形管,如显示胆道畅通无残余结石,继续放置"T"形管引流胆汁1d;若有残石则暂不能拔除,嘱患者带管出院,休养6周后以胆道镜取石;⑥拔管:"T"形管一般放置2周左右,如无特殊情况即可拔管。拔管前必须先试行夹管1~2d,夹管时注意患者腹痛、发热、黄疸是否又出现。倘有以上现象,表示胆总管下端仍有阻塞,暂时不能拔管,应开放夹管,继续引流。若观察无异常,可拔管。拔管后引流口有少量胆汁溢出,为暂时现象,可用无菌纱布敷盖,数日后即愈合。拔管后应继续注意患者有无腹痛、发热、黄疸等情况,出现异常应及时汇报医师。

第七节　胆道肿瘤

胆囊息肉样病变是胆囊壁向胆囊腔内突出或隆起的局限性息肉样病变的总称。以良性多见,形状多样,有球形或半球形,带蒂或基底较宽。

胆囊癌(carcinoma of gallbladder)是指发生于胆囊的癌性病变,以胆囊体和底部多见。在所有癌症中所占比例不高,但在胆道系统恶性肿瘤中却是较常见的一种,约占肝外胆管癌的25%。发病年龄多集中在50岁的老年人,女性发病率为男性的3~4倍。

胆管癌(carcinoma of bile duct)指原发于肝外胆管包括左、右肝管至胆总管下端的癌性病变。以50~70岁的男性多见,有50%~75%的胆管癌发生在上1/3段胆管,即肝门部胆管。

一、病因和发病机制

1.胆囊癌

胆囊癌病因尚不清楚,约85%的胆囊癌患者合并有胆囊结石,可能与胆囊黏膜受结石长期物理性刺激、慢性炎症及细菌代谢产物中的致癌物质等因素的作用而导致细胞异常增生有关。

近年来的流行病学调查显示:胆囊癌发病与萎缩性胆囊炎、胆囊息肉样病变有一定的关系,胆囊空肠吻合术后、完全钙化的瓷化胆囊和溃疡性结肠炎等亦可能成为致癌因素。

2.胆管癌

胆管癌病因尚不明确,但大量研究表明,胆管癌与胆管结石、原发性硬化性胆管炎、先天性胆管扩张症、胆管空肠吻合术后及肝吸虫等有关。近年来的研究提示,胆管的发生还与乙型肝炎、丙型肝炎病毒感染有关。

二、临床表现

1.胆囊息肉样病变

胆囊息肉样病变常无特殊临床表现。部分患者有右上腹部疼痛或不适,偶尔有恶心、呕吐、食欲减退、消化不良等轻微的症状。体格检查可有右上腹部深压痛。若胆囊管梗阻,可扪及肿大的胆囊。

2.胆囊癌

胆囊癌发病隐匿,早期无典型和特异性的症状。部分患者可因胆囊结石行胆囊切除时意外发现胆囊癌。不同的病变部位及病程可有不同的临床表现。合并结石或慢性胆囊炎者,早期多表现为类似胆囊炎或胆石症的症状,如上腹部持续性隐痛、食欲减退、恶心、呕吐等。当肿瘤侵犯到浆膜层或胆囊床时,可有类似急性胆囊炎和胆囊结右的症状,如右上腹痛、发热、黄疸等。胆囊管梗阻时可触及肿大的胆囊。晚期胆囊患者,可能在右上腹触及肿块,此时患者可出现腹胀、腹痛、黄疸、贫血或恶病质等表现。肿瘤也可穿透浆膜,导致胆囊急性穿孔,以及急性腹膜炎、胆道出血等。

3.胆管癌

(1)症状:①黄疸:大部分患者表现为进行性加重的黄疸,尿色变黄;大便颜色呈灰白或白陶土色;②腹痛:表现为上腹部饱胀不适、隐痛、胀痛或绞痛,可向腰背部放射,常伴全身皮肤瘙痒、恶心、厌食、消瘦、乏力等症状,合并感染时可出现急性胆管炎的临床表现。

(2)体征:①黄疸:巩膜、皮肤黄染;②胆囊改变:肿瘤发生在胆囊以下胆管时,常可触及肿大的胆囊,Murphy 征可呈阴性;当肿瘤发生在胆囊以上胆管和肝门部胆管时,胆囊常缩小而不能触及;③肝大:部分患者可出现肝大、质硬,有触痛或叩痛;晚期患者在上腹部触及肿块,可伴有腹腔积液和下肢水肿。

三、辅助检查

1.实验室检查

(1)血生化检查示血清癌总胆红素、直接胆红素、ALP 显著升高,肝功能受损害时可出现酶谱异常升高。

(2)肿瘤标记物 CEA、CA199、CA125 可升高或正常。

（3）凝血酶原时间延长。

2. 影像学检查

（1）B超检查：可见胆囊腔内隆起的回声光团、胆囊壁呈不同程度增厚或显示胆囊内新生物，以及肝内转移灶或肿大的淋巴结和肝内和外胆管扩张及肿瘤的位置、大小。

（2）CT、MRI检查：可显示胆道梗阻的部位及肿瘤大小等，磁共振成像胰胆管造影（MRCP）在显示胆管扩张方面优于CT。

（3）ERCP：可帮助了解胆总管下段的病变。

（4）放射性核素扫描显影和血管造影：有助于了解肿瘤与血管的关系。

（5）经皮行肝胆管穿刺造影：在超声引导下行PTC可了解胆道情况及穿刺活检，帮助明确诊断。

四、诊断与鉴别诊断

诊断需依靠影像学检查定位和组织病理学检查定性，从而与其他疾病相鉴别。胆道肿瘤需与胆管狭窄、胆管肿瘤、胆道疾病、胆道梗阻、胆管炎、胆囊炎、胆总管的囊肿、胆结石（胆石病）相鉴别，可通过病史、查体及辅助检查相区分。

五、治疗

1. 胆囊息肉样病变

（1）随访观察：良性病变者，可定期随访观察，视病情发展选择相应的治疗方法。

（2）手术治疗：对症状明显的患者，在排除胃、十二指肠及其他胆道疾病后，宜手术治疗。部分无症状但有以下情况者仍需考虑手术治疗：①直径超过1cm的单发病变；②年龄超过50岁者；③短期内病变迅速增大者；④合并胆囊结石或胆囊壁增厚者，若发生恶变，则按胆囊癌处理。

2. 胆囊癌

胆囊癌的主要治疗方法是手术，可根据病情和病理分期采取不同的手术方式。

（1）手术治疗：①单纯胆囊切除术：适用于NevinⅠ期的病变；②胆囊癌根治性切除术：适用于NevinⅡ、Ⅲ、Ⅳ期的胆囊。切除范围包括胆囊、胆囊床外2cm肝组织及胆囊引流区淋巴结清扫；③胆囊癌扩大根治术：可用于NevinⅢ、Ⅳ期和UICCⅢ、Ⅳ期的患者。除根治性切除外，扩大切除的范围，包括右半肝或右三叶肝切除、胰十二指肠切除、肝动脉和（或）门静脉重建术。该术式创伤较大；④姑息性手术：主要达到缓解黄疸、瘙痒等症状的目的，用于癌肿晚期不能手术切除者。术式包括肝总管空肠吻合术、PTCD术、经内镜Oddi括约肌切开、胆总管、肝总管内支架置放术等。

（2）非手术治疗：癌肿晚期不能手术切除者可根据病情采取放疗、化疗的方法。此外，放疗和化疗也可作为术前、术后的辅助治疗，如利用放射性核素的射线、各种加速器所产生的电子束、质子、介子，以及其他重粒子等用于肿瘤治疗，但其疗效还有待进一步的研究。

3. 胆管癌

胆管癌主要为手术治疗。中、上段胆管癌在切除肿瘤后行胆管空肠吻合术；下段胆管多需行胰十二指肠切除术。

肿瘤晚期无法手术切除者，可选择做胆管空肠Roux-en-Y吻合术、U形管引流术、PTCD和经PTCD或ERCP放置内支架引流等。

六、护理

1. 心理护理

运用心理沟通技巧,主动关心患者,取得患者的信任;讲解胆道肿瘤手术目的、重要性及手术方案,介绍手术成功的案例;提供有利于患者治疗和康复的信息;强化家庭功能和社会支持,使患者感受到被关心和重视。

2. 缓解疼痛

协助患者采取舒适体位,保证足够的睡眠;指导有节律地深呼吸,通过共同讨论患者感兴趣的问题、听音乐、做放松操等分散患者的注意力。对诊断明确而剧烈疼痛者,遵医嘱给予镇痛药物。

3. 饮食指导

(1)合理饮食:营造良好、舒适的进餐环境;提供低脂、清淡、易消化饮食,少量多餐。

(2)对症处理:因疼痛、恶心、呕吐而影响食欲者,餐前可适当用药控制症状,保持口腔清洁,鼓励患者尽可能经口进食;不能进食或摄入不足者,给予肠内、肠外营养支持。

4. 术后并发症的观察与护理

(1)出血:术后早期易出现,可能与动脉血管扩张或凝血功能障碍有关。应严密观察患者的面色、意识、生命体征及腹腔引流液情况。发现异常,及时报告医生,遵医嘱输血、应用止血药,出血严重者应剖腹探查。

(2)胆瘘:可能由于胆道损伤、引流管脱出、吻合口渗漏等原因引起。应观察患者有无腹膜炎体征,监测体温,加强营养,促进漏口愈合。

(3)感染:胆道肿瘤切除术后,由于肝断面胆汁漏出、吻合口漏、引流不畅等可引起感染,应根据药物敏感试验和引流液细菌培养合理使用抗菌药物,并保持引流通畅。

第八节　急性胰腺炎

急性胰腺炎为腹部外科常见的急腹症之一,一般认为该病是由胰腺分泌的胰酶在胰腺内被激活,对胰腺组织自身"消化"而引起的急性化学性炎症。临床病理常把急性胰腺炎分为急性轻型胰腺炎(水肿型)和重型胰腺炎(出血坏死型)两种。近年来,重型胰腺炎发病率逐渐增多。由于它对生理扰乱大,而且对各重要脏器损害明显,故病死率甚高,有时可引起骤然死亡。胰腺炎的病情发展不是静止的,随着胰管的梗阻程度,以及胰腺间质血管(动、静脉及淋巴管)的改变,其病理变化是在动态发展着,轻型胰腺炎也可发展为重型胰腺炎,不容忽视。

一、病因

1. 胆道疾病

胆道疾病是国内胰腺炎最常见的病因,占急性胰腺炎发病原因的 50% 以上。从解剖学上来看,胰腺和肝脏之间存在着密切的关系,两者都属于机体最大的外分泌器官之一,分泌的胆汁和胰液都是消化液,存在共同的排出通道(胆胰壶腹)。胰管先与胆总管汇合,形成共同通道后再开口于十二指肠肠腔,这一结构为胆胰反流的产生提供了解剖学基础,当胆总管下端发生结石嵌顿、胆道蛔虫、Oddi 括约肌水肿和痉挛、壶腹部狭窄时,可使胆汁逆流入胰管,引起胰腺组织不同程度的损害。由胆道疾病所引起的急性胰腺炎称为胆源性胰腺炎。

2.过量饮酒和暴饮暴食

长期饮酒者容易发生胰腺炎,在西方是常见的现象,占70%。

3.十二指肠液反流

当十二指肠内压力增高,十二指肠液可向胰管内逆流,其中的肠激酶等物质可激活胰液中的各种酶,从而导致急性胰腺炎。

4.外伤和医源性因素

胰腺外伤使胰腺管破裂,胰腺液外溢以及外伤后血液供应不足,导致发生急性重型胰腺炎。

5.血管因素

胰腺的小动、静脉急性栓塞、梗阻,发生胰腺急性血循环障碍而导致急性胰腺炎。

6.感染因素

急性胰腺炎可以发生各种细菌感染和病毒感染,如腮腺炎病毒、腺病毒、甲型肝炎病毒以及细菌性肺炎等感染。病毒或细菌是通过血液或淋巴进入胰腺组织,并引起胰腺炎。一般情况下,这种感染均为单纯水肿性胰腺炎,发生出血坏死性胰腺炎者较少。

7.代谢性疾病

(1)高钙血症:高钙血症所引起的胰腺炎,可能与下列因素有关:钙盐沉积形成胰管内钙化,阻塞胰管使胰液进入间质而发生胰腺炎;促进胰液分泌;胰蛋白酶原转变为胰蛋白酶。

(2)高脂血症:发生急性胰腺炎病例中约 1/4 的患者有高脂血症。可能是因为胰腺的小血管被凝聚的血清脂质颗粒栓塞,另外因高浓度的胰脂肪酶分解血清三酰甘油,释出大量游离脂肪酸,造成胰腺小血管的损害并栓塞。当血中的三酰甘油达到 5~12mmol/L 时,则可出现胰腺炎。

8.其他因素

其他因素如药物过敏、药物中毒、肾上腺皮质激素、遗传等。

二、临床表现

1.症状

(1)腹痛:为最早出现的症状,往往在饱餐和饮酒后,或极度疲劳之后发生,多为突然发作。腹痛剧烈,为持续性进行性加重似刀割样,位于上腹正中或偏左,疼痛向背部、肋部放射。剧烈的腹痛多系胰腺水肿或炎性渗出压迫、刺激腹腔神经丛。若为出血性坏死性胰腺炎,发病后短时间内即为全腹痛,呈急剧腹胀,似向腹内打气样感,同时很快即出现轻重不等的休克。饮酒诱发的胰腺炎常在饮酒后 12~48h 发病。

(2)腹胀、恶心、呕吐:与腹痛同时存在,为迷走神经被炎性刺激的表现,早期呕吐剧烈而且频繁,呕吐物为十二指肠内容物,起初为胆汁样物,病情进行性加重后可为粪样。呕吐后腹痛不缓解。随病情发展,因肠管浸泡在含有大量胰液、坏死组织和毒素的血性腹腔积液中而发生麻痹,甚或梗阻,腹胀更为明显,并可出现持续性呕吐。

(3)发热:提示继发胰周感染、胰腺脓肿或肺部感染。体温常超过 39℃。

(4)呼吸困难:由于渗出液的炎性刺激,可出现胸腔反应性胸腔积液,以左侧为多见,可引起同侧的肺不张,并出现呼吸困难。

2.体征

(1)腹膜炎:急性水肿性胰腺炎时,压痛多只限于中上腹部,常无明显肌紧张;急性出血性坏死性胰腺炎时,压痛明显,并有肌紧张和反跳痛,移动性浊音界阳性,肠鸣音减弱或消失。

(2)黄疸:急性水肿性胰腺炎出现的较少,约占 1/4,而在急性出血性胰腺炎则出现的较多。黄疸的出现多由于:同时存在胆管结石嵌顿,胆总管开口水肿、痉挛,肿大的胰头压迫胆总管下端,或因病情重度,以及腹腔严重感染而造成肝功能损害。

(3)皮下出血:在腰部、季肋部和腹部皮肤出现大片青紫色淤斑,称 Grey - turner 征;脐周围皮肤出现的蓝色改变,称 Cullen 征。见于少数严重出血性坏死性胰腺炎,主要系外溢的胰液沿组织间隙到达皮下,溶解皮下脂肪使毛细血管破裂出血所致。

(4)水、电解质紊乱:患者可有程度不等的脱水、代谢性酸中毒、代谢性碱中毒及低血钙,部分患者可因低血钙而引起手足抽搐、肠麻痹。而重型胰腺炎在短时间内即可出现严重的脱水及电解质紊乱,主要原因是因后腹膜炎症刺激,可有数千毫升液体渗入后腹膜间隙,似无形丢失。出血性坏死性胰腺炎,发病后数小时至十几小时即可呈现严重的脱水现象,无尿或少尿。

(5)休克:出血性坏死性胰腺炎患者可出现休克,表现为脉搏细速、血压下降等。早期以低血容量性休克为主,晚期合并感染性休克。

(6)血糖升高:早期由于应激反应,后期可因胰岛细胞破坏所致。

三、辅助检查

1.实验室检查

(1)胰酶测定:血清、尿淀粉酶测定最为常用。血清淀粉酶在发病 3h 内升高,24h 达高峰,5d 后逐渐降至正常;尿淀粉酶在发病 24h 才开始上升,48h 达高峰,下降较缓慢,1~2 周恢复正常。血清淀粉酶升高 >5000U/L(正常值 400~1800U/L,Somogyi 法)或尿淀粉酶超过3000 U/L(正常值 800~3000U/L,Somogyi 法),具有诊断意义。应注意淀粉酶升高的幅度和病变严重程度不一定成正比。因为严重的出血性坏死性胰腺炎,胰腺腺泡广泛破坏、胰酶生成减少、血淀粉酶测得值反而不高。诊断性腹腔穿刺抽取血性渗出液,所含淀粉酶值高也有利于诊断。

(2)血生化检查:血钙下降,能反映病情的严重性和预后。起病后的 2~5d 血钙低于1.87mmol/L(7.5mg/dL),当降至 1.75mmol/L(7mg/dL)以下时,患者病死率较高,主要与脂肪坏死后释放的脂肪酸与钙离子结合形成皂化斑有关;血糖升高,与高血糖素代偿性分泌增多或胰岛细胞破坏、胰岛素分泌不足有关,并且有血气分析指标异常等。

2.影像学检查

(1)腹部 B 超检查:可发现胰腺肿胀;还可显示是否合并胆道结石和腹腔积液。水肿性胰腺炎胰腺呈均匀性肿大,而出血性坏死性胰腺炎胰腺组织回声不均匀。

(2)胸、腹部 X 线片:可见横结肠、胃十二指肠充气扩张,左侧膈肌升高、胸腔积液等。

(3)腹部 CT 检查:可见胰腺弥散性肿大,密度不均匀,边界模糊,胰周脂肪间隙消失。

若在此基础上出现质地不匀、液化和蜂窝状低密度区,则提示胰腺出血坏死。有助明确坏死部位、胰外侵犯程度和诊断。

四、诊断与鉴别诊断

根据典型的临床表现和实验室检查常可做出诊断。轻症的患者有剧烈而持续的上腹部疼痛、恶心、呕吐、轻度发热、上腹部压痛,但无腹肌紧张。同时伴有血清淀粉酶和(或)尿淀粉酶显著升高,排除其他急腹症者即可以诊断。

急性胰腺炎应与下列疾病鉴别:消化性溃疡急性穿孔、胆石症和急性胆囊炎、急性肠梗阻、心肌梗死。

五、治疗

急性胰腺炎尚无继发感染者,均首选非手术治疗。急性出血性坏死性胰腺炎继发感染者需手术治疗。

1. 非手术治疗

目的是减少胰腺分泌,防止感染及 MODS 的发生。

(1)禁食与胃肠减压:一般为期 2～3 周。持续胃肠减压可减少促胰液素、缩胆囊素及促胰酶素的分泌,从而减少胰酶和胰液的分泌,使胰腺得到休息。另外,可减轻恶心、呕吐和腹胀。

(2)纠正体液失衡和微循环障碍:根据病情,快速经静脉输入晶体液、血浆、人体清蛋白等,以恢复有效循环血量和纠正酸碱失衡。适当补充低分子右旋糖酐,降低血液黏稠度,有利于微循环的改善。

(3)营养支持:是治疗重症胰腺炎的基本措施之一。早期经中心静脉置管予以肠外营养(TPN),当血清淀粉酶恢复正常,症状、体征消失后可逐步向肠内营养过渡。

(4)镇痛和解痉:对腹痛较重的患者给予止痛药,如哌替啶等,勿用吗啡,以免引起 Oddi 括约肌痉挛。可同时给予解痉药,如山莨菪碱、阿托品等,以松弛 Oddi 括约肌痉挛。

(5)抑制胰腺分泌及抗胰酶疗法:可应用抑制胰腺分泌或胰酶活性的药物。抑肽酶有抑制胰蛋白酶合成的作用。奥曲肽、施他宁则能有效抑制胰腺的外分泌功能。H_2 受体阻滞剂,如西咪替丁,可间接抑制胰腺分泌;生长抑素可用于病情比较严重的患者。

(6)抗菌药的应用:急性胰腺炎在发病数小时内即可合并感染,故一经诊断应立即使用抗菌药预防和控制感染。早期选用广谱抗菌药或针对革兰阴性菌的抗菌药,如环丙沙星、甲硝唑等,以后根据细菌培养和药敏试验结果选择应用。

(7)中药治疗:对恢复肠道功能有一定效果。呕吐基本控制后,经胃管注入中药,常用复方清胰汤加减。注入后夹管 2h。

(8)腹腔灌洗:通过在腹腔和盆腔内置管、灌洗和引流,可将大量胰酶和多种有害物质的腹腔渗出液稀释并排出体外。

(9)防治多器官功能障碍:如休克、呼吸功能障碍、急性肾衰竭等。

2. 手术治疗

手术治疗适应证:胰腺坏死继发感染;虽经非手术治疗,临床症状继续恶化;胆源性胰腺炎;重症胰腺炎经过短期(24h)非手术治疗、多脏器功能障碍仍不能得到纠正;病程后期合并肠瘘或胰腺假性囊肿;不能排除其他外科急腹症。

术中彻底清除坏死组织,可行规则性部分或全胰腺切除,但尽量保留活的胰腺组织。途径:酌情选用开放手术(经腹腔或腹膜后小切口途径)或使用内镜(肾镜、腹腔镜等)。术中彻底冲洗后,在胰床、胰周、腹腔及盆腔深部放置多根引流管从腹壁或腰部引出,并做灌洗和负压吸引。必要时,需多次手术清除胰腺坏死组织。可同时行胃造瘘,引流胃酸,减少胰腺分泌;空肠造瘘可待肠道功能恢复时提供肠内营养。如并发肠瘘,可将瘘口外置或行近端造瘘术。后腹膜途径需术前影像学定位,经腰肋部侧方小切口进入脓腔,行坏死组织清除和引流术。对胆源性胰腺炎,要同时解除胆道梗阻。

六、护理

1. 一般护理

①保持病室内空气新鲜,严格无菌操作;②患者绝对卧床休息,禁食水、胃肠减压;③遵医嘱给予止痛药物如阿托品、丙胺太林,禁用吗啡;④患者由于病情重、术后引流管多,恢复时间长,易产生急躁情绪,因此应关心、体贴、鼓励患者,使其做好心理护理。

2. 术前护理

①禁食水、胃肠减压,引出胃内容物,避免呕吐,并减少胃液刺激肠黏膜产生促胰腺分泌激素,使胰腺分泌增多加重自身消化;②应用抑制胰腺分泌的药物;③抗休克治疗。重症胰腺炎在监测中心静脉压和尿量下,补充血容量,补充钾、钙,纠正酸碱平衡紊乱;④抗感染,遵医嘱应用抗生素;⑤必要时做好术前准备。

3. 术后护理

(1)禁食水、胃肠减压,保持引流管通畅,防止扭曲、折叠、阻塞,保持水、电解质平衡。

(2)营养护理:患者需长期禁食,留置胃管,同时又有多根引流管机体消耗量大,因此要注意补充营养,使机体达到正氮平衡以利于组织修复。营养支持分为三个阶段:第一个阶段完全胃肠外营养(TPN)2~3周,以减少对胰腺分泌的刺激。第二个阶段肠道营养(TEN),采用经肠道造口注入要素饮食,3~4周。第三阶段逐步恢复到经口饮食,应做好 TPN 与 TEN 护理,防止并发症。

(3)保持各种引流管通畅,彻底引流渗液和坏死组织以减轻病情,减少并发症的发生。

(4)腹腔灌洗:以生理盐水 1000mL 加庆大霉素 16 万 U 15min 内灌入腹腔,保留 30min 协助翻身放出灌洗液。记录灌入液的性质及引流液量,每次应准确记录,防止灌洗液潴留腹腔。每次灌洗将皮肤擦净并涂以氧化锌软膏保护皮肤。

(5)腹腔冲洗:以生理盐水 3000mL 加庆大霉素 24 万 U,经双套管 24h 持续均匀冲洗腹腔,根据引流液的性质调节冲洗速度,增加冲洗液量。

第六章 肛肠外科疾病

第一节 痔

痔是直肠下端黏膜和肛管远侧段皮下的扩张静脉团块。

一、病因

（一）肛垫下移学说

肛管血管垫是位于肛管和直肠的一种组织垫,简称肛垫,系出生后就存在的解剖现象。当肛垫松弛、肥大、出血或脱垂时,即产生痔的症状。正常情况下,肛垫疏松地附着在肌肉壁上,排便后借其自身的纤维收缩作用,缩回肛管。

（二）静脉曲张学说

从解剖上看,门静脉系统及其分支直肠静脉都无静脉瓣,血液易于淤积而使静脉扩张,加之直肠上、下静脉丛壁薄、位浅、抵抗力低,末端直肠黏膜下组织又松弛,都有利于静脉扩张,若加上各种静脉回流受阻的因素,如长期的坐立、便秘、妊娠、前列腺肥大及盆腔内巨大肿瘤等,都可使直肠静脉回流发生障碍而扩张弯曲成痔。

二、临床表现

1. 排便出血

排便出血为早期症状,轻者大便表面带血,继而滴血,重者呈喷射状出血。便秘、便干,饮酒或刺激性食品常引发出血。长期出血可继发贫血。

2. 痔块脱出

轻者在排便时脱出,便后可恢复,重者在咳嗽、活动时都可脱出,不能回纳。不能回纳可形成嵌顿、坏死。多为晚期。

3. 疼痛

单纯性内痔无疼痛,有时仅有肛门坠胀感。当内痔嵌顿、栓塞、水肿、感染、疼痛才会出现。

4. 肛门瘙痒

内痔脱出时常有直肠黏膜分泌物流出,刺激肛门外皮肤引起瘙痒。

三、辅助检查

肛门镜检查:可看清痔的部位、大小、形态等是诊断的基本方法。

四、诊断与鉴别诊断

（一）诊断

1. 诊断方法

根据典型的病史,结合肛门视诊、肛周触诊、肛门指检及肛门镜检查即可诊断,视诊及触诊可见肛缘皮赘松弛,呈单个或多个突起,柔软无触痛。发生炎症时皮赘红肿发亮,触痛较甚。发生血栓形成时皮下可触及圆形质硬肿块,可移动,触痛明显。肛门镜检查可见齿线上方有暗红色结节向肛门镜内突出,通常位于右前、右后和左正中处,边界清晰,黏膜表面可有充血、糜烂。蹲位检查可以更清楚地观察到痔核的部位、大小、数目和出血点。伴发痔嵌顿时内痔及肛缘皮肤高度肿胀,黏膜和皮下可见广泛血栓形成,黏膜表面可见坏死、脓苔和溃疡。

2.分类

根据痔核所在的部位分为内痔、外痔和混合痔。

3.内痔的分度

根据症状的严重程度分为4度。Ⅰ度:便时带血,滴血,便后出血可自行停止;无痔脱出。Ⅱ度:常有便血;排便时有痔脱出,便后可自行还纳。Ⅲ度:可有便血;排便或久站及咳嗽、劳累、负重时有痔脱出,需用手还纳。Ⅳ度:可有便血;痔持续脱出或还纳后易脱出。

(二)鉴别诊断

即使有痔存在,也应该注意与直肠癌、直肠息肉、直肠黏膜脱垂和肥大肛乳头等疾病进行鉴别。

五、治疗

痔的治疗就是针对痔临床症状的治疗,由于痔组织是正常解剖结构的一部分,没有必要全部去除。痔的治疗措施分为以下三大类:①保守治疗,包括饮食疗法和行为治疗;②门诊治疗;③手术治疗。治疗时应遵循以下三个原则:①无症状的痔无须治疗;②有症状的痔无须根治;③以非手术治疗为主。

(一)保守治疗

在痔的初期,增加纤维进食、增加饮水、改变不良排便习惯即可改善症状,无须特殊治疗。坐浴治疗缺乏客观证据支持,然而,许多患者感到坐浴可以缓解痔的症状,考虑到坐浴成本低、风险小,还是应该继续向患者推荐坐浴疗法。

(二)注射疗法

注射疗法是一种内痔固定技术,这种门诊治疗技术是应用化学药剂来形成局部纤维化并将痔固定于内括约肌,同时,硬化剂破坏内痔血管,使得痔缩小。临床有多种硬化剂,常见硬化剂包括5%苯酚植物油、5%奎宁尿素水溶液、4%明矾水溶液等。治疗时在齿状线近端1~2cm处的内痔基底部或接近基底部注入2~3mL硬化剂。硬化剂应注入黏膜下层,尽量避免注入黏膜层或肌层,后者会引起局部黏膜脱落,从而导致溃疡形成或引起剧烈疼痛。注射疗法的并发症通常是由于将硬化剂注射到了错误的解剖间隙,从而引起严重的炎性反应,形成脓肿,引起尿潴留,甚至阳痿。

(三)红外线凝固疗法

红外线凝固疗法适用于Ⅰ度、Ⅱ度内痔,红外线凝固疗法采用红外辐射产生热量,使蛋白凝固,局部纤维化、瘢痕形成,从而将内痔固定。该疗法复发率高,且相比套扎疗法昂贵,目前临床应用不多。

(四)胶圈套扎疗法

胶圈套扎疗法适用于Ⅰ度、Ⅱ度及Ⅲ度内痔,是一种最常用的内痔门诊治疗方法。由于其疗效好,安全性高,成本低,临床上被广泛采用。胶圈套扎术的治疗原理是通过将一个橡胶圈置入内痔根部,使痔缺血坏死,诱发炎症反应,局部纤维化,从而将内痔固定。胶圈套扎器种类很多,主要有牵拉套扎器和吸引套扎器两类。一次套扎多个痔核是安全的,没有证据表明会明显增加术后并发症。但一次性套扎多个痔核术后相对较痛,出于这个原因,一些外科医生会选择先套扎一个痔核,间隔一段时间后,再套扎更多的痔核。

（五）手术治疗

对于非手术治疗无效、症状进行性加重、不适合非手术治疗或外痔严重需要手术切除的患者以及合并其他肛门直肠疾病的患者,如肛裂、肛瘘或脓肿,此时应行痔切除术。另外,无法忍受门诊治疗或抗凝治疗的患者需要确切止血时也适合手术治疗。外科手术治疗方法主要有痔切除术和PPH术,对于血栓性外痔,采用血栓剥离术。

痔切除术的安全性和有效性经过数十年的考验,相对于其他治疗方法,仍是手术的标准。痔切除术的方法很多,根据切除痔核后肛管直肠黏膜以及皮肤是否缝合分为开放式和闭合式痔切除术两大类。由于闭合式痔切除术存在伤口愈合不良需要再次敞开的风险,目前国内主要采用开放式痔切除术,具体方法如下:取截石位、折刀位或侧卧位,骶管麻醉或局麻后扩肛至4~6指,充分显露痔块,钳夹提起痔块,取痔块基底部两侧皮肤"V"形切口切开,将痔核与括约肌剥离,根部钳夹后贯穿缝扎,离断痔核。齿状线以上黏膜用可吸收线缝合,齿状线以下皮肤创面用凡士林纱布填塞,丁字带加压包扎。

吻合器痔上黏膜环切术(PPH术):主要适用于Ⅲ~Ⅳ度内痔、多发混合痔、环状痔及部分合并大出血的Ⅱ度内痔。另外,对于直肠黏膜脱垂、直肠内套叠以及Ⅰ~Ⅱ度直肠前突的患者,也适用于该术式。其方法是通过吻合器环形切除齿状线上2cm以上的直肠黏膜2~3cm,从而将下移的肛垫上移并固定。目前,该术式已在国内外广泛应用,临床疗效良好。对于不需要完全环形切除直肠黏膜的患者,可采用经该术式改进的选择性痔上黏膜切除术(TST术)。

血栓性外痔剥离术:该术式特异性针对血栓性外痔,于局麻下梭形切开痔表面皮肤,通过挤压或剥除的方式将血栓清除,伤口可一期缝合,但大多数外科医生选择伤口内填塞凡士林纱布后加压包扎。其他治疗方法如内痔插钉术、内痔扩肛术、环状切除术(Whitehead术)以及冷冻疗法等由于疗效以及安全性等原因,在临床上已逐步被淘汰。

六、护理

（一）术前护理

1. 调节饮食

多吃蔬菜、水果及多饮水,禁辛辣刺激食物,避免饮酒。

2. 保持大便通畅

定时排便,有便秘者,服用缓泻剂,如蓖麻油、液体石蜡等。

3. 温水坐浴

可用2%硼酸溶液或1:5000高锰酸钾溶液坐浴,温度40~46℃,2~3次/天,20~30分/次。

4. 肠道准备

术前3d进少渣饮食,术前1d进流质饮食,术前晚及术晨清洁灌肠。

5. 皮肤准备

做好手术野皮肤准备,保持肛周皮肤清洁。

（二）术后护理

1. 病情观察

术后由于创面渗血或扎线脱落造成出血,须定时观察血压、脉搏、呼吸及伤口渗血情况,避免内出血发生。

2. 疼痛护理

手术后常因肛管括约肌痉挛或肛管内填塞敷料过紧引起剧烈疼痛,可适当应用镇痛剂。

3. 饮食

术后2~3d内进无渣或少渣饮食,流质为主。以减少肠蠕动、粪便形成和排便,促进伤口愈合。若有便秘者,口服缓泻剂,禁忌灌肠。

4. 温水坐浴

术后每次排便后或更换敷料前用2%硼酸溶液或1:5000高锰酸钾温水坐浴。

（三）健康指导

(1)防止便秘,注意调节饮食,多饮水,多吃蔬菜、水果,禁辛辣、刺激性食物和饮酒。

(2)适当参加体育锻炼,避免久站、久坐、久蹲。

(3)保持肛周皮肤清洁,创面未完全愈合的患者,每次排便后坐浴。

(4)鼓励患者进行肛门括约肌收缩、舒张运动。

(5)若出现排便困难,应及时就诊,有肛门狭窄者行扩肛。

第二节 直肠肛管周围脓肿

直肠肛管周围脓肿是指直肠肛管周围软组织内或其周围间隙发生的急性化脓性感染,并形成脓肿。本病占外科疾病的3%~5%,占肛肠疾病的8%~25%,任何年龄均可发生,以20~40岁青壮年多见,老年及儿童时有发生,男女发病比例为(3~4):1。

脓肿破溃或切开后常形成肛瘘。脓肿是肛管直肠周围炎症的急性期表现,而肛瘘则为其慢性期表现。

一、病因

肛管直肠脓肿多由肛窦炎和肛腺感染所引起。肛腺开口于肛窦,位于内外括约肌之间。因肛窦开口向上,呈口袋状,存留粪便易引起肛窦炎,感染延及肛腺后导致括约肌间感染。肛管直肠周围脓肿也可继发于肛周皮肤感染、损伤、肛裂、内痔、药物注射、骶尾骨骨髓炎等。克罗恩病、溃疡性结肠炎及血液病患者易并发肛管直肠周围脓肿。

二、临床表现

1. 肛门周围脓肿

肛门周围皮下脓肿最常见,主要症状为肛周持续性跳动性疼痛,行动不便。坐卧不安,全身感染性症状不明显。

2. 坐骨肛管间隙脓肿

坐骨肛管间隙脓肿又称坐骨宣肠窝脓肿,也比较常见。发病时患侧出现持续性胀痛,逐渐加重,继而为跳痛,坐立不安,排便或行走时疼痛加剧,可有排尿困难和里急后重;全身感染症状明显。

3. 骨盆直肠间隙脓肿

骨盆直肠间隙脓肿又称骨盆直肠窝脓肿,较为少见,但很重要。此间隙位置较深,空间较大。引起的全身症状较重而局部症状不明显。

早期就有全身中毒症状,如发热、寒战、全身疲倦不适。局部表现为直肠坠胀感,便意不尽,排便时尤感不适。常伴排尿困难。

4. 其他

有肛管括约肌间隙脓肿、直肠后间隙脓肿、高位肌间脓肿、直肠壁内脓肿(黏膜下脓肿)。由于位置较深,局部症状大多不明显。主要表现为会阴、直肠部坠胀感,排便时疼痛加重;患者同时有不同程度的全身感染症状。直肠指检可触及痛性包块。

三、诊断与鉴别诊断

(一)诊断

诊断以局部检查为主。

1. 视诊

视诊观察局部脓液及皮肤状态。脓液厚稠、色黄、量多,多是金黄色葡萄球菌等所致的急性炎症。混有绿色脓液,应考虑绿脓杆菌感染;浓稠色黄而臭,多属大肠杆菌感染;脓液呈清稀米泔样,多属结核杆菌感染。脓血相混,夹有胶冻样物,应考虑癌变。皮肤红、肿、热、痛是急性炎症的表现,皮肤不变色或色暗,无明显热痛,多是慢性炎症,如结核等。

2. 指诊

指诊对了解脓肿的形态、性质、有无瘘管、瘘管走行,波及肌肉层次等具有重要意义。

3. 探针检查和亚甲蓝检查

探针检查和亚甲蓝检查用以确定内口的位置。

4. 内镜检查

内镜检查观察直肠内有无内口、脓血及其他病变。

5. 脓液细菌培养和活组织检查

脓液细菌培养和活组织检查确定致病细菌和病变性质。

6. 直肠腔内超声检查

直肠腔内超声检查能够准确诊断肛周脓肿,尤其是对通常方法难以确诊的高位脓肿的诊断效果尤佳。超声显像脓肿多表现为肛管直肠周围软组织内低回声或液性暗区,为圆形或椭圆形,亦有不规则形,边界模糊不清,后壁回声稍强。其中,超声显示不均匀低回声型,为脓肿早期,软组织充血水肿改变,尚未形成脓液;超声显示不均匀液性暗区,为脓肿形成中期,软组织为蜂窝织炎伴部分液化;超声显示均匀性液性暗区,为脓肿后期,软组织坏死明显,大量脓液形成;超声显示强回声与低回声混合型,临床多因脓肿迁延时间较长,部分软组织机化,纤维组织增生,多是瘘管形成所致。有研究根据手术记录与超声检查报告相对照,其结果显示,直肠腔内超声对肛周脓肿之位置、范围、深度及与肛管直肠、肛门括约肌之关系,判断准确率为

100%,对低位脓肿内口位置判断准确率为93.9%,高位脓肿内口位置判断准确率为95.8%。

7.核磁共振(MRI)

核磁共振检查准确率不低于直肠腔内超声,无疼痛等优点,但费用偏高。

(二)鉴别诊断

肛门直肠脓肿应与放线菌性脓肿、结核性脓肿、汗腺炎性脓肿、毛囊炎和疖肿、远端流注肛门旁脓肿、骶前囊肿、畸胎瘤、梅毒性脓肿、骶髂骨结核性脓、肛门旁粉瘤肿物、平滑肌瘤肿物、血栓外痔感染化脓、克罗恩病导致的肛周脓肿等加以鉴别。

四、治疗

(一)切开排脓术

这是治疗脓肿使用最悠久的方法。小的脓肿采用切口皮下浸润麻醉方法即可,而深部脓肿宜用腰麻或骶麻。切口应选择在脓肿波动最明显,即自然破溃的位置。切口方式有环状、放射状和两侧切开法等。一般距肛缘近的采用环状,较远的用放射状,大而深的用两侧切开、对口引流法。脓肿切开后应将左手示指插入肛管内,右手持血管钳分离切口,使切口扩大,排脓通畅。脓液排净后再用生理盐水或甲硝唑溶液冲洗脓腔。如脓腔内有间隔,应用手指将间隔分离,使引流通畅。术后留置引流胶条或纱条,术后每日坐浴换药。

1.高位黏膜下脓肿切开法

高位黏膜下脓肿切开法宜在肛门镜下沿直肠纵轴平行切开直肠内脓肿区最膨隆的部分。切开时可不用麻醉,但要注意有无损伤血管,排脓后如无出血,留置胶条引流。如有出血,应寻找出血点结扎止血。

2.骨盆直肠窝脓肿切开法

骨盆直肠窝脓肿切开法宜在骶麻或腰麻下进行。内口在齿线附近的耻骨直肠肌或肛提肌上脓肿,为保存肛门括约肌,切口应选择在患侧坐骨直肠窝,外括约肌外侧。切开皮肤及皮下组织后,宜用血管钳分离至耻骨直肠肌,在示指插入直肠内导引下,分离开耻骨直肠肌,使脓液由坐骨直肠窝溢出,脓液溢净后用生理盐水冲洗脓腔,如已发现内口,可由内口经脓腔留置一条标志线,待脓净炎症控制后,再行二次手术。对肛提肌上脓肿不能一次切开,这样会造成肛门失禁。处理方法有两种,一种是能找到内口的可行切开挂线术或留置线作标志等待二次手术。另一种是找不到明确的内口,切开引流,待后按高位肛瘘处理。

(二)一次性根治法

1.能否找到脓肿的原发灶是脓肿根治术成功与否的关键

(1)压迫排脓法:即用双叶肛门镜或扩张器暴露脓肿部位的肛隐窝,然后压迫脓肿,仔细观察脓液排出的部位,即内口所在。该法是确定原发病灶的最简便可靠的手段。

(2)双合诊法:用示指插入肛管,拇指在皮肤,触摸脓肿波动最明显,皮肤及黏膜最薄区,即内口及外口的位置。

(3)肛门镜检查:一般原发灶处有隐窝炎,局部充血明显,隐窝加深形成凹陷。可见有脓性分泌物或肛乳头炎。

(4)探针检查:一般采用有钩圆头探针,在双叶肛门镜下探查脓肿部位的肛隐窝,感染隐窝多凹陷加深,探针进入容易,如有脓液溢出即内口;也可切开脓肿后由脓腔内探查,用示指在肛管内触摸,探针头下最薄,只隔一层黏膜处,即内口。但要切忌盲目乱戳,人为造成假内口,使手术失败。

（5）直肠肠腔内超声检查。

2. 不同部位的脓肿行根治术的方法

（1）低位肌间脓肿根治术：对脓肿位于低位内、外括约肌之间，穿越外括约肌皮下部、浅部的脓肿，找到原发内口后，可行一次性切开。方法是局麻或骶麻下，首先寻找感染原发病灶－内口。一般内口多位于脓肿的放射状肛隐窝处，压迫脓肿后，如此处有脓液溢出，即内口。如内口不明确，可在有明显波动或炎性充血水肿的肛隐窝处用有钩探针进一步寻找，钩出脓液处即内口。然后沿探针放射状切开全部脓肿，切除或结扎切除原发病灶处肛隐窝，切断部分内括约肌，外括约肌皮下部或浅部。扩大创面，使呈三角形，引流通畅。术后换药，通过肉芽填充愈合。

（2）高位肌间脓肿根治术：骶麻下，用双叶式扩张器扩开肛管，暴露脓肿、压迫脓肿观察肛隐窝脓液溢出部位，寻找原发病灶。由原发病灶处插入探针，沿探针纵行切开直肠黏膜及内括约肌，使脓腔引流通畅，脓液排空后，如有出血，应结扎出血点。然后沿皮肤做一放射状引流切口，并切开部分内括约肌，使引流创面扩大。术后由基底部留置引流纱条，每日坐浴后换药至创面愈合。

（3）双侧坐骨直肠窝脓肿根治术：骶麻，截石位。先在后正中处肛隐窝用有钩探针寻找原发病灶，压迫脓肿见有脓液溢出后，沿探针切开原发部位的肛隐窝、内括约肌、外括约肌皮下部、浅部及深部，结扎内口两侧黏膜及感染病灶，扩创使呈三角形，引流通畅。此时可在脓肿的两侧做两个半环形切口，用盐水冲洗脓腔后，做对口引流，不再切开皮肤，优点是可提前愈合时间，减少瘢痕。如脓腔深、比较复杂，也可将其全部切开开放。

（4）骨盆直肠窝脓肿根治术：宜采用切开挂线术。找到原发病灶后，沿坐骨直肠窝皮肤做切口，用血管钳分离耻骨直肠肌排脓，然后按切开挂线原则，切开外括约肌皮下部及浅部，在深部和耻骨直肠肌挂线。术后处理高位肛瘘。

（三）切开引流术

对肛提肌以上深部脓肿、后蹄铁型脓肿等复杂性肛门直肠周围脓肿，防止一次性根治切断括约肌引起排便失禁等后遗症，也可采用切开排脓，用生理盐水彻底清洗脓腔后对肛提肌以上部分通过外口经脓腔仔细找到原发内口后引出橡皮筋引流处理，对后蹄铁型或较大脓肿也可采用留置橡皮筋对口引流处理。采用不损伤括约肌手术治疗高位肛周脓肿。我国学者积累了丰富经验，也引起了国外的重视，如 Michael 在他的《结肠直肠外科手术图谱》一书中主张瘘的处理取决于它与外括约肌的关系，低位瘘易在脓肿引流的同时被切除。复杂的瘘最好通过挂线的方法处理，通过齿状线的内口瘘道、脓腔壁上的瘘道开口，放置一个烟卷大小的环状引流管置入脓腔并由脓腔切口引出。切开瘘道内口与脓肿切口之间的皮肤，系紧挂线。当水肿和炎症消散后，可能会较好地了解外括约肌的平面。当上述操作没有发现瘘道则有可能在脓肿形成之前瘘道已经消失并永远找不到，这种情况只要行脓肿切开及引流即可。

如果肛周脓肿在双侧出现，则这两个脓腔总是通过浅部或深部的肛门后间隙相通。第一次手术必须处理好。对于双侧脓肿，肛腺隐窝具有一个指向肛门后间隙的深陷处，脓肿可扩展到双侧坐骨直肠窝。因此，找到齿状线处的内口及潜在的肛门后深部间隙中的瘘道十分重要，压迫齿状线对发现内口有帮助。引流方法复杂，需要切开中线两侧的任何一侧并进入肛门后间隙，做一距肛缘 2.0cm 的近后中线切口，向深方进入肛门后间隙。对体型较大的患者需要很深的切入,进入肛门后深部间隙后,再将两侧脓肿切开,明确脓腔与深部后间隙的关系。分别在后中线切口与两侧脓肿切口之间的深部后间隙中的瘘道内放置环状引流管。齿状线内口与深部后间隙之间的瘘道穿过内及外括约肌的,也应予以挂线处理,通过紧线使肛周逐渐切割内、外括约肌,这样不会引起肛门失禁。

(四)肛周脓肿负压引流术

负压伤口治疗(NPWT)是近年来开展的一种治疗新方法,包含封闭负压引流(VSD)和负压辅助闭合伤口(VAC)两个关键技术。作用机制是增加血运,减少渗液,达到抑制细菌和促进肉芽生长的作用。

(五)微创材料封堵术

微创材料封堵术的主要方法是采用各种材料封堵内口,使之封闭修复,从而达到治愈目的。目前,报道较多的封堵材料有脱细胞异体真皮基质(acelluar dermal martix,ADM)和医用生物胶蛋白。

前者方法是根据脓腔大小修剪材料,将材料拉入内口后缝合,外口开放。后者是作为乳白色凝胶物,经过自带导管系统输送到脓腔顶端,导管边送边退,达到封堵效果。

(六)切开缝合引流术

对于某些类型的大切口在清创后远端做适当的缝合,既可以缩短愈合时间,也可避免肛门变形。而对于多间隙脓肿多采用弧形加放射状切口,即坐骨直肠间隙部位做弧形切口,内口与肛管后间隙部位做放射状切口。先在一侧坐骨直肠间隙脓肿顶部,距肛缘 2cm 处,由前向后做弧形切口。排脓后,沿小切口向肛门后做弧形切口,切开两侧坐骨直肠间隙,显露脓腔。再用探针从肛管从肛管后深间隙脓腔探入,由内口出,然后从内口与肛管后间隙之间做放射状切口。然后用双氧水及甲硝唑冲洗伤口,用丝线全层间断缝合两侧坐骨间隙的切口,最后适当向上方和肛门后延长切口,使其引流通畅。

此术式短期疗效很好,但在临床上肛周脓肿愈合后到再次复发积脓的时间无法测定,所以此种手术的远期疗效不能判定。

五、护理

(一)术前准备

1. 饮食

鼓励患者多饮水,摄入有助促进排便的食物,如香蕉、新鲜蔬菜,鼓励患者排便。

2. 体位

急性炎症期须卧床休息,采取舒适体位,避免局部受压加重疼痛。

3. 温水坐浴

指导患者用2%硼酸溶液或1:5000高锰酸钾溶液3000mL坐浴,温度为43~46℃,每日2~3次,每次20~30min。

4. 控制感染

遵医嘱,正确、按时应用抗生素控制感染,保持局部清洁;肛周疼痛、红肿进行性加重,表明感染未能得到有效控制,应调整用药。脓肿形成时,及时切开引流。

5. 对症处理

高热者给予物理降温,嘱患者多饮水。

（二）术后护理

1. 病情观察

对脓肿切开引流者,应密切观察引流液的颜色、性质、量并记录。

2. 控制感染

术后应用抗生素,并每日换药 1 次,定时冲洗脓腔,当脓液变稀,引流量小于每天 50mL 时,考虑拔管。

3. 温水坐浴

每次排便后用 2% 硼酸溶液或 1:5000 高锰酸钾溶液坐浴,坐浴盆应大而深,能盛放 3000mL 溶液。

4. 保持大便通畅

增加饮水和多纤维食物,软化大便,保持排便通畅。便秘时口服缓泻剂,纠正便秘。

5. 疼痛护理

术后常因肛管括约肌痉挛引起剧烈的疼痛,可适当应用止痛剂,解除肛门括约肌痉挛,促进局部创面愈合。

第三节　直肠脱垂

肛管直肠脱垂,又称为脱肛,是指肛管、直肠黏膜、直肠全层和部分乙状结肠向下移位的一种疾病。只有直肠黏膜脱垂者称为不完全脱垂,直肠全层脱垂称为完全脱垂。脱垂部分在直肠内称为内脱垂或内套叠,脱垂部分在肛门外称为外脱垂。各种年龄的人均可发病,但多见于儿童、经产妇和年老体弱者。

一、病因与病理学

1. 解剖因素

小儿发育不全,骶曲弯曲度较小、过直,直肠呈垂直状承受腹压,腹腔内压力不能有效分散。

2. 盆底组织软弱和肛门括约肌松弛

幼儿发育不良、营养不良患者、消瘦患者和老年多产女性易出现盆底筋膜和肛提肌松弛、薄弱无力以及肛门外括约肌松弛;手术、外伤损伤阴部神经、肛管直肠周围肌肉组织甚至肛门直肠环。

3. 长期腹内压增加

慢性腹泻、长期便秘、前列腺肥大、慢性咳嗽、长期尿潴留和多次分娩等,经常使腹压增高并长时间维持在较高水平,推动直肠向下脱出。直肠脱垂的典型病理解剖特征包括:①Douglas 陷凹加深;②直肠与骶骨岬分离,呈垂直状态;③乙状结肠冗长;④肛提肌分离;⑤肛门括约肌松弛。目前,关于直肠脱垂的发病机制有滑动疝学说、肠套叠学说、盆腔组织和肛管松弛无力学说等一系列观点,前两种学说普遍为大部分临床医生所接受。"滑动疝"学说认为,由于直肠脱垂患者的直肠膀胱陷凹或直肠子宫陷凹很深,再加上盆底组织松软,腹内压力将直肠前壁压于直肠壶腹内使直肠前壁突入肠腔,形成一滑动疝最后经肛门脱出,故直肠脱垂实际上是滑动疝。"肠套叠"学说:根据排粪造影观察发现,直肠脱垂首先是直肠上段和直乙交界部出现环状套叠,然后直肠固定点下降,环状套叠逐渐形成,套叠部分不断下移,最终使直肠脱出,即肠套叠学说。

二、临床表现

一般患者病史较长,早期仅在排粪时有肿块自肛门脱出,便后可自行缩回。随着病情的发展,因肛提肌及肛管括约肌松弛,则需用手帮助恢复,并伴有排便不尽和下坠感。严重者在咳嗽、喷嚏、用力、行走或站立时也可脱出,且不易恢复甚至长期脱垂。脱垂肛管可以发生水肿、出血、溃疡、感染、绞窄甚至坏死。此外,患者尚可伴有大便失禁或便秘。

三、诊断和鉴别诊断

根据病史,让患者下蹲位模拟排便,多可做出诊断。内脱垂常需排粪造影协助诊断。黏膜脱垂和全层脱垂的鉴别方法有扪诊法和双合指诊法。扪诊法是用手掌压住脱垂直肠的顶端,稍加压做复位动作,嘱患者咳嗽,有冲击感者为直肠全层脱垂,否则为黏膜脱垂。双合指诊法是用示指插入脱垂直肠腔,拇指在肠腔外做对指,摸到坚韧弹性肠壁者为全层脱垂,否则为黏膜脱垂,同时注意检查脱垂直肠前壁有无疝组织。与环形内痔鉴别较容易,除病史不同外,环形内痔脱垂呈梅花状,痔块之间出现凹陷的正常黏膜,括约肌收缩有力,而直肠脱垂则脱出物呈宝塔样或球形,括约肌松弛无力。此外,肛门手术后黏膜外翻易与之混淆,但该病一般有痔、肛瘘等手术史,脱出黏膜为片状或环状,可有明显的充血、水肿和分泌物增多,用手不能回纳,色鲜红。

四、治疗

按发病年龄、病情严重程度不同而采取不同方法治疗直肠脱垂,在遵循个人习惯的基础上提倡个体化治疗。原则上是尽量同时纠正直肠脱垂的各种解剖异常。

1.非手术治疗

主要用于治疗轻症者,包括教育患者养成正常排便规律、加强会阴部锻炼、排便时手法支持肛门等一般性治疗,以及臀部绑扎法、电刺激、硬化剂注射、黏膜套扎、红外线凝固等临床疗法。

目前,硬化剂注射疗法临床开展得比较广泛,技术相对比较成熟。该疗法是将硬化剂注入直肠黏膜下、骨盆直肠间隙与直肠后间隙,产生无菌性炎症反应,使直肠黏膜与肌层、直肠与周围组织粘连固定。操作要点是根据黏膜脱垂程度将药物注射到脱垂直肠的黏膜下层,注意不要注射过深(刺入肌层)或太浅(未达黏膜下层),注射后控制排便。该法是目前治疗Ⅰ～Ⅱ度直肠脱垂的一种重要手段,尤以治疗Ⅰ度直肠脱垂的效果最佳,主要应用于儿童患者,对不能承受手术或不愿接受手术的患者仍能给予治疗,缺点是对注射药物与操作技术要求较高,复发率高,急慢性直肠炎及腹泻患者禁用。国内有联合硬化剂注射疗法与肛管紧缩术,疗效较好。

2.手术治疗

成年人完全性直肠脱垂的手术方法较多,有100余种术式,手术途径主要有三大类,即经腹部、会阴部和骶部手术。各类手术均有其优点及其复发率,没有哪一种手术适用于所有的患者。

术式选择上主要是取决于患者的解剖学异常情况。手术原理包括:①缩窄肛门;②消除直肠前陷凹;③修复盆底肌肉;④经腹、骶或会阴切除肠管;⑤固定或悬吊直肠于骶骨或耻骨上;⑥以上两种或多种方法相结合。临床常用术式有以下两种:

(1)经腹部手术

1)经腹直肠悬吊固定术。该术式现开展得比较成熟,并且对大便失禁疗效肯定,术后复发率低,一般低于5%,主要取决于手术方式及技术。目前常用的有:①经腹直肠前悬吊固定术(Ripstein术):Ripstein认为直肠脱垂是因为直肠支持组织松弛导致肠套叠。手术方法是用网带或其他材料围绕直肠,固定于骶前筋膜或骨膜上,并与直肠前壁缝合,从而拉直固定直肠并避免直肠垂直接受腹腔压力。该手术无须切除肠管,复发率及手术病死率均低,但悬吊过紧可导致和加重便秘。并发症主要有便秘乃至梗阻、直肠狭窄、悬带固定不牢以及术中损伤骶前静脉丛等。常用网带有Teflon网带、Marlex网带和可吸收材料网带,有报道说Marlex网带可降低局部感染概率;②经腹直肠后悬吊固定术(Wells术):将乙醇聚乙烯海绵薄片置于骶骨前,缝合到骶骨凹内(为避免骶前出血也可不缝合),与游离上拉的直肠后壁缝合。Ivalon植入后使直肠变硬,并诱发无菌性炎症性纤维化,有效防止直肠套叠形成及直肠脱垂发生,复发率及手术病死率均较低,但直肠功能明显下降,便秘及排便困难的发生率仍较高。最严重的并发症是盆腔化脓性感染,还有肠腔狭窄、骶前出血、阳痿等;③Orr手术:即筋膜直肠悬吊手术,Orr建议用大腿阔筋膜二条将直肠悬吊固定在骶骨上。每条筋膜宽约2cm、长10~12cm,经腹适当游离直肠后,将阔筋膜带的一端缝于抬高后的直肠前外侧壁上,另一端缝合固定在骶骨岬上。同样方法缝合另一条筋膜。达到悬吊固定目的,效果良好。近年来主张用尼龙或丝绸带,或者在腹直肌前鞘取下两条筋膜来代替阔筋膜悬吊固定直肠。

2)直肠前壁折叠术。1953年有学者首次通过多层(一般为3~4层)折叠直肠前壁的方法使直肠缩短、变硬治疗直肠脱垂,可同时行直肠骶骨固定、提高Douglas陷凹、紧缩肛提肌等处理。

3)直肠前切除术(anterior resection)。手术切除了冗长脱垂的乙状结肠和直肠上段,可拉直肠管,骶前放置引流可促进纤维化和瘢痕形成,从而固定直肠,并且肠管切除能改善便秘症状。Goldberg术是采用直肠前切除术加直肠固定术,Aitola等和Mellgren等经过临床证明该术式对慢性便秘患者改善症状有明显效果。Corman认为单纯行直肠前切除术能取得与Goldberg术同样的效果。许多医生都非常熟悉此手术。采取高位吻合可减少吻合口瘘的危险。该术式临床效果良好,复发率低,对耐受良好的患者一般列为首选,被越来越多地应用。

(2)经会阴手术

1)经会阴直肠乙状结肠部分切除术(Altemeier术)。经会阴部一期切除脱垂冗长的肠管并吻合,可同时修补滑动性疝及肛提肌。较经腹手术创伤小,手术操作简单,并发症少,住院时间短,没有吻合口瘘和因悬吊支持材料而发生盆腔脓肿的危险,而且不会出现经腹手术所带来的泌尿生殖系统问题,但长期效果不佳,复发率较高,为5%~20%。主要适用于不宜经腹手术的脱垂肠段较长的卧床或衰弱患者。

2)经会阴直肠黏膜剥除肌层折叠术(Delorme术)。可在局麻或区域麻醉下进行,将黏膜从脱垂的直肠剥下,剥光了黏膜的肠壁肌层用间断纵向缝合法皱缩。手术创伤小,但远期复发率较高,并常有大便困难不能缓解,主要是因为:①未将全部脱垂肠管的黏膜完全切除;②未修复盆底及出口处的缺损;③尽管术后肛管直肠的解剖接近正常,但术后会阴下降仍然存在。适用于脱垂肠段短于 3～4cm 的卧床或衰弱患者。

3)肛管环缩术(Thiersch 术)。肛门部皮下植入硅胶带或银线、铬线环绕紧缩肛门,12 周后取出。该手术能在局麻下完成,操作简单,对年老体弱不能耐受其他手术者,可作为一种辅助性治疗,因不能解除引起直肠脱垂的诸多原因,疗效不满意,复发率较高。国内普遍采用患者自身肛门括约肌进行治疗,避免了植入异物后引起感染、皮肤溃烂等并发症。

全盆腔补片修补术(total pelvic mesh repair)适于老年盆腔多脏器脱垂,经腹部或会阴手术,在骶骨、会阴体至耻骨间植入补片,支撑直肠、阴道、膀胱。能同时治疗直肠脱垂、阴道子宫脱垂、膀胱脱垂。手术效果好,但补片引起的并发症发生率较高。

五、护理

(一)术前护理措施

(1)观察患者的排便情况,有无排便困难、排便不尽感,排便时是否有肿物脱出、便后能否回纳。

(2)是否有出血、肛门周围肿胀、疼痛、黏液、瘙痒,症状明显时,嘱其卧床休息,肛门局部给予热水坐浴,以减轻疼痛。

(3)鼓励患者进食高纤维的蔬菜、水果,如番薯叶、芹菜、韭菜、茼蒿及苹果、香蕉,主食以燕麦、麦皮、番薯等,以软化大便,缓解患者的排便困难。

(4)术前 1d 半流质饮食,术前晚进食流质,配合灌肠,以减少术后早期粪便排出。术前视手术和麻醉方式给予禁食禁饮。

(5)准备手术区域皮肤,保持肛门皮肤清洁。

(二)术后护理措施

(1)腰麻、硬膜外麻醉,术后需去枕平卧 6h,避免脑脊液从蛛网膜下隙针眼处漏出,致脑脊液压力降低引起头痛。监测脉搏、呼吸、血压 6～8h 至生命体征平稳。

(2)做好排便管理:术后给予轻泻软便药乳果糖或麻仁丸及纤维增加剂,使粪便松软,易于排出。排便后及时坐浴和换药,以保持肛门周围皮肤清洁。

(3)术后 3～5d,指导患者肛门收缩训练。

第四节　肛　裂

肛裂是齿线以下肛管皮肤层小溃疡。其方向与肛管纵轴平行,长 0.5～1.0cm,呈梭形或椭圆形,常引起剧痛,愈合困难。而肛管表面裂伤不能视为肛裂,因很快自愈,且常无症状。肛裂是一种常见的肛管疾患,也是中青年人产生肛门处剧痛的常见原因。肛裂最多见于中年人,但也可发生于老人及小儿。一般男性略多于女性,但也有报告女性多于男性。肛裂常是一个裂口,绝大多数发生在肛管后正中线上。前正中处以女性多见。若侧方有肛裂,或有多个裂口,应想到可能是肠道炎性疾病(如克罗恩病、溃疡性结肠炎及结核等)的早期表现,特别是克罗恩病更有此特点。

一、病因及病理

肛裂的病因与下列因素有关。

1. 解剖因素

肛管外括约肌浅部在肛门后方形成肛尾韧带,较坚硬,伸缩性差,且肛门后方承受压力较大,故后正中处易受损伤。

2. 外伤

慢性便秘患者,由于大便干结,排粪时用力过猛,易损伤肛管皮肤,反复损伤使裂伤深及全层皮肤,形成慢性感染性溃疡。有人报告,便秘致肛裂的占14%~24%,但是便秘也可能是肛裂的后果,由于患者惧怕排便所致。此外,产后也可致肛裂,占3%~9%。

3. 感染

齿线附近的慢性炎症,如后正中处的肛窦炎,向下蔓延而致皮下脓肿、破溃而成为慢性溃疡。急性肛裂发病时期较短,色红、底浅、裂口新鲜、整齐、无瘢痕形成。

慢性肛裂病程较长,反复发作,底深不整齐,上端常有肥大乳头,下端常有前哨痔,一般称为肛裂"三联征",前哨疼是因淋巴淤积于皮下所致,似外痔,由于在检查时因先看到此痔而后看到裂口,对诊断有帮助,故称为前哨疼或裂痔。在晚期还可并发肛周脓肿及皮下肛瘘。

二、临床表现

肛裂患者的典型临床表现是疼痛、便秘和便血。

1. 疼痛

肛裂可因排粪引起周期性疼痛,这是肛裂的主要症状。排粪时,粪块刺激溃疡面的神经末梢,立刻感到肛门灼痛,但便后数分钟疼痛缓解,此期称疼痛间歇期。以后因内括约肌痉挛,又产生剧痛,此期可持续半到数小时,使病员坐立不安,很难忍受,直至括约肌疲劳后,肌肉松弛,疼痛缓解。但再次排便,又发生疼痛。以上临床称为肛裂疼痛周期。疼痛时还可放射到会阴部、臀部、大腿内侧或骶尾部。

2. 便秘

因肛门疼痛不愿排便,久而久之引起便秘,粪便更为干结,便秘又可使肛裂加重,形成恶性循环。

3. 便血

排便时常在粪便表面或便纸上见有少量新鲜血迹,或滴鲜血。大出血少见。

三、诊断与鉴别诊断

询问排粪疼痛史,有典型的疼痛间歇期和疼痛周期,即不难诊断。局部检查发现肛管后正中部位的肛裂"三联征",则诊断明确。但在肛裂早期,需与肛管皮肤擦伤相鉴别,已确诊肛裂时,一般不宜做直肠指诊及肛门镜检查,以免引起剧痛。对侧位的慢性溃疡,要想到有否结核、癌、克罗恩病及溃疡性结肠炎等罕见病变,必要时应行活组织病理检查。

临床常与肛门直肠瘘、孤立性直肠溃疡综合征等疾病相鉴别。

四、治疗

原则是软化大便,保持大便通畅,制止疼痛,解除括约肌痉挛,中断恶性循环,促使创面愈合。具体措施如下。

1. 保持大便通畅

口服缓泻剂或液状石蜡,使大便松软、润滑,增加多纤维食物和改变大便习惯,逐步纠正便秘的发生。

2. 局部坐浴

排便前后用 1:5000 的温高锰酸钾溶液或 0.25% 的甲硝唑溶液坐浴,保持局部清洁。

3. 肛管扩张

肛管扩张适用于急性或慢性肛裂不并发乳头肥大及前哨痔者。优点是操作简便,不需要特殊器械,疗效迅速,术后只需每日坐浴即可。方法:局麻后,患者取侧卧位,先以二示指用力扩张肛管,以后逐渐伸入二中指,维持扩张 5min。在男性应向前后方向扩张,避免手指与坐骨结节接触而影响扩张,女性骨盆宽;不存在此问题。肛管扩张后,可去除肛管括约肌痉挛,故术后能立即止痛。扩张后,肛裂创面扩大并开放,引流通畅,浅表创面能很快愈合。但此法可并发出血、肛周脓肿、痔脱垂及短时间大便失禁,复发率较高是其不足。

4. 手术疗法

对经久不愈,非手术治疗无效的慢性肛裂可采用以下的手术治疗。

(1)肛裂切除术。即切除肛裂及其周围的三角状皮肤,在局麻或腰麻下行梭形或扇形切口,全部切除前哨痔、肥大肛乳头、肛裂。必要时垂直切断部分内括约肌。该法的优点是病变全部切除,创面宽大,引流通畅,便于肉芽组织从基底生长。但其缺点是留下创面较大,伤口愈合缓慢。

(2)内括约肌切断术。内括约肌具有消化道不随意环形肌的特性,易发生痉挛及收缩,这是造成肛裂疼痛的主要原因,故可用内括约肌切断术治愈肛裂。一般部分内括约肌切断术很少引起大便失禁。方法有以下三种:

1)后位内括约肌切断术:截石位或俯卧位,在局麻或全麻下,用双叶镜张开或肛门镜显示后正中肛裂,直接经肛裂处切断内括约肌下缘,自肛缘到齿线,长约 1.5cm,内、外括约肌间之组织也应分离,有时也切开外括约肌下部,以利引流。如有肛窦炎、肥大乳头或外痔,可同时切除。对老年人肛门松弛者,合并直肠脱垂和肛门功能不良者,不宜行此手术。

2)侧位开放性内括约肌切断术:摸到括约肌间沟后,在肛门缘外侧皮肤做 2cm 弧形切口,用弯血管钳由切口伸到括约肌间沟,显露内括约肌后,用两把弯血管钳夹住内括约肌下缘,并向上分离到齿线,在直视下用剪刀将内括约肌剪除一部分送活检,证实是否为括约肌,两断端结扎止血,用丝线缝合皮肤。该法优点:手术在直视下进行,切断肌肉完全,止血彻底,并能取组织做活检。

3)侧位皮下内括约肌切断术:局麻后,摸到括约肌间沟,用眼科白内障刀刺入内、外括约肌之间,由外向内将内括约肌切断,避免穿透肛管皮肤。该法优点:避免了开放性的伤口,减轻痛苦,伤口愈合快;缺点:切断肌肉不够完全,有时易出血,因此该手术只适合于有经验的医生。可同时切除外痔和肥大乳头。

(3)肛裂纵切横缝合术。适用于陈旧肛裂伴有肛门狭窄的患者。方法:取截石位,常规消毒、局麻。在肛门裂隙正中线做一纵形切口,上至齿线,下至肛缘,切断部分内括约肌。将肥大乳头、前哨痔、肛瘘一并切除,做创口边缘潜行游离,彻底止血,然后用丝线从切口的顶端至下顶端的皮肤,稍带基底部组织缝合一针,再在缝线的两侧各依此缝两针。缝合张力不宜过紧。

最后外敷凡士林和敷料包扎固定。术后 5～7d 拆线,肛裂即可愈合。

五、护理

(一)术前护理

1. 术前准备

(1)饮食准备:术前 3d 进少渣饮食如粥、面条等,术前 1d 进流质饮食如米汤、牛奶等,术前 1d 晚 10:00 后禁食、禁饮。

(2)其他准备:护垫、卫生纸、毛巾、盆等生活用品。

2. 缓解肛裂患者的焦虑心理

肛裂患者多疼痛较剧烈,从而产生紧张焦虑心理,可遵医嘱应用止痛药物,采取软化大便的方法以减少局部刺激来减轻疼痛,达到缓解患者焦虑心理的目的。

(二)术后护理

1. 术后吸氧

手术当天患者返回病房后给予持续吸氧,腰麻者去枕平卧 6h,防止头痛。

2. 饮食

手术当日禁食;术后第 1d 可以饮少量水,如果没有不舒服就可以喝汤、牛奶、果汁等;术后 3d 内进少渣饮食如稀饭、软面条等以减少大便的产生;之后可以吃正常饮食,但应避免辛辣刺激性食物。

3. 管道护理

术后常留置导尿管,注意保持管道引流通畅,勿折叠、扯脱管道。留置导尿管可能会有想解小便的感觉,为管道刺激尿路导致,拔出导尿管后即消失。

(三)注意事项

1. 饮食

多饮水,增加膳食中新鲜蔬菜、水果等粗纤维食物的摄入,少食或忌食辛辣刺激性食物,以促进胃肠蠕动,防止便秘。

2. 养成良好的排便习惯

排便时不要太用力,便秘时可适当应用缓泻剂,防止肛门损伤。保持肛门清洁,每天或便后可用温水坐浴。

第五节 肛乳头瘤

肛乳头瘤又称肛乳头肥大或乳头状纤维瘤。起源于肛乳头,可单发也可多发,大小不等,系正常肛乳头因粪便刺激及慢性炎症刺激肛乳头水肿、炎症、肥厚,使肛乳头变大变硬,致纤维结缔组织增生,是一种肛门常见的良性肿瘤。一般认为不突出肛门外为肛乳头肥大,突出肛门外为乳头状纤维瘤。

一、病因与发病机制

1.肛乳头周围组织的反复炎性刺激

便秘致粪便长期存留刺激、腹泻致排便刺激频繁,局部肛窦炎、肛乳头炎长期迁延。

2.慢性肛裂

三期以上的肛裂的顶端与肛窦接近,肛裂反复发作,炎性刺激此处的肛乳头,致逐渐增生而成。

3.外伤或肛门其他疾病

外伤或肛门其他疾病致局部血流障碍、淋巴回流不畅。

二、临床表现

1.肛门不适

肛乳头瘤初起仅有米粒或黄豆大小,自觉肛门内有异物感和排便不尽感。肛门有坠胀的感觉,有时肛门瘙痒不适,如有炎症,不仅坠胀感明显,还可因刺激而频欲排便。

2.肛乳头脱出

肛乳头长到一定程度,被粪便挤压可脱出肛门外,而引起肛门下坠疼痛。开始大便后能自行回缩于肛内,逐渐需用手推方能缩回肛内,不及时还纳肛内则胀痛加重,久之,甚至可长期脱出肛外。

3.出血和疼痛

遇干硬大便擦伤肛门,可带血、滴血及疼痛。

4.肛门瘙痒不适

肿大的肛乳头肥大,被刺激或破溃后,刺激肛窦使肛腺分泌增加,可引起肛门潮湿及瘙痒。

5.嵌顿

肥大肛乳头脱出肛门外后,若未及时推回肛内,则会发生嵌顿。嵌顿后,水肿、疼痛均剧烈,行动不便,坐卧不宁,甚至大小便均困难。

三、辅助检查

1.肛门镜或电子直肠乙状结肠镜

肛门镜或电子直肠乙状结肠镜于齿线水平可见单发或多发肥大肛乳头或乳头状瘤。

2.病理切片

病理切片可见肛乳头肥大,间质慢性炎及血管扩张。

四、诊断与鉴别诊断

(一)诊断

1.病史

有肛窦炎病史,因症状轻易被忽视。

2.主要症状

(1)排便不尽感:肛管中有丰富的神经纤维,形成一附属感觉器官,肛乳头炎症期的炎症刺激,患者往往有排便不尽感,或伴有异物嵌入肛内的感觉和下坠感等。急性炎症期,还伴有里急后重感。女患者在月经期症状加重,是由于月经期盆腔充血所致。

(2)肛门瘙痒:由于乳头瘤长期反复脱出,致使炎性分泌物刺激肛周皮肤,引起肛周湿疹所致。

(3)肛门肿痛:部分乳头瘤脱出后,嵌顿不能还纳,致使淋巴回流受阻,引起肛门肿痛。

(4)脱出:瘤体较大者可脱出肛外。

3.肛门指诊

可触及质地中等的肿物,有蒂或无蒂,与基底不粘连,推之可动,一般无压痛。

4.肛门镜齿线部位

可见灰白色肿物,有蒂或无蒂。

(二)鉴别诊断

(1)肛乳头瘤与直肠息肉的鉴别。直肠息肉多见于儿童,表面呈肉红色,圆球状,易出血,无痛,位于直肠壁上,表面组织结构为黏膜。肛乳头肥大多见于成年人,是肛乳头发炎、水肿、增生的结果,表面呈灰白黄色,圆形或三角形,位于肛管部齿状线处,不易出血,但感有肛门胀痛不适。

(2)肛乳头瘤与直肠黑色素瘤的鉴别。个别肛乳头瘤出现分叶状,巨大肛乳头瘤长期在肛外,可引起缺血坏死,但要注意和直肠黑色素瘤的鉴别,黑色素瘤外观呈黑紫色,质坚韧,脆弱易出血,表面光滑有点状溃疡,恶性程度较高,应引起重视。

五、治疗

乳头状纤维瘤的治疗方法,以手术为主,可以达到根治的目的。具体治疗方法如下。

1.一般治疗

(1)早期积极治疗肛窦炎症是预防肛乳头瘤的关键。

(2)对较大的肛乳头瘤,若有脱出,应及时送回肛内,以免发生水肿及嵌顿、坏死、出血等。

2.手术治疗

肛乳头瘤为良性肿瘤,本病一般认为有恶变趋向,主张早期手术治疗。

(1)肛乳头瘤切除结扎术。适用于肛乳头肥大,肛乳头瘤者。患者取侧卧位,肛门局部常规消毒,局麻松弛肛门后,在双叶肛门镜下,暴露病灶,肛镜下用弯钳夹住乳头瘤根部,沿血管钳基部,剪开少许乳头根部皮肤,乳头瘤较小可以行单纯结扎术,乳头瘤较大基底较宽可用4号或7号丝线贯穿乳头瘤根部,做“8”字结扎,剪去血管钳上的乳头瘤。用凡士林纱条填塞压迫创口,外盖敷料压迫固定。术后每日热水坐浴,九华膏、洗必泰痔疮栓纳肛至痊愈。

(2)电灼法。肛门部常规麻醉,在肛门镜下暴露出肛乳头瘤,用高频电灼探头按压在瘤体根部,开通电源,将乳头瘤彻底烧灼之。此法适合瘤体较小的患者,优点是操作方便,疗效可靠,一次可治疗几个乳头瘤。术后每日用痔疮膏或痔疮栓纳入肛门内。

(3)冷冻疗法。在肛内镜下,显露肛门乳头瘤,将冷冻探头对准瘤体表面,将其冷冻成一结晶球。术后每日局部常规用药(如痔疮栓及抗生素软膏)预防感染。瘤体因冷冻后组织变性,液化坏死脱落,最后组织修复,达到治愈目的。在治疗中应控制冷冻的范围,过大则损伤正常肛管组织,术后产生水肿和疼痛;过小则瘤体脱落不全,极易再生。

3.肛门乳头瘤的治疗提示

(1)早期治疗是预防肛肠疾患的关键。肛乳头瘤虽为良性肿瘤,但其发生主要与肛窦炎有着密切的关系,二者互为因果。据统计,85%的肛肠疾患都是由肛窦炎所引起。目前也有人认为直肠、肛管癌的发生,与其慢性炎症刺激有关。所以早期采用积极有效的治疗,对预防肛肠疾患的发生,有着重要的意义。

(2)加强综合治疗。虽然手术治疗对肛乳头瘤是根治性的,但要严格掌握其手术时机。要根据其病情不同时期的发展,采用相应的综合治疗方法,对早期的采用一些预防性的治疗,对不能手术的患者,在治疗的同时,配合中药灌肠治疗,以提高疗效。在手术当中要注意保护肛管皮肤,尽量减少对肛管皮肤的损伤,避免后遗症的发生。

(3)术中及术后并发症的处理。手术中对较大的乳头瘤,结扎时应贯穿做"8"字缝扎,以防结扎线滑脱并发大出血,肛乳头瘤位于齿状线处,须将其齿状线以下部分切开后再行结扎,以免引起术后疼痛、水肿。若出现大出血和疼痛、水肿,应及时给予局麻在窥镜下结扎止血,中药坐浴以止痛消肿。

六、护理

(一)术前护理

1.饮食与活动

嘱患者多饮水,多吃新鲜蔬菜、水果,多吃粗粮,少饮酒,少吃辛辣刺激食物。养成良好的生活习惯,养成定时排便的习惯。适当增加运动量,促进肠蠕动,切忌久站、久坐、久蹲。必要时使用通便药物。

2.温水坐浴

便后及时清洗,保持局部清洁舒适,必要时用肛洗一号坐浴,控制温度在43~46℃,每日2~3次,每次20~30min,以预防病情进展及并发症。

3.脱出肥大乳头回纳

痔块脱出时应及时回纳,嵌顿性肥大乳头应尽早行手法复位,注意动作温柔,避免损伤;急性肛乳头炎应局部应用抗生素软膏。

4.术前准备

缓解患者的紧张情绪,指导患者进少渣饮食,术前排空大便,必要时灌肠,做好会阴部备皮及药敏试验,贫血患者应及时纠正。

(二)术后护理

1.饮食与活动

术后1~2d应以无渣或少渣流质、半流质为主。术后24h内可在床上适当活动四肢、翻身等,24h后可适当下床活动,逐渐延长活动时间,并指导患者进行轻体力活动。伤口愈合后可以恢复正常工作、学习和劳动,但要避免久站或久坐。同时,便后坚持肛门坐浴,可用1:1000高锰酸钾液或肛洗一号,或用中药煎熬坐浴熏洗肛门,每次10~15min。还要忌食生冷之物及油腻之品,以防发生腹泻或粪渣堵塞肛窦。注意创面有无渗血,如敷料已被染湿应及时更换。按医嘱补充液体或抗生素,或口服各类药物。饮食以高蛋白、低脂肪为主,多喝汤,促进营养吸收。

2.控制排便

术后早期患者会存在肛门下坠感或便意,告知其是敷料刺激所致,术后3d尽量避免解大便,促进切口愈合,可于术后48h内口服阿片酊以减少肠蠕动,控制排便。之后应保持大便通畅,避免便干,避免排便时用力。如有便秘,口服液状石蜡或其他缓泻剂,但切忌灌肠。肛乳头瘤术后患者如果已行肛门直肠周围脓肿手术,术后的护理及换药即成为主要的治疗手段,是关键所在。所以患者应遵从医嘱,注意饮食,忌食辛辣刺激醇酒之品,多食瓜果蔬菜,以保持大便通畅。

3. 疼痛护理

大多数肛肠术后患者创面疼痛剧烈,是由于肛周末梢神经丰富,或因括约肌痉挛,排便时粪便对创面的刺激,敷料堵塞过多等导致。判断疼痛原因,给予相应处理,如使用镇痛剂、去除多余敷料等。

4. 并发症的观察与护理

(1)尿潴留:术后24h内,每4~6h嘱患者排尿1次,避免因手术、麻醉刺激、疼痛等原因造成术后尿潴留。若术后8h仍未排尿且感下腹胀痛隆起时,可行诱导排尿,针刺耳穴埋籽或导尿等。

(2)创面出血:由于肛管直肠的静脉丛丰富,术后容易因为止血不彻底、用力排便等导致创面出血。通常术后7d内粪便表面会有少量出血,如患者出现恶心、呕吐、心慌、出冷汗、面色苍白等,并伴肛门坠胀感和急迫排便感进行性加重,敷料渗血较多,应及时通知医师进行相应处理。

(3)切口感染:直肠肛管部位由于易受粪便、尿液等的污染,术后易发生切口感染。应注意术前改善全身营养状况;术后2d内控制好排便;保证肛门周围皮肤清洁,便后用1∶5000高锰酸钾溶液坐浴;切口定时换药,充分引流。

(4)肛门狭窄:术后观察患者有无排便困难及大便变细,以排除肛门狭窄。如发生狭窄,及早行扩肛治疗。

(5)如有发热、寒战等症状,须及时加用清热凉血药,亦可使用抗生素治疗。

(6)并发肛裂则一并切除。

(7)如伴有多个肛乳头肥大者,需分次手术。

5. 术后换药

护理换药时肉芽以新鲜红色为佳,如遇肉芽组织生长高出表皮,应做修剪;遇有创口桥形愈合或缝合创口有感染者,则应剥离敞开创口,或拆除缝线敞开创口。有挂线者,如术后7~9d挂线未脱落,做换线再挂处理,缝合创口以5~7d拆线为佳,还要注意保持创面的引流通畅,填塞凡士林纱条或药条,应紧贴创面,内口应到位,以创面肉芽从下朝上、从内至外生长为最佳,这样就能避免桥形愈合,获得最佳的手术效果。

第六节　肛门失禁

肛门失禁,又称大便失禁,是指因各种原因引起的肛门自制功能紊乱,以致不能随意控制排气和排便,不能辨认直肠内容物的物理性质,不能保持排便能力。它是多种复杂因素参与而引起的一种临床症状。

一、病因及发病机制

1. 先天异常

肛门闭锁、直肠发育不全、脊椎裂、脊髓膜突出等先天性疾病均可造成肛门失禁。

2. 解剖异常

医源性损伤、产科损伤(阴道分娩)、直肠肛管手术、骨盆骨折、肠道切除手术后、肛门撕裂、直肠脱垂、内痔脱出等。

3. 神经源性

各种精神及中枢、外周神经病变和直肠感觉功能改变如痴呆、脑动脉硬化、运动性共济失调、脑萎缩、精神发育迟缓;中风、脑肿瘤、脊柱损伤、多发性硬化、脊髓瘤;马尾损伤,多发性神经炎,肛门、直肠、盆腔及会阴部神经损伤、"延迟感知"综合征等疾患均能导致肛门失禁。

4. 平滑肌功能异常

放射性肠炎、炎症性肠病、直肠缺血、粪便嵌顿、糖尿病、儿童肛门失禁。

5. 骨骼肌疾患

重症肌无力、肌营养不良、硬皮病、多发性硬化等。

6. 其他

精神疾患、全身营养不良、躯体残疾、肠套叠、肠易激综合征、特发性甲状腺功能减退等。

二、临床表现

(一)症状特点

患者不能随意控制排便和排气。完全失禁时,粪便自然流出,污染内裤,睡眠时粪便排出污染被褥;肛门、会阴部经常潮湿,粪性皮炎、疼痛瘙痒、湿疹样改变。不完全失禁时,粪便干时无失禁,粪便稀时和腹泻时则不能控制。

(二)专科体征

1. 视诊

①完全性失禁:视诊常见肛门张开呈圆形,或有畸形、缺损、瘢痕、肛门部排出粪便、肠液,肛门部皮肤可有湿疹样改变或粪性皮炎的发生;②不完全失禁:肛门闭合不紧,腹泻时可在肛门部有粪便污染。

2. 直肠指诊

肛门松弛,收缩肛管时括约肌及肛管直肠环收缩不明显和完全消失,如损伤引起,则肛门部可扪及瘢痕组织,不完全失禁时指诊可扪及括约肌收缩力减弱。

3. 肛门镜检查

肛门镜检查可观察肛管部有无畸形,肛管皮肤黏膜状态,肛门闭合情况。

三、辅助检查

1. 肛管直肠测压

测压包括肛门内括约肌控制的静息压,肛门外括约肌随意收缩时的最大压力,舒张时刺激的知觉阈。在大便失禁时肛门静息压和最大压力均下降。

2. 肌电图检查

肌电图检查是反映盆底肌肉及括约肌的生理活动,了解神经和肌肉损伤部位与程度的客观依据。

3.排便造影检查

此种影像学检查方法是排便时动态变化的记录,通过直肠角改变,可以推测耻骨直肠肌的状态和损伤程度。

4.生理盐水灌肠试验

检查时,令患者坐位,用细导管置入直肠,注入生理盐水 1500mL,记录漏出量和最大保留量,大便失禁时保留量下降或为 0,从而了解排便自控能力。

四、诊断与鉴别诊断

(一)诊断标准

(1)有肛门损伤或手术史。

(2)肛周皮肤感觉迟钝,不能随意控制气体、液体甚至成形粪便的残留。

(3)肛门闭合不全,黏膜脱出。肛门指检可触及瘢痕、缺损,肛管直肠收缩乏力。

(4)肛管压力测定,收缩压、静息压下降。

(5)肌电图检查,肛周肌肉兴奋性下降。

(二)鉴别诊断

与感觉性肛门失禁、自发性肛门失禁、脊髓损伤性肛门失禁等三种肛门失禁的鉴别。

五、手术治疗

目的是恢复直肠、肛管、肌肉和肛管皮肤的正常解剖和生理状态,即将直肠恢复成为大的和能扩张的容器,重建肛管直肠角度,修补括约肌,移植肛管皮肤和肛门皮肤,修补盆底。各种手术都容易发生感染,影响疗效,有的造成失败。会阴部炎症和慢性肠炎应治愈后再做手术。术前做好皮肤和肠道准备。

(一)括约肌修补术

括约肌修补术适用于括约肌损伤或手术切断肛管直肠环的患者。沿瘢痕外侧开一半环形切口,切口的中部对着括约肌断端中间瘢痕,距离肛门宜远,以免感染。切开皮肤和皮下组织,将外括约肌和内括约肌断端由周围组织适当游离,切除括约肌断端之间的瘢痕组织,但在括约肌断端应留少量纤维组织,以便缝合。再沿内外括约肌间隙,将内括约肌与外括约肌分离,并向上分离到肛提肌。

然后将内括约肌断端做褥式缝合,再褥式缝合外括约肌断端。缝线常用 2~3 个 0 号铬制肠线、丝线或金属线。缝线不可太多或过紧,以免缝线内组织坏死和感染。最后缝合皮下组织和皮肤,有时将伤口下部开放,以便引流。

(二)括约肌折叠术

括约肌折叠术适用于括约肌松弛无力未断裂的失禁。在肛门前方距肛门缘 1~2cm 开一半圆形切口,将皮肤和皮下组织片向后翻转,可看到两条外括约肌由肛门两侧向前向内行于会阴体。以丝线将外括约肌间断缝合 2~3 针,使括约肌折叠,闭合三角间隙,以肛门能通过一指半为宜。缝合时,要缝合肌膜,少缝合肌纤维,以免肌肉坏死。最后缝合皮肤,外用纱布压迫。

(三)肛门紧缩术

肛门紧缩术适用于肛门和括约肌松弛的不完余性肛门失禁。

（四）括约肌成形术

这种手术是将肌肉或筋膜移植于肛管周围，代替或加强括约肌功能。多用股薄肌、臀大肌、会阴浅横肌和阔筋膜移植成形。适用于括约肌完全破坏或先天括约肌阙如、肛门神经损伤，或不能用括约肌修补术治疗的患者。现对臀大肌移植括约肌成形术作一简介。方法是在肛门后方做一弯形切口，由一侧坐骨结节到对侧坐骨结节，将臀大肌显露。由两侧臀大肌内缘各分离一条约为3cm宽的肌肉片，肌片后端仍与尾骨和骶骨相连。再将肌片在肛管后方交叉围绕肛管，在肛管前方交叉缝合，使与会阴体肌附着，然后缝合创口。

（五）皮片移植肛管成形术

皮片移植肛管成形术适用于肛管皮肤缺损和黏膜外翻引起的感觉性失禁。

1. "S"形皮片肛管成形术

沿黏膜与皮肤连线环形切口，将黏膜和瘢痕组织由下方括约肌分离，向上到齿状线稍上，显露内括约肌，并将黏膜切断，切除瘢痕组织。再以肛管为中心开一"S"形切口，在肛门两侧做成两个皮片，皮片底在肛门两侧相对，其底宽应与其高度相等或稍高。皮片厚薄一致，并带少量脂肪。然后将一侧皮片的顶部牵向肛管前方，一侧牵向后方，与直肠黏膜边缘缝合。两侧皮片移植后，皮片边缘在肛管前后线下自行对合，并缝合数针，使全部肛管由皮片遮盖。取皮伤口可以完全缝合或一部分开放。

2. 梯形皮片肛管成形术

梯形皮片肛管成形术常用于肛管皮肤部分缺损。切除肛管黏膜，在肛门两侧或前后方取梯形皮片，牵入肛管与黏膜缝合。

（六）肛管后方盆底修补术

肛管后方盆底修补术适用于自发性失禁、扩张术引起的失禁和肛管直肠脱垂固定手术后仍有失禁的病例。方法是在肛门后方开一弯形切口，向前翻转皮片，在内外括约肌之间分离。再将内括约肌和肛管牵向前方并向上分离到耻骨直肠肌上方，显露直肠后方脂肪、两侧髂尾肌、耻骨尾骨肌和耻骨直肠肌。然后将两侧肌肉间断缝合，使肌肉缩短，肛管直肠角前移。最后缝合外括约肌和伤口。

六、护理

1. 焦虑护理

①术前患者心理护理：与患者及家属进行沟通，向患者及家属讲解所患疾病发生的原因、治疗方法、护理要点、影响手术效果的因素、可能出现的并发症和不适，使其对肛门失禁有正确的认识，积极配合手术治疗，对术后出现的并发症有心理准备；②术后做好家属宣教使其亲人陪护在身边，使患者有安全感。向患者讲解手术的过程顺利使其放心，护士在护理过程中以耐心、细心的优质服务理念贯穿整个护理工作中让患者感到安心。

2. 自我形象紊乱的护理

护士做好患者的基础护理，保持肛周及会阴清洁。及时协助患者更换衣裤及病床。护理操作过程中注意保护患者的隐私。

3. 粪性皮炎护理

①一旦患者发生粪性皮炎护士应指导患者正确清洗肛周的方法；②采用石膏冰片散兑菜籽油调制糊状给予患者涂擦肛周皮肤；③及时更换被粪便污染的衣裤；④保持肛周、会阴局部

清洁干燥。需要在护理粪性皮炎时同压疮做好鉴别。

4. 睡眠形态紊乱

护理病房保持安静,定时通风,鼓励患者养成良好的睡眠习惯。向患者及家属做好沟通,使其放松心情,评估影响患者睡眠的因素,帮助其排除,并讲解良好的睡眠质量对术后恢复的重要性。

5. 疼痛护理

术后建立疼痛评分表,根据评分值采取相应的护理措施,必要时常规使用镇痛泵。给予患者心理疗法,让其分散注意力,以缓解疼痛。

6. 并发症的护理

①尿潴留:嘱患者小便时可听流水声、热敷小腹诱导排便,同时指导患者小便时可轻按压关元、中极穴位达到刺激穴位、帮助排便的作用;②出血:严密观察患者伤口的敷料是否有渗血渗液;严密观察患者的生命体征、脉搏、心率、呼吸、神志、体温;观察患者排便时有无带血,嘱患者勿用力排便,以免引起伤口出血。如患者伤口敷料有鲜红色血液渗出,应立即通知医生并协助医生进行止血甚至抢救处理;③伤口感染:每日给予伤口换药,大便后及时给予中药坐浴,严密观察患伤口的愈合情况及有无发热等症状。

第七节　肛窦炎及肛乳头炎

肛窦炎是肛窦和肛门瓣因感染发生的炎症,又称肛隐窝炎,是肛周化脓性疾病的重要诱因。肛乳头炎是肛乳头发生炎症性水肿肥大或炎性增生。肛窦炎、肛乳头炎在解剖学上有密切联系,发病原因相同,症状相似,在临床上多相并发生,可视为一种疾病,故一起讨论。

一、病因与发病机制

1. 解剖因素

肛隐窝炎的发生与肛门部位的解剖特点有着密切的关联。肛隐窝的结构呈杯状,底在下部,开口朝上,不仅引流差,还使积存的粪渣或误入的外物通过肛管时,引发感染和损伤。

2. 机械因素

干硬粪便通过肛管时,超过了肛管能伸张的限度,造成肛窦及肛门瓣的损伤。

3. 细菌侵入

肛窦中存在大量细菌,排便时肛窦加深呈漏斗状,造成粪渣积存,肛腺分泌受阻,细菌易繁殖,病原菌从其底部侵入肛腺,引起肛隐窝炎,继而向周围扩散引发其他肛肠疾病。病理改变:局部水肿、充血、组织增生。

二、临床表现

轻度的肛隐窝炎和肛乳头炎常无明显的症状,病变程度较重时可出现以下表现。

1. 肛隐窝炎临床表现

(1)肛门不适:往往会有排便不尽、肛门坠胀及异物感。

（2）疼痛：为常见症状。一般为灼痛或撕裂样痛。撕裂样痛多为肛门瓣损伤或肛管表层下炎症扩散所致，排便时加重。若肛门括约肌受炎性刺激，可引起括约肌轻度或中度痉挛性收缩使疼痛加剧，常有短时间阵发性钝痛，或疼痛持续数小时，严重者疼痛可通过阴部内神经、骶神经、会阴神经出现放射性疼痛。

（3）肛门潮湿、瘙痒、分泌物：由于肛隐窝炎和肛门瓣的炎症致使分泌物增加。肛门周围组织炎性水肿可引起肛门闭锁不全性渗出，出现肛门潮湿、瘙痒。

2.肛乳头炎临床表现

发生急性炎症时，引起肛内不适感或隐痛。长时期炎症刺激可引起肛乳头肥大，并随多次排便动作使肥大的乳头逐渐伸长而成为带蒂的白色小肿物，质地较硬，不出血。

三、辅助检查

直肠指诊和肛门镜是主要的检查手段。明确诊断可以通过上述的临床表现，再结合直肠指诊和肛门镜即可。

1.直肠指诊

检查时常会感到肛门括约肌较紧张，转动手指时在齿线附近可扪及明显隆起或凹陷，并伴有明显触痛，多在肛管后方中线处。

2.肛门镜检查

检查时可看见肛窦和肛门瓣充血、水肿，轻压肛窦会有分泌物溢出，肛乳头炎也肿大、充血。

四、诊断与鉴别诊断

（一）诊断标准

根据患者的症状，并通过指诊及肛门镜检查，一般即可诊断。

（1）肛窦炎有反复发作的排便后不适感、肛门内隐痛，或灼热痛及下坠感的病史。急性发作期则有排便疼痛、分泌物多、手纸偶然带脓血等。如为肛乳头炎一般无明显症状，当乳头肥大增生可伴有肛门内异物感，肿大的肛乳头在排便时可脱出肛门外，常伴有肛门瘙痒或排便不尽感，急性期或嵌顿时，可见水肿、充血和坏死糜烂等。

（2）肛门视诊。大部分患者正常，严重者可见局部肿胀，肛周皮肤潮湿，黏液渗出。

（3）指诊。肛内温度轻度增高，在发炎的肛窦处可触到硬结或凹陷，并有明显的触痛和压痛，常可触及肥大的肛乳头。

（4）肛门镜检查：①肛窦炎肛内镜可见肛窦及肛门瓣充血、发红、水肿，肛窦凹陷，急性发作期挤压此肛窦周围组织时，可见少许的脓样分泌物或黏液从炎性窦口内渗出，触痛明显；②肛乳头炎肛门镜检可见常伴有肥大的乳头状增生物，呈椎体形、三角形或豆形。急性期肛乳头色泽潮红，充血水肿；慢性期呈灰白色或黄白色，不易出血。

（5）探针检查。正常的肛窦口不易探入，但肛窦感染发炎时，能顺利地将探针探入肛窦内较深的部位，探查时疼痛加剧。

（二）鉴别诊断

1.肛窦炎与肛瘘内口鉴别

肛瘘内口多在肛窦，肛门镜检查时用组织钳牵拉瘘道外口，可见有肛瘘内口的肛窦有明显的被牵动而凹陷。

触诊可摸到瘘道的条索物与肛窦相连,探针由外口沿肛瘘外口缓缓插入可从内口探出,有时稍用力按压瘘道,有脓性分泌物流出,肛窦炎则无以上检查所见。

2.肛乳头炎与直肠息肉鉴别

直肠息肉多见于儿童,常发生于直肠中、下段,呈圆球形,一般有蒂小而长,顶部大,覆盖黏膜,表面是鲜红或紫红,呈细颗粒状,质软,不痛,易出血。肛乳头炎多见于成年人,发生于齿状线附近,灰白或黄色、圆形或三角形,有压痛、不易出血,发炎时有痛感。肛乳头炎继发病变为乳头状纤维瘤。

3.肛窦炎与肛裂的鉴别

虽然两者排便时均感肛门部疼痛,但肛窦炎的疼痛较轻,且时间短,而肛裂则疼痛剧烈,并有典型的周期性疼痛,局部检查肛管皮肤可见裂口。

五、治疗

治疗首先要以非手术治疗为主,如外用栓剂、药膏、中药熏洗、灌肠等;其次根据病情辨证论治,内服汤剂或中成药;最后可用物理治疗法,如微波、红外线、激光等。如果非手术治疗无效,可考虑手术治疗。

(一)手术疗法

经非手术治疗1～3周无效的可行肛窦切开,乳头切除术。

1.肛窦切开术

肛窦切开术适用于单纯性肛窦炎,或已成脓或伴有隐性肛瘘的患者。患者取截石位或侧卧位,肛门常规消毒,局麻下,使肛门松弛后,在双叶镜下,找到发炎的肛窦,暴露病灶,沿肛窦作纵行切口,如有脓腔应完全切开,使引流通畅。

或使发炎的肛窦病灶暴露后,用组织钳将肛窦连同肛瓣夹起全部切除。用止血散、红油膏纱条压迫止血。患者术后,每天坐浴,换药。

2.肛乳头切除术

肛乳头切除术适用于肛乳头肥大。如术前消毒、麻醉后,暴露肥大之肛乳头根部,做纵菱形切口,将其切除,如乳头较大,则宜先将根部以止血钳夹住,在钳下以丝线结扎后再将肥大乳头切除。伤口用止血散剂凡士林纱条压迫止血,术后处理同前,患者术后,每天坐浴,换药。

(二)微创治疗技术

微创治疗技术主要指肛窦炎切开挂线术。

1.适应证

本术适用于肛隐窝部明显触痛及硬结,引发肛门持续性不适、疼痛、坠胀乃至心神不宁者。

2.操作

(1)按肛门开放伤口术前准备,取截石位,肛周及肛管常规消毒,局麻生效后,于肛外1.5cm病窦的相应点位之皮肤做切口,以探针从切口纳入,与病窦呈直线行进,在示指于肛内协助下从病窦自然穿出。

(2)探针头系10号丝线,线段系皮筋,回撤探针,引出皮筋,将皮筋间的皮肤切开,适度拉紧皮筋并钳夹,于钳下以丝线将皮筋扎紧。术后按肛门开放伤口换药。

六、护理

（一）非手术治疗护理

1.缓解疼痛

（1）坐浴：便后用中药熏洗坐浴或温水坐浴，可松弛肛门括约肌，改善局部血液循环，缓解肛门疼痛。坐浴过程中注意观察患者的意识、神志、面色等防止虚脱；严格控制水温防止烫伤。

（2）药物：疼痛明显者，可遵医嘱口服止痛药或肛门内塞入止痛或消炎栓，注意观察用药后的反应。

2.肛门护理

每次大便后及时清洗肛门，定期更换内裤，保持局部清洁干燥。肛门局部瘙痒时，勿用手抓挠，以免损伤皮肤。

3.保持大便通畅

（1）饮食上要多饮水，多食含粗纤维多的蔬菜和水果。如笋类纤维素含量达到 30% ~ 40%。此外，还有蕨菜、菜花、菠菜、南瓜、白菜、油菜菌类等；水果有红果干、桑葚干、樱桃、酸枣、黑枣、大枣、小枣、石榴、苹果、鸭梨等，其中含量最多的是红果干，纤维素含量接近 50%。少食辛辣刺激的食物，防止大便干燥，引起便秘。

（2）养成良好的排便习惯。每日定时排便，适当增加机体活动量，促进肠蠕动，利于排便。

（3）对于排便困难者，必要时服用缓泻剂或灌肠，以润肠松软大便，促进大便的排出。

（二）手术治疗护理

1.术前护理

（1）心理护理：多与患者沟通，讲解疾病的相关知识及术前术后注意事项等，消除患者紧张的心理，积极配合治疗，使其以良好的心态迎接手术。

（2）肠道准备：术前 1d 晚上 7 点开始口服润肠药如聚乙二醇电解质散，排便数次。晚 10 点起禁食水。术日晨首先给肥皂水 500mL 灌肠，排一次便后，再给予甘油灌肠剂 110mL 肛注。

2.术后护理

（1）病情观察：观察患者的神志、生命体征是否平稳、有无肛门坠胀疼痛、伤口敷料有无渗血等，发现异常，及时报告医生，给予相应处理。

（2）饮食与活动：手术当日给予清淡的半流食，术后第一日开始进普食。可选择高蛋白、高热量、高维生素的饮食。手术当日卧床休息，术后第一日开始下地活动，以后逐渐增加活动量。目的是防止由于过早排便造成伤口出血或感染。

（3）伤口换药：每日伤口换药 1 ~ 2 次，换药时评估伤口创面肉芽生长情况。换药时注意消毒要彻底，动作要轻柔，以免增加患者痛苦。

（4）排便的护理：术后控制大便 2d，术后第一日晚上口服润肠药如聚乙二醇电解质散，术后第二日早晨开始排便，以后保持每日排成形软便一次。便后首先用温水冲洗伤口，再用中药熏洗坐浴 10min。目的是清洁伤口，减轻疼痛，促进创面愈合、预防感染的发生。熏洗坐浴过程中要防止患者虚脱、烫伤等意外发生。

第七章　泌尿外科疾病

第一节　肾结石

肾结石（renal calculi）是晶体物质（如钙、草酸、尿酸、胱氨酸等）在肾脏的异常聚积所致，为泌尿系统的常见病、多发病，男性发病多于女性，多发生于青壮年，左右侧的发病率无明显差异，90%含有钙，其中草酸钙结石最常见。40%～75%的肾结石患者有不同程度的腰痛。结石较大，移动度很小，表现为腰部酸胀不适，或在身体活动增加时有隐痛或钝痛。较小结石引发的绞痛，常骤然发生腰腹部刀割样剧烈疼痛，呈阵发性。泌尿系统任何部位均可发生结石但常始发于肾，肾结石形成时多位于肾盂或肾盏，可排入输尿管和膀胱，输尿管结石几乎全部来自肾脏。

一、病因

（一）病因

尿路结石是泌尿系统的常见疾病之一，我国尿路结石的患病率为1%～5%。肾结石约占尿路结石的40%。尿路结石总体发病趋势是南方高于北方，东南沿海各省的发病率可高达5%～10%。多发于中年男性，男女比为（2～3）∶1。男性的高发年龄为30～50岁，女性高发年龄为35～55岁。

肾结石的形成原因非常复杂。包括4个层面的因素：外界环境、个体因素、泌尿系统因素以及尿液的成石因素。外界环境包括自然环境和社会环境，流行病学中提到的气候和地理位置属于自然环境因素，而社会经济水平、饮食文化、职业属于社会因素范畴。个体因素包括种族、遗传疾病、代谢性疾病、肥胖、饮食习惯和服用药物等。泌尿系统因素包括损伤、泌尿系统梗阻、感染、异物等。上述因素最终会导致尿液中钙、草酸、磷酸、尿酸、胱氨酸、尿铵、碳酸盐等成分过饱、抑制因素的降低、滞留因素和促进因素的增加等机制，造成晶体析出、聚集生长，最终导致肾结石的形成。

（二）分类

肾结石由基质和晶体组成，晶体占97%，基质只占3%。由于结石的主要成分为晶体，通常按照结石的晶体成分将肾结石主要分为含钙结石、感染性结石、尿酸结石和胱氨酸结石4大类。不同成分的结石的物理性质、影像学表现不同。结石可以由单一成分组成，也可以包含几种成分。

二、临床表现

（一）症状

肾结石的临床表现具有多样性。腰痛和血尿是常见的典型症状。有些患者没有任何症状。部分患者可以排出结石。此外，有些患者以发热、无尿、肾积水、肾功能不全等表现而就诊。

（二）体征

对于肾结石患者应进行全面的体格检查。结石造成梗阻时,典型体征是肾区叩击痛。肾绞痛发作时,临床表现为"症状重、体征轻"。

除了发现肾区明显叩击痛,常无腹部和脊肋角压痛,也没有明显的腹肌紧张。肾结石慢性梗阻引起肾积水时,可于腹部触及包块。肾功能不全时,可出现贫血貌和水肿。痛风患者可于足部发现痛风结节。

三、诊断

（一）诊断思路

通过诊断需要明确是否存在肾结石、是否合并肾积水、是否合并尿路感染、是否合并尿路畸形以及既往治疗等情况。这些因素都在肾结石的治疗和预防方法选择中起重要作用。

1. 明确肾结石诊断

（1）明确是否存在肾结石:肾结石的诊断一般不难,通过病史、体检、必要的影像学检查和实验室检查,多数病例可以确诊。应当明确,诊断肾结石常用的 B 超、泌尿系统 X 线片等影像学方法都存在一定缺陷,各种临床资料要相互印证。

（2）与其他疾病相鉴别:肾结石应与肾结核、肾肿瘤、动脉瘤等伴有钙化的疾病鉴别。在临床工作中,可以见到只凭单纯 B 超或 KUB 就简单诊断肾结石进行体外碎石治疗,而造成肾肿瘤破裂、肾结核播散等情况。

（3）明确肾结石的具体情况:不要满足于肾结石的诊断,还要明确肾结石的位置、数目、大小、空间结构。这些情况在决定手术方法和具体取石环节中具有重要意义。

2. 明确肾功能、肾积水情况

肾结石的危害除了引起疼痛,更重要的是损害肾功能。治疗结石的根本目的是保护肾功能。肾功能和肾积水的状态对治疗策略的选择非常重要。例如,总肾功能异常、肾积水严重,需要先引流尿液,待肾功能恢复再行取石治疗;总肾功能正常,患肾无功能,可行肾切除术;<2cm肾结石一般首选体外碎石,但如果伴严重肾积水,可以首选经皮肾镜取石。

3. 是否存在感染

肾结石可并发革兰阴性菌感染。未控制的感染不宜进行碎石、取石治疗,否则容易造成败血症、感染中毒性休克等严重并发症。如感染不易控制,可行肾穿刺引流。严重感染不能控制者,可行脓肾除术。

4. 是否存在尿路解剖异常

尿路解剖异常是肾结石的诱因,如蹄铁形肾、肾旋转不良、异位肾、重复肾、多囊肾、髓质海绵肾、肾盂输尿管连接部狭窄、肾盏憩室、肾盏盏颈狭窄、巨输尿管、输尿管狭窄、尿道狭窄、移植肾、尿流改道等。诊断肾结石的同时,要明确是否存在上述解剖异常。解剖异常会影响治疗方法的选择,而且有些解剖异常需要与取石同时处理。例如,肾结石伴输尿管狭窄者,不宜行体外碎石;肾盂输尿管连接部狭窄合并肾结石者可手术行肾盂输尿管连接部成形加取石术。

5. 结石成分、病因和代谢异常

不同的结石具有不同的理化性质,影响治疗方法的选择。例如,较小的肾尿酸结石可以首选溶石治疗;感染性结石治疗后要注意发热、引流与感染的情况等。结石的成分、成因和代谢异常在预防结石复发中有重要指导意义。例如,甲状旁腺功能亢进合并肾结石,除了治疗肾结石,还要手术切除甲状旁腺腺瘤;胱氨酸结石患者需要碱化尿液、增加尿量等方法预防。

6. 其他情况

患者的身体情况,如年龄、体质、脊柱侧弯、肥胖、凝血功能以及既往治疗等情况都可能影响肾结石的治疗。

(二)病史与体格检查

对于所有怀疑尿路结石诊断者,都应当全面采集病史,包括家族史、个人史和既往结石症状的发作和治疗等。25%的肾结石患者存在结石家族史。了解患者的居住和工作环境、饮食习惯、水摄入量以及是否存在痛风、甲状旁腺功能亢进、远端肾小管性酸中毒、长期卧床、结节病、维生素 D 中毒、皮质醇增多或肾上腺功能不全、甲状腺功能亢进或低下、急性肾小管坏死恢复期、多发性骨髓瘤等各种代谢性疾病。既往结石发作情况、排石情况、治疗方法及结局、结石成分分析结果等。

(三)影像学检查

诊断肾结石主要依靠 B 超、泌尿系统平片(plain film of kidneys ureters and bladder,KUB)及静脉尿路造影(introvenous urography,IVU)和腹部 CT 等影像学检查。磁共振、逆行造影、顺行造影和放射性同位素检查在肾结石及其相关诊断中也有一定的作用。

通过上述影像学检查,不但要明确是否存在肾结石,还要明确结石的数目、位置、大小、形态、可能的成分。同时需要对整个尿路做出评价,了解分肾功能、肾积水的情况,是否合并尿路畸形,是否合并尿路肿瘤等情况。除了肾结石的诊断,还应当明确尿路其他部位是否存在结石。

(四)实验室检查

通过尿液、血液和结石分析等实验室检查,可以明确与肾结石发生有关的代谢性因素,对于结石的预防起重要的指导作用。另外,通过实验室检查了解患者的肾功能,是否合并感染,凝血功能等,影响结石治疗的因素。

四、治疗

(一)治疗原则

(1)肾结石治疗的总休原则是解除痛苦、解除梗阻、保护肾功能、有效去除结石、治疗病因、预防复发。

(2)保护肾功能是结石治疗的中心。

(3)具体的治疗方法需要个体化,根据患者的具体情况选择适宜的治疗方法。

肾结石的治疗主要包括以下内容:严重梗阻的紧急处理,肾绞痛的处理,合理有效去除结石,病因治疗等方面。

(二)排石治疗

去除肾结石的方法包括排石、溶石、体外冲击波碎石(extracorporeal shock – wave lithotripsy,ESWL)、输尿管镜碎石、经皮肾镜取石(percutaneous nehprolithotripsy,PCNL)、腹腔镜或开放手术取石等方法。

20 年来,由于各种微创方法的不断发展和推广,体外冲击波碎石 ESWL、输尿管镜碎石、经皮肾镜取石 PCNL 等技术的应用越来越普及,大多数肾结石可以通过上述微创方法得到有效治疗。传统的开放手术在肾结石的治疗中应用已逐步减少,但对那些需要同时解决解剖异常的结石患者,仍为一种有效治疗。具体采用何种方法治疗肾结石,主要取决于结石的大小、位置、数目、形态、成分。对于某些患者来说,应选择损伤相对更小、并发症发生率更低的治疗方式。此外,还要考虑肾功能,是否合并肾积水,是否合并尿路畸形,是否合并尿路感染,可能的病因,患者的身体状况以及既往治疗等情况。<6mm 的肾结石可以采用排石治疗。尿酸结石和胱氨酸结石可以采用或配合溶石治疗。>7mm 结石采用积极方法去除结石,包括体外冲击波碎石 ESWL、输尿管镜碎石、经皮肾镜取石 PCNL、手术取石等。

1. 排石

治疗的适应证为肾结石直径 <6mm,未导致尿路梗阻或感染,疼痛症状可以得到有效控制。<4mm 的结石自然排石率为 80% ,再辅以排石药物,可进一步提高排石率。>7mm 的结石自然排石率很低。排石治疗的措施有:①每日饮水 3000mL 以上,保持 24h 尿量 2000mL,且饮水量应24h内均匀分配;②服用上述非甾体类药物或 α 受体阻滞药,或钙离子拮抗药;③服用利湿通淋的中药,主要药物为车前子。常用成药有排石颗粒、尿石通等;常用的方剂如八正散、三金排石汤和四逆散等;④辅助针灸疗法,常用穴位有肾俞、中脘、京门、三阴交和足三里等。

较小肾盏结石可长期滞留,无临床表现。应严密观察,定期复查。如果结石增大或引起严重症状或造成肾积水或肾盏扩张、继发感染时,应行其他外科治疗。

2. 溶石

溶石治疗是通过化学的方法溶解结石或结石碎片,以达到完全清除结石的目的,是一种有效的辅助治疗方式,常作为体外冲击波碎石、经皮肾镜取石、输尿管镜碎石及开放手术取石后的辅助治疗。主要用于尿酸结石和胱氨酸结石的治疗。溶石手段包括口服药物、增加尿量、经肾造瘘管注入药物等。其他结石也可尝试溶石治疗。

3. 体外冲击波碎石(ESWL)

20 世纪 80 年代初体外冲击波碎石的出现,为肾结石的治疗带来了革命性变化。其原理是将液电、压电、超声或电磁波等能量,会聚到一个焦点上,打击结石,实现不开刀治疗肾结石。

(1)ESWL 的适应证:>7mm 的肾结石。对于 7 ~ 20mm 大小的各种成分的肾结石,并且不合并肾积水和感染者,ESWL 是一线治疗。对于 >20mm 的肾结石,ESWL 虽然也能够成功碎石,但存在治疗次数多、时间长、排石问题多等缺点,采用 PCNL 能够更快、更有效地碎石。ESWL 可与 PCNL 联合应用于较大肾结石。

(2)ESWL 的禁忌证包括:孕妇、未纠正的出血性疾病、未控制的尿路感染、结石远端存在尿路梗阻、高危患者(如心力衰竭和严重心律失常)、严重肥胖或骨骼畸形、腹主动脉瘤或肾动脉瘤、泌尿系活动性结核等。

(3)治疗过程和复查:现代碎石机都采用干式碎石方式,患者平卧在碎石机上碎石。对于痛觉敏感或精神紧张者,可给予静脉镇痛药物。儿童患者,可给予全身麻醉。碎石后患者可出现血尿,可给予排石药物进行辅助。应收集尿液中的结石,进行结石成分分析。患者停止排石 2 ~ 3d 复查 KUB,以观察碎石效果,严密观察是否形成输尿管石街。残余结石较大者,可再次行 ESWL。残余结石较小者,应进行跟踪随访。

(4)ESWL 治疗次数和治疗时间间隔:ESWL 治疗肾结石一般不超过 3 ~ 5 次(具体情况依据所使用的碎石机而定),如结石较大或硬度较大,应该选择经皮肾镜取石术。ESWL 治疗肾结石的间隔时间目前无确定的标准,公认不能短于 1 周。通过研究肾损伤后修复的时间,现认为 1 次 ESWL 治疗肾结石的间隔以 10 ~ 14d 为宜。

4. 经皮肾镜取石术(percutaneous nephrolithotomy,PCNL)

经皮肾镜取石术于 20 世纪 80 年代中期开始在欧美一些国家开展。它是通过建立经皮肾操作通道,击碎并取出肾结石。

(1)PCNL 适应证:各种肾结石都可经 PCNL 治疗,对于 >2cm 的肾结石和 >1.5cm 的肾下盏结石是一线治疗(无论是否伴有肾积水)。还包括 ESWL 难以击碎的 <2cm 的肾结石,肾结石合并肾积水者,胱氨酸结石,有症状的肾盏或憩室内结石,蹄铁形肾结石,移植肾合并结石,各种鹿角形肾结石等。

(2)禁忌证:①凝血异常者,未纠正的全身出血性疾病;服用阿司匹林、华法林等抗凝药物者,需停药 2 周,复查凝血功能正常才可以进行手术;②未控制的感染,合并肾积脓者,先行肾穿刺造瘘,待感染控制后,行 II 期 PCNL;③身体状态差,严重心脏疾病和肺功能不全,无法承受手术者;④未控制的糖尿病和高血压者;⑤脊柱严重后凸或侧弯畸形,极肥胖或不能耐受俯卧位者为相对禁忌证,可以采用仰卧、侧卧或仰卧斜位等体位进行手术。

(3)I 期 PCNL 手术步骤。麻醉:连续硬膜外麻醉,或蛛网膜下隙麻醉联合连续硬膜外麻醉,或全麻。

留置输尿管导管:膀胱镜下留置 F5 ~ F7 输尿管导管,作用是:①向肾盂内注水造成人工"肾积水",利于经皮肾穿刺,对于不积水的肾结石病例更有作用;注入造影剂使肾盂肾盏显影,指导 X 线引导穿刺针;②指导肾盂输尿管的位置;③碎石过程中防止结石碎块进入输尿管;④碎石过程中,通过输尿管导管加压注水,利于碎石排出。

体位:多采用俯卧位,但俯卧位不便于施行全麻。也可采用侧卧位、斜侧卧位。

定位:建立经皮肾通道需要 B 超或 X 线定位。X 线的优点是直观;缺点是有放射性,而且不能观察穿刺是否损伤周围脏器。B 超的优点是无辐射,可以实时监测穿刺避免周围脏器损伤,熟练掌握后穿刺成功快,术中还能明确残余结石的位置,指导寻找结石,提高结石取净机会;缺点是不够直观,需要经过特殊培训才能掌握。

穿刺:穿刺点可选择在 12 肋下至 10 肋间腋后线到肩胛线之间的区域,穿刺经后组肾盏入路,方向指向肾盂。对于输尿管上段结石、肾多发性结石以及合并输尿管肾盂的接合处 UPJ 狭窄需同时处理者,可首选经肾后组中盏入路,通常选 11 肋间腋后线和肩胛下线之间的区域做穿刺点。穿刺上、下组肾盏时,须注意可能会发生胸膜和肠管的损伤。穿刺成功后,有尿液溢出。将导丝经穿刺针送入肾盂。该导丝在 PCNL 中具有重要作用,在随后的操作中,必须保持导丝不脱出。撤穿刺针,记住穿刺针的方向和穿刺深度。

扩张:用扩张器沿导丝逐级扩张至所需要的管径。扩张器进入的方向要与穿刺针进入的方向一致。扩张器进入的深度不能超过穿刺针进入的深度。否则,进入过深容易造成肾盂壁的损伤或穿透对侧肾盂壁,造成出血,而且无法用肾造瘘管压迫止血。扩张器可使用筋膜扩张器、Amplatz 扩张器、高压球囊扩张器或金属扩张器扩张,具体使用哪种扩张器以及扩张通道的大小,必须根据医师的经验以及当时具备的器械条件决定。扩张成功后,将操作鞘置入肾盏。

腔内碎石与取石:较小结石可直接取出,较大结石可利用钬激光、气压弹道、超声、液电器械等击碎。碎石过程中需保持操作通道通畅,避免肾盂内压力升高,造成水中毒或菌血症。碎石可用冲洗和钳取方式取出。带吸引功能的超声气压弹道碎石器可在碎石的同时吸出结石碎片,使肾内压降低,尤其适用于体积较大的感染性结石患者。根据情况决定是否放置双J管。手术结束时留置肾造瘘管可以压迫穿刺通道、引流肾集合系统、减少术后出血和尿外渗,有利于再次处理残石,而且不会增加患者疼痛的程度和延长住院的时间。

5. 输尿管肾镜碎石

虽然<2cm的肾结石首选ESWL治疗,但随着输尿管镜技术的发展,近年来利用逆行输尿管肾镜(retrograde intrarenal surgery,RIRS)成功治疗肾结石,与ESWL相比,RIRS虽然是有创治疗,但其碎石效果更精确、彻底。RIRS主要利用软输尿管镜。软输尿管镜型号F 7.5左右,容易达到肾盂。为了观察到全部肾盏,需要X线透视辅助。

(1)适应证:<2cm的肾结石。尤其适用于ESWL定位困难的、X线阴性肾结石,ESWL治疗效果不好的嵌顿性肾下盏结石和坚韧结石,极度肥胖、严重脊柱畸形建立PCNL通道困难者,不能停用抗凝药物者以及肾盏憩室内结石。

(2)禁忌证:不能控制的全身出血性疾病;未控制的泌尿道感染;严重的心肺功能不全,无法耐受手术;严重尿道狭窄及输尿管狭窄;严重髋关节畸形,截石位困难。

(3)术前准备:与PCNL相似,主要内容包括通过KUB/IVP和CT精确定位结石,术前控制尿路感染,预防性应用抗生素等。

(4)操作方法:采用逆行途径,向输尿管插入导丝,经输尿管硬镜或者软镜镜鞘扩张后,软输尿管镜沿导丝进入肾盂并找到结石。使用200μm软激光传导光纤,利用钬激光将结石粉碎成易排出的细小碎粒。部分较大碎石可利用镍制套石网篮取出。使用输尿管软镜配合200μm可弯曲的(钬激光)纤维传导光纤,可以到达绝大多数的肾盏。盏颈狭窄者,可以利用钬激光光纤切开狭窄的盏颈,再行碎石。

钬激光配合200μm的纤维传导光纤,是目前逆行输尿管软镜治疗肾结石的最佳选择。综合文献报道,结石清除率为71%~94%。逆行输尿管软镜治疗肾结石可以作为ESWL和PCNL的有益补充。

(5)逆行输尿管软镜治疗肾结石的影响因素:结石的大小与碎石后的清除率呈负相关。对于大的肾结石,手术的时间和风险会相应增加。直径>2cm的肾结石,碎石时间常常需要1h以上,术者和患者应有充分的思想准备并密切配合。当肾盂肾下盏夹角过小,例如<90°时,将会影响输尿管镜末端的自由转向,从而影响激光光纤抵达部分结石,影响碎石效果。软输尿管肾镜的技术要求非常高,需要术者具备相当的腔镜操作经验。

6. 开放手术或腹腔镜手术取石

近年来,随着体外冲击波碎石和腔内泌尿外科技术的发展,特别是经皮肾镜和输尿管镜碎石取石术的广泛应用,开放性手术在肾结石治疗中的运用已经显著减少。在某些医院,肾结石病例中开放手术仅占1%~5.4%。但是,开放性手术取石在某些情况下仍具有极其重要的临床应用价值。

(1)适应证:ESWL、PCNL、URS手术或治疗失败或上述治疗方式出现并发症需开放手术处理。骨骼系统异常不能摆ESWL、PCNL、URS体位者。肾结石合并解剖异常者,如肾盂输尿管连接部狭窄、漏斗部狭窄、肾盏憩室等。这些解剖异常需要在取石的同时进行处理。异位肾、蹄铁形肾等不易行ESWL、PCNL、URS等手术者,同时需要开放手术治疗其他疾病。无功能肾需行肾切除。小儿巨大肾结石,开放手术简单,只需一次麻醉。

(2)手术方法:包括肾盂切开取石术;肾盂肾实质联合切开取石术;无萎缩性肾实质切开

取石术;无功能肾肾脏部分切除术和切除术;肾盂输尿管连接部成形术等。这些手术方式现在基本可以通过腹腔镜手术来完成。一般来说,腹腔镜手术比开放手术出血少、并发症少、住院时间短、恢复快,但手术时间较长。腹腔镜手术需要经过专门培训,还需要完善的设备支持。

五、护理

(一)术前护理

1.心理护理

患者面临手术及术后能否痊愈而感到恐惧、焦虑。护理人员应关心、体贴患者,加强与患者及其家属的沟通,建立良好的护患关系,取得患者的信任。采用多种形式与患者交流,向患者讲解有关疾病知识,或将疾病知识印制成小册子发给患者,或邀请手术成功者现身说法等,使患者树立战胜疾病的信心,积极主动配合治疗。

2.术前训练

训练患者床上使用便器,指导正确的咳嗽方法,教会床上被动翻身,以及卧床患者的进食方法。因为肾动脉直接分支于腹主动脉,肾脏血运丰富,肾组织脆弱,活动后易引起出血。除肾脏切除术外,不论是开放或微创的肾脏碎石取石术,患者都需绝对卧床休息 1～2 周,进食、排泄一切生活只能在床上进行。

3.完善各项术前准备

督促患者洗澡、洗头,清洁手术区的皮肤,更换洁净的病服,为长时间卧床做好个人卫生准备。术前 12h 禁食,4～6h 禁水,防止因术后呕吐引起窒息或吸入性肺炎。术前晚清洁灌肠,防止麻醉后引起肛门括约肌松弛,不能控制排便而增加污染机会,并且还能延迟术后排便。合理使用抗生素,控制尿路感染。备浓缩红细胞 2～4U。

(二)术后护理

1.心理护理

患者因肾脏手术而必须绝对卧床休息,不能自主翻身,长时间的被迫体位,易导致全身不适、睡眠异常。应向患者认真、细致地做好解释工作,并创造安静、舒适的环境,让患者能得到充分地休息,合理地安排睡眠时间,保持愉快的心情,有利于疾病的康复。

2.饮食护理

由于手术、麻醉的原因,胃肠道功能恢复的时间一般为 48～72h。肛门未排气时,应禁食,静脉补充营养。待肛门排气后,从流质逐渐过渡到普通饮食。并根据结石成分的不同,合理安排膳食。

(1)草酸钙结石:①避免吃含草酸多的食物,如菠菜、苋菜、蕹菜、香菜、甜菜、芦笋、浓茶、草莓、坚果类、巧克力、麦麸、扁豆等;②避免食用含钙高的食物,如豆腐、牛奶;③避免大量蛋白质的摄入,因大量食入动物蛋白可增加尿净酸负荷,从而减少肾远曲小管对钙的重吸收,引起高钙尿;④避免高维生素 C 摄入,维生素 C 摄入量 >500mg/d 时,尿中草酸含量随之增高; >2g/d时,可能诱发草酸钙结石的形成。

(2)尿酸结石:尿酸是嘌呤代谢的终末产物。含高嘌呤的食物应尽量避免,如鲤鱼、鳝鱼、比目鱼、贝壳类、猪肉、牛肉、动物内脏等。痛风患者并发尿酸结石的概率很高。

(3)胱氨酸结石:胱氨酸尿症是其唯一的病因,是一种常染色体隐性遗传疾病。在生理范围 pH 的尿中,胱氨酸的溶解度很低;极易在酸性尿液中发生饱和而析出结晶。应多吃些碱性食物,使尿液 pH 增高而减少结晶析出,如牛奶、土豆、香菇、胡萝卜、海带、香蕉、西瓜、草莓等。

(4)磷酸钙结石:应低钙低磷饮食,限制钙摄入量不超过 700mg/d,限制磷摄入量不超过 1300mg/d,忌含钙、含磷丰富的食物。含钙高的食物有牛奶、黄豆、豆腐、绿叶蔬菜;含磷高的食物有动物蛋白、动物内脏及脑髓等。所有结石患者都要多饮水,水分摄入不足可致尿液浓缩,尿量 <1000mL/d,结晶形成的机会明显增加;尿量 <500mL/d,结石形成概率增高。

3.体位

椎管内阻滞麻醉者,应去枕平卧 6~8h,以防脑脊液外渗而致头痛;全身麻醉尚未清醒者,取平卧位,头转向一侧,避免口腔分泌物或呕吐物误吸入呼吸道。肾结石取石术后患者绝对卧床休息 1~2 周。

4.病情观察

注意血压、脉搏、呼吸、体温的变化;观察并记录尿液的颜色和量;引流管是否通畅;局部切口渗血、渗液的情况及有无包块、漏尿等。如尿液的颜色由淡红色转浓,并伴有血压下降、脉搏增快、局部包块形成,提示肾脏有活动出血,需及时处理;患者的体温 >38.5℃,应考虑有感染,宜选用有效抗生素;切口敷料渗湿应积极更换,防止感染。肾造瘘管一般留置 10~14d,当引流尿液转为清亮,并复查 KUB 了解有无残留结石后,可先夹管观察 24~48h,如无高热、腰痛、腰胀等表现,即可拔管。

5.皮肤护理

睡气垫床,利用气垫床流动循环的气体对受压部位进行持续按摩;定期协助患者翻身,并用樟脑乙醇对骶尾部、肩胛部骨骼突出较明显的地方进行局部按摩;每日床上擦浴;定期更换床单位,保持床单位整洁、干燥。通过以上措施减轻局部压力,并促进受压部位血液循环,减少摩擦力、剪切力,预防压疮的发生。

6.维持水、电解质平衡

肾脏碎石取石手术,解除了肾脏的梗阻。伴有肾功能不全的患者,肾脏对水及电解质的调节功能暂未完全恢复,易发生水、电解质紊乱。应准确记录 24h 出入水量,密切观察血生化的变化。根据尿量、生化结果,纠正水、电解质、酸碱失调。

7.潜在并发症——出血的护理

(1)保守治疗:积极观察生命体征的变化,注意肾造瘘管及导尿管引流尿液的颜色和量。因躯体活动、情绪激动易导致血液循环加快,甚至血压增高,肾脏血液灌流量增加,加重肾脏的出血,不利于疾病的恢复。应嘱患者绝对卧床休息,禁翻身,向患者及其家属做好解释工作,保持情绪稳定。遵医嘱给予血凝酶静脉推注,必要时多次给予;加快补液速度;静脉推注呋塞米,24h 液体维持,并匀速滴注以保持轻度利尿状态,达到尿液自身持续冲洗的目的,保持引流管的通畅。如肾脏出血量较大,可以夹闭肾造瘘管以控制出血,促进血凝。

(2)介入栓塞治疗:反复发作的肾脏出血以及一次性出血量 >600mL;估计有肾动静脉瘘或假性肾动脉瘤出血可首选介入栓塞治疗。积极观察生命体征的变化,做好患者的解释工作,稳定家属及患者的情绪,同时备血,开放静脉输液通路,积极配合介入栓塞治疗。介入栓塞治疗后应密切观察生命体征的变化,患者血尿症状有无减轻;穿刺部位沙袋加压 6~8h,观察伤口有无渗血及局部有无血肿形成;足背动脉是否搏动良好,防止下肢动脉血栓形成;12h 内穿刺肢体完全制动。患者绝对卧床休息 1~2 周,以减少肾脏的出血。

第二节　输尿管结石

输尿管结石90%以上是在肾内形成而降入输尿管,输尿管有3个狭窄部:肾盂输尿管连接部、输尿管跨越髂血管分叉处和输尿管的膀胱壁段,管腔直径分别为2mm、3mm和1~2mm,输尿管与男性输精管或女性阔韧带交叉处和输尿管进入膀胱壁的外缘,管腔相对狭窄。肾结石降入输尿管后,易于停留在上述5个部位。输尿管由上到下,管壁越来越厚。输尿管梗阻性病变,常见的如输尿管狭窄、输尿管口囊肿、输尿管瓣膜和输尿管憩室等也容易合并结石,是输尿管原发结石的主因。输尿管结石如果不能排出,无论大小,都可能引起肾积水,造成肾功能损害,因此如果结石不能顺利排出,就需要外科干预。

一、病因

1. 代谢异常

尿路结石大多是由人体代谢产物构成,不同成分的结石可以反映体内相应成分的代谢异常。尿液内常见的成石成分包括钙、草酸、尿酸和胱氨酸等,任何生理紊乱造成成分异常都可能启动结石形成和促进结石生长。

2. 局部因素

由尿路系统局部因素所致的结石多是在其他病变基础上形成的。尿路梗阻、感染和尿路中存在异物是诱发结石形成的主要局部因素,梗阻可以导致感染和结石形成,而结石本身也是尿路中的异物,后者会加重梗阻与感染的程度。

3. 药物相关因素

药物引起的肾结石占所有结石的1%~2%,分为两大类:一类为尿液的浓度高而溶解度比较低的药物,包括氨苯蝶啶、茚地那韦、硅酸盐和磺胺类药物等,这些药物本身就是结石的成分。另一类为能够诱发结石形成的药物,包括乙酰唑胺,VitD、VitC和皮质激素等,这些药物在代谢的过程中导致其他成分结石的形成。

二、临床表现

(一)疼痛

输尿管结石出现肾绞痛者占56%,肾绞痛的原因是由于结石造成输尿管梗阻,使输尿管及肾盂压力增高以及结石刺激输尿管造成输尿管痉挛引起。疼痛的位置多位于脊肋角、腰部和腹部,表现为痉挛样疼痛,剧烈难忍,呈阵发性,发作时患者辗转不安、面色苍白、全身冷汗;输尿管与胃肠有共同的神经支配,因此输尿管结石引起的绞痛常引起剧烈的胃肠症状,伴有恶心、呕吐和腹胀。

(二)血尿

约90%的患者会出现血尿,多数为镜下血尿,其中10%患者有肉眼血尿。一般认为产生血尿的原因是结石进入输尿管,对输尿管黏膜造成损伤或合并感染所引起。肾绞痛伴血尿是上尿路结石的典型表现。

(三)排石

结石患者可能有从尿中排出砂石的病史,特别是在疼痛和血尿发作时,排出结石时,患者有排出异物感或刺痛感,排出的结石要注意收集,进行结石分析。

(四)感染和发热

输尿管结石可以合并有上尿路的急性或慢性感染,常有腰痛、发热、寒战和脓尿,尿常规检查尿中白细胞增多。输尿管结石引起梗阻导致继发感染引起发热,其热型以弛张热、间歇热或不规则发热为主。严重时还可引起中毒性休克症状,出现心动过速、低血压、意识障碍等症状。抗生素治疗有时可以控制症状,但多数情况下,在解除梗阻以前,患者的发热不能得到有效的改善。

(五)无尿

无尿比较少见,原因可能有以下几种情况:双侧上尿路完全梗阻;孤立肾上尿路完全梗阻;一侧肾无功能,另一侧上尿路完全梗阻;一侧上尿路完全梗阻,另一侧正常肾反射性尿闭。出现无尿一般在 1 周以内积极处理,肾功能可以恢复。

(六)肾功能不全

长时间无尿患者或上尿路结石造成双侧肾功能损害,可能发展为尿毒症,出现肾功能不全的表现。合并感染对肾功能的损害更加严重。

三、诊断与鉴别诊断

(一)诊断

输尿管结石的诊断应该包括:①结石的诊断包括结石部位、体积、数目、形状和成分;②结石并发症的诊断包括感染、梗阻的程度、肾积水的程度和肾功能的损害;③结石病因的评价。通过病史、症状、体检、实验室检查和影像学检查,可以完成上述诊断。

(二)鉴别诊断

该病需与急性阑尾炎、胃十二指肠溃疡穿孔、胆囊炎、胆石症、卵巢囊肿扭转及宫外孕、睾丸炎和睾丸扭转、腹腔淋巴结钙化、盆腔淋巴结钙化、输尿管肿瘤等相鉴别。

四、治疗

输尿管结石的治疗目的是减轻患者的痛苦,保护肾功能,并且尽量去除结石。

(一)治疗选择

目前,治疗输尿管结石的方法有 ESWL、输尿管肾镜取石术、腹腔镜及开放手术、溶石治疗和药物治疗。绝大部分输尿管结石通过药物治疗、ESWL 和输尿管镜取石术治疗可取得满意的疗效。上述治疗失败的患者往往需要开放手术取石,腹腔镜手术是微创手术,可以作为开放手术的替代方法。腹腔镜手术和开放手术也可用于 ESWL 和输尿管镜治疗有禁忌时,例如结石位于狭窄段输尿管的近端。

关于 ESWL 和输尿管镜碎石两者谁更微创的争论一直存在,尽管相对于输尿管镜而言,ESWL 再次治疗的可能性较大,但由于创伤小、无须麻醉,即使加上各种辅助治疗措施,ESWL 仍然属于创伤最小的治疗方法。另外,输尿管镜在麻醉下一次治疗的结石清除率非常高。判定这两种方法孰优孰劣是很困难的,针对每一位患者具体选择何种诊疗方法最合适,取决于医生的经验、所拥有的设备及治疗环境。

纯尿酸结石能够通过口服溶石药物溶石,含有尿酸铵或尿酸钠的结石则很难溶解。对于 X 线下显示低密度影的结石,可以利用输尿管导管或双 J 管协助定位试行 ESWL。尿酸结石行逆行输尿管插管进行诊断及引流治疗时,如导管成功到达结石上方,可以在严密观察下行碱性药物局部灌注溶石,比口服溶石药物溶石速度更快。

(二)体外冲击波碎石(ESWL)

ESWL 是输尿管结石治疗的首选方法,理论上所有的输尿管结石都可以采用 ESWL,但是输尿管结石过大、梗阻比较严重和梗阻时间长的患者,结石击碎后无法分散、排出困难,可能加重肾功能的损害。由于输尿管结石在尿路管腔内往往处于相对嵌顿的状态,其周围缺少一个有利于结石粉碎的液体环境,与同等大小的肾结石相比,粉碎的难度较大。因此,ESWL 治疗输尿管结石通常需要较高的冲击波能量和更多的冲击次数。对于复杂的结石(结石过大或包裹得很紧),需联合应用 ESWL 和其他微创治疗方式(如输尿管支架或输尿管镜碎石术)。

ESWL 疗效与结石的大小、结石被组织包裹程度及结石成分有关,大而致密的结石再次治疗率比较高。大多数输尿管结石行原位碎石治疗即可获得满意疗效,并发症和不良反应的发生率较低。对直径<1cm 上段输尿管结石首选 ESWL,>1cm 的结石可选择 ESWL、输尿管镜(URS)取石术和(或)经皮肾镜取石术(PNL);对中下段输尿管结石可选用 ESWL 和 URS。有些输尿管结石需放置输尿管支架管,通过结石或者留置于结石的下方而行原位碎石,对治疗有一定的帮助;也可以将输尿管结石逆行推入肾盂后再行碎石治疗。比较大的结石,需要分次进行治疗,间隔时间 10～14d。治疗后患者要多饮水、口服抗生素和排石药物,注意体位排石,定期复查腹部 X 线片,直至结石排净。

1. ESWL 的相对禁忌证

(1)患者患有急性炎症,尤其是泌尿系统炎症。

(2)育龄女性的中下段输尿管结石。

(3)结石以下尿路狭窄,不易排石,需要开放手术同时处理。

(4)出血性疾患活动期,妇女月经期。

(5)身体太高、太胖、太小或太瘦,有些机器无法聚焦定位或严重心律不齐,需要选择合适的碎石机进行治疗。

2. 治疗后比较常见的合并症

(1)血尿很常见,一般无须处理。

(2)碎石排出过程中,可能引起肾绞痛,对症处理即可。如果击碎的结石堆积在输尿管内,称石街,有时会继发感染,如果石街梗阻时间长或继发感染比较严重,需要做肾穿刺造瘘,引流尿液,缓解症状,保护肾功能,待结石排净再将造瘘管拔除。

(3)早期的碎石机损伤比较多,碎石后可以出现皮肤瘀斑(皮肤损伤)、血尿(肾损伤)、便潜血(肠损伤)、咳血(肺损伤)等,严重者将肾脏击碎,危及生命,需予以注意。正确定位、低能量、低频率、限制冲击次数能够减少损伤。

(三)输尿管镜取石或碎石术

新型输尿管镜及附属设备的临床应用,使输尿管结石的治疗发生了根本性的变化。新型小口径半硬性和软性输尿管镜的应用,与新型碎石设备如超声碎石、气压弹道碎石和激光碎石的广泛结合,输尿管镜直视下套石篮取石和防止输尿管结石被冲回肾盂的器械的应用,提高了输尿管结石治疗的成功率。输尿管镜下取石或碎石方法的选择,应根据结石的部位、大小、成分(密度)、合并感染情况、可供使用的仪器设备、泌尿外科医生的技术水平和临床经验以及患者本身的条件和意愿等综合考虑。

1. 适应证

(1) 输尿管下段结石。

(2) 输尿管中段结石。

(3) ESWL 失败后的输尿管上段结石。

(4) ESWL 后的"石街"。

(5) 结石并发可疑的尿路上皮肿瘤。

(6) X 线阴性的输尿管结石。

(7) 停留时间长的嵌顿性结石而 ESWL 困难。

2. 禁忌证

(1) 不能控制的全身出血性疾病。

(2) 严重的心肺功能不全,无法耐受手术。

(3) 未控制的泌尿系统感染。

(4) 严重的尿道狭窄,腔内手术无法解决。

(5) 严重髋关节畸形,截石位困难。

3. 手术注意事项

目前,使用的输尿管镜有半硬性和软性两类。半硬性输尿管镜适用于输尿管中、下段结石的碎石取石,而输尿管软镜则多适用于输尿管中、上段结石特别是上段结石的碎石及取石。对于输尿管中、上段结石或较大的结石碎片,为防止或减少结石滑落回肾盂,可采取以下方法:①应尽量减小灌洗液体的压力;②调整体位,如头高足低位;③减少碎石的能量和频率;④采用套石篮固定结石后,再行碎石;⑤碎石从结石一侧边缘开始,尽量将结石击碎成碎末,结石输尿管粘连的一面留至最后碎石;⑥使用阻石网篮、Stone cone 等阻石器械。经输尿管镜看到结石后,利用碎石设备(激光、气压弹道和超声等)将结石粉碎成 3mm 以下的碎片。而对于小结石以及直径 <5mm 的碎片也可用套石篮或取石钳取出。输尿管镜下碎石术后是否放置双 J 管,目前尚存在争议。遇有下列情况,建议放置双 J 管:①较大的嵌顿性结石(>1cm);②输尿管黏膜明显水肿或有出血;③输尿管损伤或穿孔;④伴有息肉形成;⑤伴有输尿管狭窄,有(无)同时行输尿管狭窄内切开术;⑥较大结石碎石后碎块负荷明显,需待术后排石;⑦碎石不完全或碎石失败,术后需行 ESWL 治疗;⑧伴有明显的上尿路感染。一般放置双 J 管 1 ~2 周,如同时行输尿管狭窄内切开术,则需放置 4 ~6 周。

(四)经皮肾镜取石术(PNL)

由于科学技术的发展,可以制造越来越细的输尿管肾镜,视野依然清晰;经皮穿刺建立通道的扩张设备也越来越完善;碎石的设备,例如钬激光、超声气压弹道碎石机等设备,碎石效果非常好,使 PNL 技术越来越容易掌握。对于输尿管结石,PNL 可以用于输尿管上段第 4 腰椎以上、梗阻较重或长径 >1.5cm 的大结石;或因息肉包裹及输尿管迂曲、ESWL 无效或输尿管置镜失败的输尿管结石;行各种尿流改道手术的输尿管上段结石患者,也可以选择 PNL。

1. 禁忌证

(1) 全身性出血性疾病未控制,重要脏器严重疾病不适合手术和传染性疾病活动期的患者。

(2) 身体严重畸形,不能保持 PNL 体位。

(3) 过度肥胖,皮肤到肾脏的距离超过穿刺扩张器的长度。

（4）肾内或肾周围急性感染未能有效控制或合并有肾结核。

（5）脾脏或肝脏过度肿大，结肠位于肾脏后外侧，穿刺建立通道过程中有可能引起损伤的患者。

（6）糖尿病或高血压未纠正。

（7）服用阿司匹林、华法林等抗凝药物者，需停药1周，复查凝血功能正常才可以进行手术。

2. 手术注意事项

术前明确诊断，充分地了解结石和肾盂、肾盏的形态和关系，同时了解肝、脾、胸膜和结肠与肾的关系，对于确定手术中经皮穿刺的位置有很大的帮助。术前交叉配血并备血2个单位。如果决定俯卧位手术，术前嘱咐患者进行俯卧位练习，腹部垫枕头，最好能够坚持2h左右，以减轻患者手术时由于俯卧位带来的不适。手术也可以选择侧卧位或向健侧斜30°卧位，根据操作者的操作习惯决定。

手术中为结石定位，进行经皮穿刺建立皮肾通道，可以选择移动式C形臂X线机或B超，两者齐备效果更好。扩张器选择筋膜扩张器（fascial dilator）比较实用，有一定的弹性，由不透X线的聚乙烯制成，长20cm，规格为F8～F30，扩张时以2F递增，F12以上配有可撕开的塑料鞘（Peel-away sheath）。另外，也可以选用金属扩张器和气囊扩张器，气囊扩张器应用比较方便，出血少，但价格比较贵。输尿管肾镜以F8/9.8输尿管肾镜比较常用。也可以用F15～F20肾镜，视野大，清晰，但是镜体较粗的肾镜需要F20以上的皮肾通道，优点是可以使用比较粗的超声碎石探杆，取石比较快。由于输尿管结石通常不大，不同碎石器的碎石取石速度无明显差别。

选择腋后线到肩胛线之间肋缘下或11肋间隙为穿刺点，穿刺肾中盏或上盏，比较方便输尿管结石的取出，穿刺针如果能够垂直于人体的纵轴经肾中盏进针，则置入肾镜后，肾镜的活动范围最大，肾镜活动引起的出血最少。穿刺针进入肾集合系统后，放入导丝最好能够插入输尿管腔内，至少插入肾盂或肾盏内5～10cm。沿导丝用扩张器进行扩张，注意保持导丝拉直有一定的张力，不能随扩张器一起动，但是也一定要注意导丝不要脱出。可以选用筋膜扩张器、金属同轴扩张器和气囊扩张器。输尿管结石常用微造瘘PNL，扩张至F14～F18即可，如果使用肾镜，需要扩张至F22～F24。手术过程中由助手专门扶住操作鞘和导丝，以免术中导丝或操作鞘脱出。术中一定要保持操作鞘出水通畅，有血块、脓苔、泥沙样结石等物时，容易影响出水速度，造成液体外渗，应该及时取出或吸出。观察到结石后，使用气压弹道碎石机、钬激光或超声碎石机进行碎石，将结石碎成小块随灌洗液冲出或用超声碎石直接吸出，稍大结石用取石钳取出。

根据术前造影显示的情况，详细检查各肾盏、肾盂和输尿管上段，一般经中盏穿刺用输尿管镜观察可以进入输尿管上段平第4腰椎水平。无结石残留，可以保留输尿管导管或拔除输尿管导管，顺行放入双J管，然后经操作鞘放入比操作鞘小2号的肾造瘘管（比较好放，与操作鞘相同号的肾造瘘管有时置入比较困难，但压迫止血效果更好），如果有可能，将肾造瘘管放入肾上盏不易脱出。术中如果有较多出血时，应该及时终止手术，留置肾造瘘管，待3～7d后再行Ⅱ期手术。术中如果操作鞘脱出，可沿导丝放入肾镜或镜下寻找原通道放入肾镜，不成功则需重新造瘘或再做Ⅱ期手术。

术中和术后使用抗生素3～5d，根据情况可以使用1～3d止血药物（多数不用），如果术后出现发热,注意及时退热。

术后 3d 多卧床,KUB 或 B 超显示无残留结石,可以拔除导尿管、输尿管导管和肾造瘘管,2 周内尽量减少活动。如果留置输尿管双 J 管,手术后 7d 以后拔除,如果术中输尿管内操作比较多,可以适当延长双 J 管的留置时间,一般不超过 3 个月。

(五)输尿管结石开放手术和腹腔镜手术

大多数输尿管结石可以通过排石治疗、体外冲击波碎石术、输尿管镜取石术和经皮肾镜取石术获得满意疗效,开放手术和腹腔镜手术一般不作为首选方案。腹腔镜手术与开放手术适应证相同,如果需要开放手术,应该首先考虑腹腔镜手术。

1. 适应证

(1)ESWL 和输尿管镜取石失败的输尿管结石。

(2)合并输尿管或邻近组织其他病变需要同时处理。

(3)直径 >1.5cm,需行多次 ESWL 或输尿管镜治疗或输尿管扭曲估计 ESWL 或输尿管镜治疗比较困难。

2. 禁忌证

(1)未纠正的全身出血性疾病。服用阿司匹林、华法林等抗凝药物者,需停药 2 周,复查凝血功能正常才可以进行手术。

(2)严重心脏疾病和肺功能不全,无法承受手术。

(3)未控制的糖尿病和高血压。

(4)合并感染和肾功能不全,需先行引流,待病情稳定后再行手术。

3. 手术途径的选择

(1)腹腔镜手术:可以经腹腔也可以经腹膜后途径,经腹腔可以处理上、中、下各段输尿管结石,经腹膜后途径主要处理上段输尿管结石。

(2)开放手术:输尿管上段手术一般采用腰部斜切口,也可以选择经腰大肌直切口;输尿管中段病变一般采用腹部斜切口;下段一般采用下腹部斜切口、下腹部腹直肌旁切口或腹部正中切口。

五、护理

(一)术前护理

1. 心理护理

术前患者对手术缺乏了解,怀疑手术的效果,害怕术中疼痛难忍,故术前向患者讲述有关手术过程、麻醉、术前用药,并重点强调术前摄 KUB 定位后需绝对卧床休息,禁翻身,防止因活动后结石移位而影响手术效果。

保证晚上的睡眠,调整好患者及其家属的心态,给患者必要的支持、爱护、关怀,与患者一起建立战胜疾病的信心。

2. 保持内环境相对稳定

保持出、入水量平衡,纠正电解质、酸碱失衡、双侧输尿管结石可引起泌尿系梗阻导致肾衰竭。少尿期,准确记录出入水量(每日入水量 = 显性失水 + 非显性失水 − 内生水);严格控制含钾食物、药物的摄入,不输库存血;根据血液生化检查及肾功能结果,纠正水、电解质、酸碱失衡;必要时进行血液透析,保持内环境相对稳定。

（二）术后护理

1. 心理护理

术后给予患者及家属心理上的支持,解释术后恢复过程。术后疼痛、胃肠功能不全、各种引流管的安放都为暂时性的。若积极配合治疗和护理可加快康复。

2. 饮食护理

尿量减少是泌尿系结石形成的真正危险因素。因此,应鼓励患者多饮水,使日排尿量 > 2000mL,尿液颜色为无色或淡黄色。草酸钙结石的患者,应多吃碱性蔬菜和水果,限进食钙和草酸丰富的食物,如牛奶、菠菜、西红柿等;尿酸盐结石的患者应少吃海产品、动物内脏、咖啡和高糖食物等;磷酸盐结石的患者应少吃虾皮、海带、肥肉等。

3. 体位

椎管内阻滞麻醉者,应去枕平卧 $6 \sim 8h$,以防脑脊液外渗而致头痛;全身麻醉尚未清醒者,取平卧位,头转向一侧,避免口腔分泌物或呕吐物误吸入呼吸道。如血尿症状轻者,可采用半坐卧位,鼓励患者早下床活动。

4. 病情观察

（1）生命体征:定时监测体温、脉搏、呼吸、血压。因二氧化碳气腹的建立对心、肺功能产生一定程度的影响,故对全身麻醉下腹腔镜术后的患者,应密切观察面色、呼吸等情况的变化。

（2）导尿管引流情况:术后常规放置导尿管,一般术后 $1 \sim 3d$ 可见肉眼血尿呈淡红色,与术中输尿管机械损伤有关。经常挤压导尿管,产生一定负压,松动碎石及小血块,防止阻塞导尿管。

5. 并发症的护理

（1）漏尿:认真听取患者主诉,有无腰、腹部疼痛。因为输尿管镜操作不当可致输尿管穿孔,尿液外渗刺激腹膜而产生疼痛,一般小穿孔术后放置 D – J 管后可自行痊愈。腹腔镜手术及开放手术后常规留置伤口引流管。如伤口引流管引流量较多,且引流液的颜色接近尿液的颜色,生化检查可确诊为尿液。原因是输尿管伤口暂未愈合而尿液从此处漏出。如有上述情况,嘱患者尽量半卧位休息,有利于尿液引流;延长拔除导尿管的时间;如导尿管已拔除,嘱患者不要憋尿,男性患者应立位排尿,防止尿液向输尿管、肾盂反流形成急性肾盂肾炎。

（2）高碳酸血症:由于二氧化碳（CO_2）气腹,致血液中二氧化碳分压（PCO_2）增高。表现出胸闷、气促和呼吸困难等症状。立即给予吸氧、监测血氧饱和度（SpO_2）,同时鼓励患者做深呼吸,有效咳嗽,帮助其排痰,保持呼吸道通畅。

第三节　膀胱结石

膀胱结石是指在膀胱内形成的结石,分为原发性膀胱结石和继发性膀胱结石。前者是指在膀胱内形成的结石,多由于营养不良引起,多发于儿童。随着我国经济的不断发展,儿童膀胱结石现已呈下降趋势。后者则是指来源于上尿路或继发于下尿路梗阻、感染、膀胱异物或神经源性膀胱等因素而形成的膀胱结石。在经济发达地区,膀胱结石主要发生于老年男性,且多患前列腺增生症或尿道狭窄；而在贫困地区则多见于儿童，女性少见。

一、病因

膀胱结石分为原发性和继发性两种。原发性膀胱结石多由营养不良所致。继发性膀胱结石主要继发于下尿路梗阻、膀胱异物等。

二、临床表现

1.疼痛

排尿时疼痛明显，向会阴部及阴茎头部放射，患儿经常牵拉阴茎，阴茎呈半勃起状态，患儿常采用蹲位或卧位以减轻因梗阻引起的痛苦。

2.排尿困难和排尿中断

结石能在膀胱内活动时，排尿困难的症状时轻时重，有时排尿至中途结石堵塞尿道内口而突然排尿中断，必须改变体位，如卧位或蹲位后，才能继续排尿，多数患者还有原发病，如前列腺增生症、尿道狭窄引起的排尿不畅史。

3.血尿及排尿刺激症状

由于结石的刺激，使患者排尿次数频繁，尿频、尿急，如果继发感染，症状加重。结石对黏膜的刺激和损伤，可以引起血尿，黏膜的损伤以三角区最多，因此常表现为终末血尿。

4.肾功能损害

极少数结石引起梗阻，造成肾积水和肾盂炎，以致肾功能逐渐减退。

5.癌变

结石长期刺激膀胱黏膜，可以引起膀胱黏膜鳞状化生，严重者可引起膀胱上皮鳞状细胞癌。

6.其他

少数患者，尤其是结石较大，且有下尿路梗阻及残余尿者，可无明显的症状，仅在做 B 超或 X 线检查时发现结石。

三、诊断与鉴别诊断

（一）诊断

1.病史

排尿困难、排尿中断是膀胱结石的典型表现，可以伴有血尿和尿路刺激症状。既往可能有排尿困难的病史，小儿可能有营养不良、蛋白饮食摄入太少。

2.双合诊检查

排空膀胱后，行直肠和耻骨上双合诊检查，较大的膀胱结石可以触及。

3.尿液检查

镜检尿中红细胞、白细胞明显增多。

4.金属尿道探子检查

探子触到膀胱结石时，可有碰撞声及触到结石的感觉。

5.B 超检查

B 超检查是目前最常用的检查，已经基本取代了双合诊检查和尿道探子检查。B 超可以发现结石的大小及数目，同时能够区分膀胱结石及膀胱憩室结石，结石呈强回声，并有明显的声影,当患者转动身体时,可见到结石在膀胱内移动,膀胱憩室结石则变动不大。B超还可以观察有无前列腺增生、膀胱肿瘤和尿潴留等情况。

6. X线

腹部X线片上不仅可以了解膀胱区有无不透光的结石影,同时能够了解上尿路有无结石存在,静脉尿路造影检查还可以了解肾脏的功能情况。

7. 膀胱镜检查

膀胱镜检查是最可靠的诊断方法,同时可以观察其他病变,如前列腺增生症、膀胱颈纤维化、膀胱炎等,同时也是目前最常用的治疗手段。

(二)鉴别诊断

该病需与前列腺增生症、尿道狭窄、膀胱异物相鉴别。

四、治疗

(一)治疗原则

膀胱结石的治疗应遵循两个原则,一是取出结石,二是去除结石形成的病因。膀胱结石如果来源于肾、输尿管结石,则同时处理;来源于下尿路梗阻或异物等病因时,在清除结石的同时必须去除这些病因。有的病因则需另行处理或取石后继续处理,如感染、代谢紊乱和营养失调等。绝大多数的膀胱结石需要外科治疗,方法包括体外冲击波碎石术、内腔镜手术和开放性手术。

(二)体外冲击波碎石术

小儿膀胱结石多为原发性结石,可首选体外冲击波碎石术;成人膀胱结石 <3cm 者亦可以采用体外冲击波碎石术,由于成人膀胱结石多数存在诱因,ESWL后,碎石排出困难,因此ESWL不是膀胱结石首选治疗。膀胱结石进行体外冲击波碎石时多采用俯卧位或蛙式坐位,对阴囊部位应做好防护措施。由于膀胱空间大,结石易移动,碎石时应注意定位。较大的结石碎石前膀胱需放置Foley尿管,如需做第2次碎石,2次治疗间断时间应 >1 周。

(三)腔内碎石治疗

内镜直视下经尿道碎石是目前治疗膀胱结石的主要方法,可以同时处理下尿路梗阻病变,如前列腺增生、尿道狭窄、先天性后尿道瓣膜等,亦可以同时取出膀胱异物。

相对禁忌证:①严重尿道狭窄经扩张仍不能置镜者;②合并膀胱挛缩者,容易造成膀胱损伤和破裂;③伴严重出血倾向者;④泌尿系急性感染期;⑤严重全身性感染;⑥全身情况差,不能耐受手术者;⑦膀胱结石合并多发性憩室应视为机械碎石的禁忌证。

目前,常用的经尿道碎石方式包括机械碎石、液电碎石、气压弹道碎石、超声碎石和激光碎石。

1. 经尿道机械碎石治疗

经尿道机械碎石治疗是用器械经尿道用机械力将结石夹碎。常用器械有大力碎石钳及冲压式碎石钳,适用于2cm左右的膀胱结石,碎石钳张开后,能够含住结石。机械碎石有盲目碎石和直视碎石两种,盲目碎石现已很少使用,基本上被直视碎石所取代。直视碎石是先插入带窥镜的碎石钳,充盈膀胱后,在镜下观察结石的情况并在直视下将碎石钳碎。操作简便,效果满意且安全。若碎石过程中不慎夹伤黏膜或结石刺破黏膜血管,有可能导致膀胱出血。因此,碎石前必须充盈膀胱,使黏膜皱褶消失,尽量避免夹到黏膜;碎石钳夹住结石后,应稍上抬离开膀胱壁,再用力钳碎结石。术后如无出血,可以不留置导尿管。如伴有出血或同时做经尿道前列腺切除手术,则需留置导尿管引流,必要时冲洗膀胱。膀胱穿通伤是较严重的并发症,由碎石钳直接戳穿或钳破膀胱壁所致。此时灌注液外渗,患者下腹部出现包块,有压痛,伴有血尿。如果膀胱为腹膜外破裂,只需留置导尿管引流膀胱进行保守治疗和观察即可;如出现明显腹胀及大量腹腔积液,说明为腹膜内破裂,需行开放手术修补膀胱。

2.经尿道液电碎石治疗

液电碎石的原理是通过置入水中的电极瞬间放电,产生电火花,生成热能制造出空化气泡,形成球形的冲击波进行碎石。液电的碎石效果不如激光和气压弹道,而且其热量的非定向传播往往容易导致周围组织损伤,轰击结石时如果探头与膀胱直接接触可造成膀胱的严重损伤甚至穿孔,目前已很少使用。

3.经尿道超声碎石治疗

超声碎石是利用超声转换器,将电能转变为声波,声波沿着金属探条传至碎石探头,碎石探头产生高频震动使与其接触的结石碎裂。超声碎石常用内含管腔的碎石探头,其末端接负压泵,能抽吸进入膀胱的灌注液,吸出碎石,使视野清晰并可使超声转换器降温,碎石、抽吸和冷却同时进行。

用超声碎石,需要在膀胱镜直视下,将碎石探头紧触结石,并将结石压向膀胱壁进行碎石。注意碎石探头与结石间不能有间隙。探头不可直接接触膀胱壁,以减少其瘀血和水肿。超声碎石的特点是简单、安全性高,碎石时术者能利用碎石探头将结石稳住,同时可以边碎边吸出碎石块。有些膀胱结石质地比较坚硬,单纯超声碎石效果比较差,操作时间较长,可以使用超声气压弹道联合碎石系统,能够减少碎石操作时间。

4.经尿道气压弹道碎石术

气压弹道碎石于1990年首先在瑞士研制成功,至今已发展到第三代,同时兼备超声碎石和气压弹道碎石的超声气压弹道碎石清石一体机。

气压弹道碎石的原理是通过压缩的空气驱动金属碎石杆,以一定的频率不断撞击结石而使之破碎。气压弹道能有效击碎各种结石,整个过程不产生热能及有害波,是一种安全、高效的碎石方法。其缺点是碎石杆容易推动结石,比较坚硬的结石,碎石速度比较慢,结石碎片较大。碎石后需要用冲洗器冲洗或用取石钳将结石碎片取出膀胱。使用超声气压弹道碎石清石一体机可同时进行超声碎石和气压弹道碎石,大大加快了碎石和清石的速度,有效缩短了手术时间。

5.经尿道激光碎石治疗

激光碎石是目前治疗膀胱结石的首选方法,目前常用的激光有钕-钇铝石榴石(Nd:YAG)激光、Nd:YAG双频激光和钬-钇铝石榴石(Ho:YAG)激光,使用最多的是钬激光。

钬激光是一种脉冲式近红外线激光,波长为2140nm,组织穿透深度不超过0.5mm,对周围组织热损伤极小。有直射及侧射光纤,365μm的光纤主要用于半硬式内镜,220μm的光纤用于软镜。钬激光能够粉碎各种成分的结石,功率越大,碎石速度越快,但需要注意大功率钬激光对组织有切开作用,碎石时不要直接接触膀胱壁。钬激光还能治疗引起结石的其他疾病,如前列腺增生、尿道狭窄等。

膀胱镜下激光碎石术只要视野清晰,不易伤及膀胱黏膜组织,术后无须做特殊治疗,嘱患者多饮水即可。

（四）开放手术

治疗耻骨上膀胱切开取石术不需要特殊设备,简单易行,安全可靠,但随着腔内技术的发展,目前采用开放手术取石已逐渐减少,开放手术取石不应作为膀胱结石的常规治疗方法,仅适用于需要同时处理膀胱内其他病变时使用。

开放手术治疗的相对适应证:①较复杂的儿童膀胱结石;②>4cm 的大结石;③严重的前列腺增生、尿道狭窄;④膀胱憩室内结石;⑤膀胱内围绕异物形成的大结石;⑥同时合并需开放手术的膀胱肿瘤;⑦经腔内碎石不能击碎的膀胱结石;⑧肾功能严重受损伴输尿管反流者;⑨全身情况差不能耐受长时间手术操作者。

开放手术治疗的相对禁忌证:①合并严重内科疾病者,先行导尿或耻骨上膀胱穿刺造瘘,待内科疾病好转后再行腔内或开放取石手术;②膀胱内感染严重者,先行控制感染,再行手术取石;③全身情况极差,体内重要器官有严重病变,不能耐受手术者。

五、护理

（一）术前护理

1.心理护理

大多数膀胱结石由于局部刺激、创伤、梗阻和继发感染,可产生各种症状,影响正常生活,患者易产生焦虑情绪。应主动关心、体贴他们,帮助其创造一个方便、安静、温馨的环境。

2.积极完善术前准备

膀胱结石常见于 10 岁以下儿童和前列腺增生的老年人,术前做血、尿、大便常规,凝血功能等生化检查,心、肺、肝、肾功能检查。让患者家属协助做好术前禁食、禁饮工作。

（二）术后护理

1.心理护理

根据手术的具体情况向患者及其家属讲述康复过程,疼痛、胃肠道功能不全所带来的负面影响,给予患者关怀、安慰,并积极对症治疗,减轻患者的痛苦,早日康复。

2.病情观察

严密观察患者的体温及伤口局部症状,出现寒战、高热、会阴部疼痛,应高度警惕尿道热,报告医生,及时处理。尿道热多为术前尿路感染未能有效控制或术中组织损伤严重所致。应加强抗生素的有效应用,依致病菌选用敏感药物。高热患者给予降温等对症处理。

3.并发症的护理

（1）膀胱痉挛:表现为阵发性下腹部胀痛不适,频发尿意,尿管周围渗尿。轻者可通过自行调整体位,局部热敷。症状明显者,遵医嘱给予解痉治疗,必要时调整管道位置。

（2）逆行感染:表现为小便混浊,持续存在膀胱刺激症,尿常规异常、高热、寒战等。遵医嘱给予抗生素控制感染,多饮水,达到内冲洗作用,做好会阴部护理,保持尿道口清洁。

（3）出血:表现为尿液颜色为鲜红色或伴有大量血凝块,伤口敷料持续有新鲜血液渗出。遵医嘱应用止血药物,或者膀胱冲洗液中加入去甲肾上腺素,经保守治疗无效者应及时行再次手术。

第四节 尿道结石

尿道结石较少见,多数来源于其上方的泌尿系统,在膀胱结石多发的地区,尿道结石也相对多见。常见于男性,女性只有在有尿道憩室、尿道异物和尿道阴道瘘等特殊情况下才出现。尿道结石分为原发性和继发性两种,多见于儿童与老年人。尿道结石在发展中国家以六水磷酸镁铵和尿酸结石多见,发达国家草酸钙和胱氨酸结石多见。后尿道结石占88%,阴囊阴茎部尿道占8%,舟状窝占4%。结石容易嵌顿在前列腺尿道、尿道舟状窝或尿道外口,也可由于尿道狭窄、憩室、囊肿、异物等形成结石核心,而形成原发性尿道结石。

一、病因

尿道结石的形成机制尚未明确,多为膀胱或上尿路结石在尿道滞留,而结石的形成目前认为是由多种因素如年龄、性别、饮食习惯、遗传因素、环境因素等共同作用导致。

二、临床表现

1.排尿困难

结石突然嵌入尿道时,可发生突然尿流中断、尿线变细、分叉、无力,甚至滴沥,出现急性尿潴留。患者常能指明尿流受阻的部位,对阴茎部尿道结石,常能触及,患者主诉排尿时结石梗阻近侧隆起伴有胀痛。梗阻严重、时间长可影响肾功能。

2.疼痛

一般为钝痛,突然嵌入尿道时,可有局部剧烈疼痛或排尿时刀割样疼痛,前尿道结石疼痛常局限于结石嵌顿处,后尿道结石的疼痛常放射至会阴部或肛门,常伴有尿频尿急,有强烈的尿意。

3.感染症状

局部感染引起剧烈疼痛,可导致炎症、溃疡、脓肿或狭窄,严重者可有瘘管形成、会阴脓肿等,后尿道结石嵌顿,可引起急性附睾炎。

4.尿道分泌物

患者常有终末或初始血尿,有时有血性分泌物,严重者有尿道溢血,继发感染时有脓性分泌物。

5.尿道硬结与压痛

前尿道结石可在结石部位扪及硬结,并有压痛,后尿道结石应通过直肠指诊扪及后尿道部位的硬结。

6.其他症状

结石长期对局部的刺激,可引起尿道炎症、狭窄、尿道周围脓肿及尿道皮肤瘘、尿道直肠瘘,甚至引起一系列上尿路损害。后尿道结石可产生性交痛及性功能障碍。

三、诊断与鉴别诊断

(一)诊断

1.病史及体检

患者既往可能有肾绞痛病史及尿道排出结石史。男性患者如发生排尿困难,排尿疼痛者,应考虑此病。男性前尿道结石在阴茎或会阴部可以摸到结石,后尿道结石可经直肠摸到。女性患者经阴道可摸到尿道憩室内结石。

2. 尿道探子检查

尿道能感到探子接触到结石并能感到有摩擦音。

3. X 线检查

尿道造影可以发现有无尿道狭窄和尿道憩室,X 线片可以证实尿道结石,并且可以发现上尿路结石。

4. 尿道镜检查

尿道镜检查可以直接观察结石及尿道并发症,同时可以处理结石。

(二)鉴别诊断

该病需与尿道狭窄、尿道痉挛、尿道异物相鉴别。

四、治疗

根据尿道结石的大小、形态、部位,尿道局部病变以及有无并发症等情况而决定。有自行排石、尿道内注入麻醉润滑剂协助排石,尿道内原位或推入膀胱内行腔内碎石和开放手术切开取石等多种方法。随着腔内泌尿外科的发展,目前多采用尿道镜或输尿管镜气压弹道碎石和钬激光碎石等腔内手术的方法处理前、后尿道结石。输尿管镜直视下钬激光碎石术,具有损伤小、成功率高、并发症少的优点。开放性手术仅适用于合并有尿道憩室、尿道狭窄、脓肿、尿道瘘等尿道生殖道解剖异常的病例及医疗技术条件较差、无法实施腔内技术的地区。

1. 前尿道结石取出术

较小的继发性尿道结石,如尿道无明显病变,结石有自行排出的可能。尿道外口和舟状窝的尿道结石可用细钳夹出或用探针勾出,前尿道结石可以切开尿道外口,向尿道内灌入无菌液状石蜡,然后边挤边夹,将结石取出,切忌盲目钳夹牵拉或粗暴地企图用手法挤出,否则,会造成尿道黏膜的广泛损伤,继发炎症、狭窄。位置较深者,可插入细橡胶导尿管于结石停留之处,低压注入润滑剂数毫升,排尿时可能将结石冲出。

2. 尿道镜碎石

治疗前、后尿道的结石可以原位或推至膀胱再行碎石治疗。可以使用普通膀胱尿道镜,也可以使用输尿管镜。使用钬激光、气压弹道或超声碎石都有很好的碎石效果。

3. 前尿道切开取石术

前尿道结石嵌顿严重,不能经尿道口取出,没有腔内碎石设备,可以行前尿道切开取石术。

开放手术和腔内技术治疗尿道结石术后的主要并发症是尿道狭窄,术后留置导尿管可以减少尿道狭窄的发生。

五、护理

1. 经尿道膀胱镜碎石术后护理

嘱患者多饮水,增加尿量,并适当变换体位以促进排石;观察血尿、腹痛等情况,及早发现膀胱穿孔、尿道损伤等并发症;观察记录排石情况,遵医嘱应用抗生素预防感染。

2. 耻骨上膀胱切开取石术后护理

术后暂时性膀胱造瘘引流尿液,以降低膀胱张力,促进伤口尽早愈合;保持造瘘管引流通畅,一旦发生阻塞,应在无菌操作下用生理盐水冲洗;保护造瘘口皮肤,保持切口敷料清洁干燥;膀胱造瘘管一般留置1~2周,拔管前夹管观察,患者能自行排尿方可拔管。

3.经尿道取出结石后护理

观察患者排尿是否通畅,是否有膀胱刺激症状、血尿、发热及尿线变细等情况出现。

第五节　肾损伤

肾脏损伤约占所有泌尿生殖道损伤的65%左右。原因有钝性损伤(80%)、贯通伤(战争期间及高犯罪地区增加)以及医源性损伤(由于手术、体外震波碎石或肾活检),开放性肾损伤往往伴有腹内其他脏器损伤。并发症包括出血不止、尿外渗、脓肿形成和高血压。肾脏位置较深且有脂肪囊和周围组织结构的保护,受伤机会较少。

一、病因

1.闭合性损伤

造成肾脏闭合性损伤的外力因素可以是直接外力,也可以是间接外力。直接外力引起的闭合性损伤往往是钝性外力直接撞击腹部、腰部或背部造成的肾实质损伤。由交通事故、体育活动撞击或暴力冲突等产生的外力挤压肾脏,并导致肾脏与脊柱、肋骨相撞引起肾实质损伤或裂伤。

间接外力引起的闭合性损伤主要是指身体剧烈运动或体位变化导致的肾实质损伤。机动车突然减速、高处坠落等可以诱发瞬间的肾脏过度活动,进而导致肾实质裂伤、肾血管内膜撕脱或肾盂输尿管连接部断裂等。由于轻微外力引起肾损伤的患者往往提示其肾脏可能存在某种先天性或病理性改变,如肾盂输尿管连接部狭窄导致的肾积水、肾肿瘤等。

2.开放性损伤

开放性肾脏损伤主要以刀刺伤、枪击伤多见。刀刺伤引起的肾损伤往往为肾脏贯通伤,严重时可以同时穿透肾实质、集合系统及肾血管。此外,肾损伤的程度与刀具或匕首的长短、粗细、刺入部位和深度密切相关。枪击伤引起的肾脏贯通伤通常伴有延迟性出血、尿外渗、感染及脓肿形成等表现。这是由于子弹穿过肾脏可产生放射性或爆炸性能量,其气流冲击作用使软组织呈洞状损坏,其组织破坏程度与发射子弹的速度相关,并易出现延迟性组织坏死。

3.医源性损伤

医源性损伤是指在疾病诊断或治疗过程中发生的肾损伤。如体外冲击波碎石、肾盂输尿管镜、经皮肾镜以及腹腔镜检查或治疗时造成的损伤。常见的医源性肾损伤是肾血管损伤引起的大量出血、肾实质损伤引起的肾周血肿、肾裂伤以及肾脏集合系统损伤引起的尿外渗等。

4.自发性肾破裂

自发性肾破裂是指在无明显外伤情况下突然发生的肾实质、集合系统或肾血管的损伤,临床较罕见。自发性肾破裂的发生往往由肾脏本身病变所致,如巨大肾错构瘤或肾癌、肾动脉瘤、肾积水以及肾囊肿等疾患引起。

二、诊断

在肾损伤的诊断中最主要的一项内容就是创伤或外伤史的了解,同时配合全面的体格检查和各种辅助检查对患者进行全面的评估,获得明确的诊断。

1. 创伤史

创伤史的了解应该首先考虑患者的受伤程度和病情的危急状况,尽可能在较短的时间内了解外伤或创伤现场的情况,有无体表创伤的发生,体表创伤的部位、深度和利器的种类。无论损伤是来自钝器直接暴力或刀刺贯通伤,根据体表解剖的特点,如果受伤部位是从后背、侧腰部、上腹部或下胸部,均可能导致肾损伤。贯通伤的利器或子弹类型等也是询问并记录的重要内容,这不仅可评估损伤程度,也有助于考虑对失去血供组织清创术的范围。如因机动车交通事故所致,需了解机动车的车速、伤者是司机、乘客或是行人。

高处坠落伤应了解坠落高度及坠落现场的地面情况。无论是机动车或高处坠落突然减速致伤,虽然未出现血尿也不能忽略有肾损伤的可能,必须进一步检查以明确有无肾损伤和是否需要外科治疗。

2. 临床表现

患者受到各种创伤后的临床表现非常复杂,同时临床表现会随时发生变化,因此在了解创伤史的同时应该掌握其临床表现的特征,达到不延误治疗时机的目的。

(1)休克:患者受到各种创伤后发生的休克分为创伤性休克和失血性休克。创伤性休克是由于创伤后腹腔神经丛受到创伤引起的强烈刺激,导致血管张力下降和心排出量下降出现暂时性血压下降所致,一般情况下经输液治疗后可以获得恢复。而失血性休克是因为肾损伤伴随的大量出血和血容量的减少导致血压下降,需要及时输血补充患者的血容量,并同时采用各种方法止血,迅速达到救治目的。

(2)血尿:尽管血尿被认为是肾损伤最常见,也是最重要的临床表现,但是我们不能忽略的是有 5% ~10% 肾损伤的患者可以暂时没有血尿的表现。出现肉眼血尿通常预示患者有较严重的肾损伤,但是血尿的严重程度并不完全和损伤机制及肾损伤的程度相关。某些重度肾损伤如肾血管断裂、肾盂输尿管连接部破裂、输尿管断裂或血块阻塞输尿管,可能表现为镜下血尿,甚至无血尿。而在受到创伤前明确有肾脏疾病的患者如肾肿瘤、肾血管畸形、肾囊肿等,有时较轻的创伤也会出现不同程度的血尿。

(3)疼痛:疼痛往往是患者受到外伤后的第一个症状。一般情况下,疼痛部位和程度与受创伤的部位和程度是一致的。疼痛症状可以由肾被膜下出血导致的张力增加引起,表现为腹部或伤侧腰部的剧烈胀痛等疼痛症状。输尿管血块梗阻引起的疼痛常表现为钝痛。血块在输尿管内移动可导致痉挛,出现肾绞痛症状。肾损伤后出现的肾周血肿和尿外渗通常伴随明显的进行性的局部胀痛,部分患者可以触及腰部或侧腹部肿块。如果肾损伤引起的出血仅局限于腹膜后,疼痛症状以腰肌紧张、僵直以及较剧烈的疼痛为主。如果腹膜后血肿或尿液刺激腹膜或后腹膜破裂,血肿进入腹膜腔就会出现明显的腹痛和腹膜刺激征。同时,合并腹腔脏器损伤的患者也会表现为明显的腹膜刺激征,但是应该注意的是出现腹膜刺激征并非一定有腹腔脏器损伤。

(4)多脏器损伤:肾损伤合并其他脏器损伤的发生率和创伤部位与创伤程度有关。与肾损伤同时出现的合并伤主要涉及与肾相邻的脏器如肝、脾、胰腺、胸腔、腔静脉、主动脉、胃肠道、骨骼及神经系统等。有合并伤的肾损伤患者其临床表现更为复杂。合并腹腔内脏器损伤者主要表现为急腹症及腹胀等症状。合并胸腔脏器损伤者多表现为呼吸循环系统症状。合并大血管损伤的患者表现为失血性休克,合并不同部位骨折及神经系统损伤的患者也会出现相应的临床表现。

3.体格检查

对所有创伤患者首先应该积极监测各项生命体征的变化。定时监测患者的血压、脉搏、呼吸及意识等。如果患者的收缩压<12.0kPa(90mmHg)应该考虑有发生休克的可能。在进行全面体格检查时,注意观察创伤的部位和创伤程度。如果受伤部位在下胸部、上腹部、腰部并伴随有血尿等症状时,应考虑有肾损伤的可能。腰部或腹部触及肿块表明有严重肾损伤和腹膜后出血的可能。对于体表或体内有利器残留的患者,应该观察利器扎入体内的深度,是否伴随有出血或尿液样体液的流出,以及利器是否随呼吸移动等特征。因肾损伤同时合并腹部脏器损伤发生率高达80%,临床检查时要除外是否合并腹部脏器损伤。对于已经明确有腹部脏器损伤的患者,应该注意有无同时发生肾损伤的可能。

4.尿液检查与分析

对于疑有肾损伤的患者应尽早获取尿液标本进行检测,判断有无血尿的发生。血尿的判断分为肉眼血尿和镜下血尿两种,出现肉眼血尿的患者同时还应该通过血尿的状况,如有无血块等初步判断出血量的多少以及是否需要留置尿管进行膀胱冲洗等。尿液标本收取过程中应该特别注意收集伤后第一次尿液进行检测,因为有些伤者在受伤后第一次排尿为血尿,而之后的几次排尿由于输尿管血块堵塞的原因出现暂时性血尿消失的现象。

5.影像学检查

影像学检查包括腹部X线片、静脉尿路造影、计算机断层扫描(CT)、肾动脉造影、超声检查、磁共振成像(MRI)及逆行造影等各种类型检查手段。

三、治疗

在肾损伤的临床治疗中,如何选择手术时机和手术方法一直都是泌尿外科医师关注的问题。在决定治疗方式之前,更重要的一点就是需要判断患者是否具有手术适应证。而手术适应证的判断主要是根据患者的创伤史、损伤的种类与程度、送入急诊室后的临床表现及全面检查的结果决定。

(一)急诊救治

实际上,对送入急诊室的创伤患者来讲,临床治疗和检查是同步进行的。通过对血压、脉搏、呼吸及体温等生命体征的监测,需要立即决定患者是否需要输血、输液或复苏处理。在询问创伤史的同时,完成各项常规检查。根据创伤的分类即闭合性或开放性损伤,初步判断患者是单纯肾损伤还是多脏器损伤。对于仅怀疑为单纯肾损伤的患者,应该根据患者有无血尿以及血尿常规检查和B超等辅助检查的结果决定患者进一步的治疗计划。如果是多脏器损伤需要与相关科室的医师取得联系,共同决定下一步临床检查的内容和救治方案。

(二)外科治疗

对于肾损伤患者,在决定外科治疗时应该考虑的几个问题是该患者是否需要手术治疗,手术治疗的目的是外科探查还是目标明确的肾修补术。在外科治疗之前一定要明确对侧肾脏的状况,同时要告知患者及其家属伤侧肾脏有切除的可能。因为不论是手术探查还是肾修补术,手术前都很难判断伤侧肾脏的具体情况,必要时术者需要术中和向患者家属交代病情,决定手术方式。

1. 外科探查

外科探查主要见于下列三种状况:

(1)难以控制的出血:由于肾外伤导致大量的持续性显性出血或全身支持疗法不能矫正休克状态的患者,应立即手术止血挽救生命。可以在手术中进行静脉尿路造影了解双肾功能。

(2)腹部多脏器损伤:腹部脏器损伤是手术适应证。肾损伤往往伴有腹部多脏器损伤。腹部多脏器损伤采用 CT、超声波等综合诊断后可以进行手术,同时探查肾脏损伤状况。

(3)大量尿外渗:尿外渗是由于肾损伤导致肾脏集合系统包括肾盂、输尿管连接部损伤断裂所致。少量的尿外渗大部分可以自然愈合,大量的尿外渗可形成尿性囊肿,若继发感染后导致脓肿及肾出血。肾损伤后出现大量尿外渗的患者,应该积极进行手术探查尽早修补集合系统的损伤。

2. 外科探查原则

(1)外科探查前或打开腹膜后血肿前未做影像学检查者应手术中行大剂量静脉尿路造影,了解肾损伤的严重程度及对侧肾功能。对侧肾脏有病理性改变及先天阙如者应尽力保留伤肾。对侧肾功能正常者原则上需尽力保留,不能轻易切除伤肾。

(2)在打开后腹膜清除肾周血肿暴露肾脏前必须控制肾脏的血液循环,以避免出现难以控制的出血而导致生命危险及患肾切除。

(3)探查时肾血管控制温缺血时间不应超过 60min,如超时需用无菌冰降温并给予肌苷以保护肾功能的恢复。

(4)暴露整个肾脏并仔细检查肾实质、肾盂、输尿管及肾血管,并评估损伤程度,注意有无失去活力的组织及尿外渗。

(5)需彻底清创,尤其是因枪伤所致的肾损伤。清除因子弹爆炸效应出现的组织缺血坏死,可减少术后感染、出血及高血压等并发症。

(6)腹膜后留置导管引流。因肾损伤常累及集合系统,术后尿外渗及渗血可经引流管导出,避免术后尿性囊肿及感染等并发症。

3. 外科探查手术入路

(1)急性肾创伤的手术探查最好采取经腹途径,以便探查腹腔脏器和肠管。通常取剑突下至耻骨的腹正中切口,此入路能在打开肾周筋膜清理血肿前较易游离并控制双肾的动脉及静脉。

(2)迅速进入腹腔,在出血不严重时探查腹腔脏器并可修补。在探查肾脏之前,如有必要,应先对大血管、肝脏、脾脏、胰腺和肠管创伤进行探查及处理。当出血证实主要来自肾脏应尽快暴露肾血管及肾脏控制出血。

(3)由于腹膜后有大量血肿使正常解剖关系破坏变形,需仔细辨别标志。可提起小肠暴露后腹膜,在肠系膜下动脉、主动脉前壁向下剪开后腹膜。血肿过大难以辨认主动脉时可以肠系膜静脉作为标志,祛除血肿找到主动脉前壁向下剪开后腹膜。

(4)从左肾静脉与下腔静脉连接处提起左肾静脉较易暴露双侧肾动脉和腹主动脉。游离双肾的动脉静脉,注意约 25% 的患者双侧有多个肾动脉而已有 15% 的患者有多个肾静脉。多个肾静脉者约 80% 发生在右侧肾脏。

(5)将游离的肾脏血管分别用橡皮带提起或用无损伤血管钳夹住。确保肾血管已得到控制后,提起伤肾侧结肠,剪开侧腹膜并打开肾周筋膜清理肾周血肿并完全暴露肾脏,观察肾脏的损伤程度及范围。也可分别从升结肠或降结肠外侧腹膜处剪开上至肝区或脾区,将结肠推向中线,暴露肾脏血管。

4. 肾修补缝合术和肾部分切除术

当肾裂伤比较局限时可行肾脏修补缝合术控制出血。在肾上极或下极有严重裂伤也可采用肾部分切除术。在控制肾血管及暴露肾脏之后,剥离肾包膜并尽可能保留肾包膜,锐性清除破碎及无活力组织。肾创伤断面有撕裂肾盏或肾盂及较大血管可用蚊式钳夹住并以 4 - 0 可吸收铬制线间断缝扎关闭破碎集合系统及止血。再以 2 - 0 铬制缝线通过肾包膜贯穿褥式缝合裂开的肾实质,以游离的包膜遮盖肾裂伤处,避免术后出血。结扎缝线时应松紧适度,于裂伤及缝线处置垫备好的脂肪或可吸收的明胶海绵,避免结扎缝线用力过度,撕裂肾实质。包膜短缺也可用带蒂网膜或邻近裂伤处腹膜遮盖创面并缝合止血。网膜中间切开勿损伤主要血管。将其网膜片由外侧裹向前方,可用 1 - 0 可吸收肠线绑扎数道避免大网膜滑脱。开放肾循环观察无出血后,冲洗伤口并腹膜后留置引流管一根,缝合伤口。大网膜包裹伤肾,取材方便,能增加伤肾血供,可促进其恢复。肾脏损伤后的修复技术可影响损伤的愈合。过多的缝合肾实质可能导致局部压迫性坏死,破坏肾实质的结构。因此,尽可能缝合肾包膜而少缝肾实质。包膜不够时可用腹膜或大网膜移植皮片或特殊结构网套(聚乙醇酸网)包绕肾脏。应用该网套 60d 可完全吸收。肾被膜重建完整而用肠线缝合 3 个月仍有肠线残留且伴炎性反应。因此,采用合成缝线较铬制肠线更佳。

5. 肾切除术

术中发生难以控制的出血,肾蒂损伤,集合系统断裂无法修复与吻合,或肾栓塞时间过长,功能难以恢复时,在对侧肾功能良好的情况下可考虑肾切除术。以肾蒂钳双重钳夹肾蒂,剪断肾蒂血管,用 10 号丝线双重结扎及缝扎肾蒂血管,钳夹及剪断上段输尿管,以 7 号丝线结扎输尿管远端。切除伤肾后清除血肿并冲洗肾窝,如止血充分可不置引流管。

6. 肾损伤外科治疗术后观察要点

(1)注意观察生命体征,包括血压、脉搏、体温、尿量、尿颜色、伤口出血、血红蛋白、血细胞比容等变化,必要时可用止血药物。

(2)保持卧床 2 周以上,直到尿液变清。

(3)引流管无血性液体或尿外渗等分泌物排出可于术后 5 ~ 10d 祛除。

(4)采用抗感染治疗一个月。

(5)定期检测肾功能及影像学检查。

(6)观察可能发生的并发症如延迟性出血,局部血肿,尿性囊肿,脓肿形成及高血压等,必要时应用超声及 CT 检查。根据不同情况选用穿刺引流,选择性肾动脉栓塞或再次手术肾切除等方法治疗。

四、护理

(一)术前准备和非手术治疗患者的护理

1. 心理护理

及时向患者解释伤势情况、相应临床表现及检查结果,说明治疗及护理措施的必要性及注意事项,鼓励患者表达自身感受,教会患者自我放松,并争取患者家属及朋友的支持与帮助。

2. 卧床休息

绝对卧床休息,非手术治疗患者需绝对卧床 2~4 周,待病情稳定、尿检正常后方可离床活动。

3. 维持体液平衡

遵医嘱及时输液,保持足够尿量,在病情允许的情况下鼓励患者经口摄入。应用止血药物,及时补充血容量,以预防休克。

4. 病情观察

①定时测量血压、脉搏、呼吸,直到生命体征稳定;②严密观察尿量、尿色,及时发现进行性血尿;③准确测量并记录腰腹部肿块,若肿块逐渐增大,提示有活动性出血或尿外渗;④观察腹部症状和体征,如出现腹痛加重、腹膜刺激征,提示病情加重;⑤动态监测血红蛋白及红细胞比容,以了解出血情况及其变化;⑥定时观察体温和血白细胞计数,以判断有无继发感染。

5. 饮食护理

非手术治疗期间指导患者进食高蛋白、高热量、高维生素、易消化、富含粗纤维的蔬菜、水果,适当多饮水。保持排便通畅,避免腹压增高导致继发性出血。对肾粉碎伤、肾蒂损伤及有严重合并伤者,应禁饮禁食,静脉补充水、电解质、热量及其他营养物质。

6. 术前准备

有手术指征者,在抗休克治疗的同时,紧急做好各项术前准备。完善术前检查,除常规检查外,应注意患者凝血功能是否正常。术前应禁食、禁饮,并行肠道准备。

(二)术后护理

1. 卧位与活动

麻醉作用消失且血压平稳者,取半卧位以利于呼吸和引流。肾修补术、肾部分切除术后患者绝对卧床 1~2 周;肾切除术后 24~48h 鼓励下床活动。卧床期间应给予患者下肢按摩,预防下肢血栓形成。

2. 伤口及引流管护理

保持手术切口清洁干燥。妥善固定导尿管和肾周引流管,保持各引流管的通畅和无菌,及时更换引流袋。鼓励患者多饮水,保持尿量 >2000mL/d。

3. 病情观察

注意观察生命体征、引流量及色、血尿情况。肾切除患者应注意观察尿量,若术后 6h 无尿或 24h 尿少,提示健侧肾功能不良,应及时报告医生。

(三)健康教育

1. 自我护理

非手术治疗的肾损伤患者需长期卧床,应定时改变体位和翻身,预防压疮。对带引流管回家的患者,说明留置引流管的意义和注意事项,教会患者引流管自我护理方法。

2. 康复指导

非手术治疗恢复后 2~3 个月内不宜从事体力劳动或竞技运动,避免挤压、碰撞腰部,以防继发出血。

严重损伤致肾脏切除者,应注意保护对侧肾脏,避免服用损害肾功能的药物,如氨基糖苷类、抗结核药物等。

3.定期复查

术后 1 个月复查肾脏形态和功能,观察血压的变化情况,如出现腰痛及血尿,应及时就诊。

第六节 尿道损伤

尿道损伤为泌尿系统最常见的损伤,多见于 15 ~ 25 岁青壮年男性,90% 以上由骨盆骨折或骑跨伤等闭合性损伤引起,开放性损伤少见。男性尿道以尿生殖膈为界,分为前、后两段。前尿道包括球部和阴茎部,后尿道包括前列腺部和膜部。球部和膜部损伤常见。男性尿道损伤是泌尿科常见的急症,早期处理不当,会产生尿道狭窄、尿失禁、尿瘘、勃起功能障碍等并发症,尿道损伤的初步处理取决于尿道损伤的程度、部位、患者的血流动力学是否稳定和相关的损伤情况。本节重点介绍后尿道损伤。后尿道损伤是下尿路最严重的一种损伤,80% ~ 90% 的患者由骨盆骨折引起,多发生于尿道膜部。

一、病因

1.尿道外暴力闭合性损伤

此类损伤最多见,主要是骨盆骨折。4% ~ 14% 的骨盆骨折伴有后尿道损伤,80% ~ 90% 的后尿道损伤伴有骨盆骨折。后尿道损伤中有 65% 是完全断裂,另外 10% ~ 17% 后尿道损伤患者同时有膀胱损伤。

骨盆骨折的常见原因是交通事故、高处坠落和挤压伤,损伤部位在后尿道,常伴其他脏器的严重创伤。尿道有两处较为固定,是膜部尿道通过尿生殖膈固定于坐骨耻骨支,另一处是前列腺部尿道通过耻骨前列腺韧带固定于耻骨联合。骨盆骨折时,骨盆变形,前列腺移位,前列腺从尿生殖膈处被撕离时,膜部尿道被牵拉伸长,耻骨前列腺韧带撕裂时更甚,最终使尿道前列腺部和膜部交界处部分或全部撕断,全部撕断后前列腺向上后方移位。

膀胱颈部、前列腺部尿道损伤通常仅发生于儿童。女性尿道短,活动度大,无耻骨韧带的固定,所以骨盆骨折损伤女性尿道极少见,约占骨盆骨折的 1% 以下。女性尿道损伤机制通常由骨盆骨折碎片刺伤引起,而非男性那样的牵拉撕裂伤。

2.尿道内暴力损伤

尿道内暴力损伤多为医源性损伤,特别是尿道内有病变尤其是尿道狭窄梗阻时,更易发生。由于经尿道手术或操作的增多,近年来此类损伤有增加趋势。大部分是尿道内的器械操作损伤,损伤程度和范围不一,可仅为黏膜挫伤,亦可穿破尿道甚至穿入直肠。有的尿道损伤当时未发现,过一段时间后直接表现为尿道狭窄,尿道内的异物也会引起尿道黏膜损伤。

3.尿道外暴力开放性损伤

枪伤和刺伤等穿透性损伤引起,但少见,偶可见于牲畜咬伤、牛角刺伤,往往伤情重,合并伤多,治疗较为困难。妇科或会阴手术有损伤尿道的可能,如经阴道无张力尿道中段悬吊术可在术中或术后损伤尿道。孕妇第二产程延长时,尿道和膀胱颈部也有可能受压引起缺血性损伤。

4.非暴力性尿道损伤

非暴力性尿道损伤较为少见,常见原因有化学药物烧伤、热灼伤、放射线损伤等。体外循环的心脏手术患者有出现尿道缺血和发生尿道狭窄的可能,胰腺或胰肾联合移植胰液从尿液引流者,由于胰酶的作用有出现尿道黏膜损伤甚至尿道断裂的报道。

二、临床表现

1.休克

骨盆骨折所致后尿道损伤常合并其他内脏损伤,一般较严重。骨盆骨折、后尿道损伤、前列腺静脉丛撕裂及盆腔内血管损伤等,均可导致大量出血,引起创伤性、失血性休克。

2.尿道滴血及血尿

尿道滴血及血尿为后尿道损伤最常见的症状,多表现为尿初及终末血尿或小便终末滴血。尿道滴血及血尿程度与后尿道损伤严重程度不相一致,有时尿道部分断裂时血尿比完全断裂还要严重。尿道滴血或血尿常因导尿失败或用力排尿而加重。

3.疼痛

后尿道损伤疼痛可放射至肛门周围、耻骨区及下腹部,直肠指检有明显压痛,骨盆骨折者骨盆有叩压痛及牵引痛,站立或抬举下肢时疼痛加重,耻骨联合骨折者耻骨联合处变软,有明显压痛、肿胀。

4.排尿困难及尿潴留

轻度挫伤可无排尿困难,严重挫伤或尿道破裂者,因局部水肿或外括约肌痉挛而发生排尿困难,有时在数次排尿后出现完全尿潴留,尿道断裂者因尿道已完全失去连续性而完全不能排尿,膀胱充盈,有强烈尿意,下腹部膨隆。

5.血肿及瘀斑

伤处皮下见瘀斑。后尿道损伤血肿一般位于耻骨后膀胱及前列腺周围,严重者引起下腹部腹膜外血肿而隆起,有尿生殖膈破裂者血肿可蔓延至会阴、阴囊部。

6.尿外渗

尿外渗的程度取决于尿道损伤的程度及伤后是否频繁排尿。伤前膀胱充盈者尿道破裂或断裂且伤后频繁排尿者尿外渗出现较早且较广泛。一般伤后尿道外括约肌痉挛,数小时内不发生尿外渗,多在12h后仍未解除尿潴留者才出现尿外渗。盆腔内尿外渗可出现直肠刺激症状和下腹部腹膜刺激症状。

三、诊断

后尿道损伤的诊断应根据外伤史、临床表现、直肠指检、导尿检查、尿道造影或其他 X 线检查等明确诊断,确定尿道损伤的部位、程度和其他合并伤等。

四、治疗

后尿道损伤的治疗应根据患者的全身情况,受伤时间,尿道损伤的部位,严重程度以及合并伤的情况等,综合考虑制订治疗方案,应优先处理威胁生命的严重出血和其他脏器损伤。

（一）全身治疗

1.防治休克

及时建立输液通道,纠正低血容量,补充全血和其他血液代用品,受伤早期休克主要是严重创伤出血或其他内脏损伤所致。

2.防治感染

全身应用抗菌药物,时间长者根据尿及分泌物培养结果选用最有效的抗菌药物。

3.预防创伤后并发症

预防肺部感染、肺不张,保持大便通畅,避免腹压升高引起继发性出血,对于骨盆骨折或其他肢体骨折卧床较久的患者,注意改变体位,避免发生压疮和泌尿系结石。

(二)损伤尿道的局部治疗

原则是恢复尿道的连续性,引流膀胱尿液,引流尿外渗。在损伤期内的患者应设法积极恢复尿道连续性。后尿道破裂或断裂应根据伤情及医疗条件,有可能时争取解剖复位。炎症期(闭合性尿道损伤72h后和开放性尿道损伤48h后)的患者仅行耻骨上膀胱造瘘和尿外渗切开引流,待炎症消退后再行尿道手术。

1.后尿道挫伤的治疗

轻微挫伤、出血不多、排尿通畅者仅需以抗生素预防感染。出血较多者,局部加压与冷敷,排尿困难或尿潴留者保留导尿3~7d。试插导尿管失败者,可行单纯耻骨上膀胱造瘘,1周左右即可痊愈。

2.后尿道裂伤的治疗

试插导尿管成功者留置2~4周,不能插入导尿管者行耻骨上膀胱造瘘,2~3周后试排尿和行排泄性膀胱尿道造影,若排尿通畅无尿外渗可拔除膀胱造瘘管,尿道会师术也可以用于治疗后尿道破裂,尿道会师法置入一18~20号气囊导尿管,气囊充水25~30mL,稍加牵引,使前列腺向尿生殖膈靠拢,一般牵引5~7d。导尿管留置3~4周。以后根据排尿情况进行尿道扩张。

3.后尿道断裂的治疗

后尿道断裂患者多系骨盆骨折引起,一般伤情重,休克发生率高,且尿道完全断离,有分离和移位,使其处理比其他尿道损伤复杂得多。目前,对后尿道断裂伤的局部治疗有以下三种观点:

(1)急诊开放性吻合手术:20世纪20年代至六七十年代,急诊手术行尿道修补、端端吻合术是国外治疗后尿道断裂最流行的方式。但这种手术的术后狭窄、再缩窄、尿失禁和勃起功能障碍发生率高,损伤时尿道周围组织血肿和水肿,组织结构层次不清,判别困难,尿道断端游离困难影响两断端的正确对位。目前认为,急诊后尿道吻合术仅在下列情况下进行:①有开放性伤口;②合并有骨盆内血管损伤需要开放手术;③合并的骨折或骨折引起的出血等情况需手术处理者;④合并有膀胱破裂;⑤合并直肠损伤。

(2)膀胱造瘘,二期尿道修复:20世纪60年代以后,耻骨上膀胱穿刺或开放造瘘,3~6个月后再行后尿道修复成形术成为国外尿道断裂治疗较为流行的治疗方法。

耻骨上膀胱穿刺造瘘是尿液改道引流的简单易行的方法,若耻骨上膀胱是否充盈不能扪清,膀胱穿刺造瘘术可在B超引导下进行,开放性耻骨上膀胱造瘘术只在膀胱空虚、合并有膀胱破裂或膀胱颈部损伤时进行,开放手术时应避免进入耻骨后膀胱前间隙,从膀胱顶部切开膀胱,在膀胱腔内探查有无膀胱或膀胱颈部裂伤,若有也应从膀胱内部用可吸收线加以修补,4周后先行排尿性膀胱尿道顺行造影,若尿道通畅可试夹管,排尿正常可安全拔除造瘘管。否则3个月后行后尿道瘢痕切除成形术。患者伤后3~6个月后拟行二期手术时尿道狭窄长度可以通过静脉尿路造影、逆行性尿路造影及 MRI、超声检查做出诊断。后尿道瘢痕切除再吻合手术采用经会阴的倒"人"字形切口。后尿道修复成形手术的原则是瘢痕切除彻底;黏膜对黏膜缝合;吻合口血供良好;缝合处组织健康不被缝线切割;熟练的手术技巧。

这种手术的主要优点是避免了急诊手术带来的进一步打击以及手术所致的外源性感染和可能造成的尿道及血管神经的进一步损伤,尿失禁、勃起功能障碍等其他并发症也明显低于一期吻合。但其缺点依然显著,包括需要长期的膀胱造瘘并可进一步导致尿道感染;几乎所有的患者都会发生尿道狭窄;许多伤者尿道畸形严重,二期手术困难。因此,一期手术端端吻合仍被推荐用于治疗存在有后尿道完全断裂并与前列腺部分离、严重的膀胱颈裂伤和合并有盆腔内大血管破裂等情况。

(3)窥视下尿道内会师术:随着内镜技术的进步,运用导丝引导置入导尿管治疗后尿道断裂成为一种新的手术方式,后尿道断裂甚至前尿道断裂都可试用,内镜下会师可能减少缺损的距离,一般用输尿管镜可以直接在断裂处找到近端,先放入导丝或输尿管导管,然后沿着导丝或输尿管导管置入 F18～F20 号三腔导尿管,如在断裂处找不到尿道近端,行耻骨上膀胱穿刺造瘘置入软性膀胱镜或输尿管镜从后尿道插入导丝或输尿管导管,引导尿道内置入的膀胱镜或输尿管镜进入膀胱或直接拉出导丝或输尿管导管引导置入导尿管。内镜窥视下尿道内会师术须由经验丰富的泌尿外科专科医师进行,否则有潜在的并发症,远期通畅率比急症膀胱造瘘3 个月以后再行后尿道成形修复手术低,尿道会师术后总的术后勃起功能障碍、再狭窄和尿失禁发生率分别为 35%、60% 和 5%。目前,耻骨上膀胱造瘘,待 3 个月后再行后尿道修复成形术仍是大部分泌尿外科医师治疗后尿道断裂的首选方法。

五、护理

(一)术前护理

1.心理护理

尿道损伤并发症多,后期尚有尿道狭窄、闭锁、阳痿等并发症,患者常常情绪低落,不愿与人交往,食欲下降,难以入睡等。这种心理状态可导致机体生理功能紊乱,从而加重病情,所以应对患者多进行心理疏导,积极进行本病的健康教育指导,介绍与他类似患者的恢复情况,在思想精神上进行鼓励,使之积极配合治疗与护理,争取早日康复;同时做好家属的工作,使患者能得到更多的关怀、理解和帮助,解除后顾之忧。

2.留置导尿管、膀胱造瘘管护理

积极做好留置时的配合工作。

3.术前准备

尿道损伤若急症手术,应做好急症的各项术前准备。

(二)术后护理

1.留置导尿管护理

向患者及其家属解释留置导尿管的目的与意义;管道应妥善固定;保持引流通畅,避免受压、扭曲、堵塞等造成引流不畅,若引流不畅应根据原因处理,如挤捏、冲洗尿管等;定时观察尿的颜色、性质、量,以判断双肾功能及尿路情况;每日定时更换尿袋,引流管应低于耻骨联合,防止逆行感染,每日 2 次尿道口及外阴消毒,除去分泌物及血痂,鼓励患者多饮水;尿管一般留置2～3 周,拔管前先定时夹闭尿管以训练膀胱反射功能,拔管后观察能否自行排尿及尿线粗细等情况。

2.并发症护理

伴骨盆骨折长期卧床的患者,应鼓励其做深呼吸,帮助排痰,防止坠积性肺炎的发生;防止便秘及尿管不畅,禁止用力排尿、排便,遵医嘱给予乙烯雌酚,避免阴茎勃起,防止尿道修补的吻合口撕裂,继发出血感染;后期并发尿道狭窄应接受定期尿道扩张,开始每周1次,1个月后每2周1次,以后可再延长间隔时间,直至尿线不再变细。

（三）健康教育

（1）告诉患者及家属留置导尿管、膀胱造瘘管的目的与意义。

（2）宣传卧床、多饮水、进易消化饮食、防止感染、配合医护的知识。

第七节　肾积水

由于尿液从肾排出受阻、蓄积,造成尿液潴留而引起肾内压升高,以致肾盂肾盏逐渐扩张,肾实质萎缩与破坏,统称为肾积水。肾盂积水是由于尿路阻塞而引起的肾盂肾盏扩大伴有肾组织萎缩。尿路任何部位的管道狭窄或阻塞以及神经肌肉的正常功能紊乱,尿液通过即可出现障碍,造成尿流梗阻,梗阻以上部位因尿液排出不畅而压力逐渐增高,管腔扩大,最终导致肾积水,扩张,肾实质变薄,肾功能减退,若双侧梗阻,则出现尿毒症后果严重。

一、病因

肾积水可分为原发性和继发性两种。原发性肾积水又称为先天性肾积水、自发性肾积水、特发性肾积水。最主要的病因是肾盂输尿管连接部的梗阻,它往往是由于该部位的肌细胞被大量胶原纤维分离,失去了正常的排列,不能有效传递来自起搏细胞的电活动,阻断正常蠕动的传送。

1.先天性肾积水

先天性肾积水多由机械性梗阻所致,其原因主要如下。

（1）异位血管,如来自肾下极的迷走血管压迫。

（2）纤维条索压迫。

（3）输尿管肾盂高位插入及腔静脉后输尿管。

（4）肾盂输尿管连接部狭窄和瓣膜。

（5）膜性粘连造成的局部输尿管纤曲。先天性肾积水也可以由动力性原因造成,如节段性无动力性功能失调。

2.继发性肾积水

继发性肾积水多由于泌尿系的其他疾病所致,通过常规检查一般都可以找到原发的疾病,有些疾病则需要通过特殊的检查(如CT、磁共振成像等)才能确诊。这些疾病主要包括如下三种:

（1）上尿路的梗阻性病变:肿瘤、息肉、结石、结核、炎症、损伤、畸形、憩室、肾下垂等。

（2）上尿路外部的压迫：腹部、盆腔或腹膜后的肿块，特发性腹膜后纤维化，异位血管，妊娠期和月经期充血的卵巢静脉压迫。

（3）下尿路梗阻性病变：前列腺增生症、前列腺癌、尿道狭窄、膀胱输尿管反流等。

二、临床表现

1.腰痛

腰痛为持续性钝痛或坠胀不适。

2.腰腹部肿块

腰腹部肿块起初始于肋缘下，逐渐向侧腹部及腰部延伸，大者可越过中线为表面光滑的囊性肿块，边缘规则，有波动感，压痛不明显。

3.血尿

血尿一般为镜下血尿。并发感染、结石或外伤后血尿加重。

4.少尿或无尿

若双侧肾、孤立肾或仅一侧有功能的肾出现积水，同时伴肾功严重受损害者，则出现少尿或无尿。

5.少尿与多尿交替出现

少尿与多尿交替出现见于一部分原发性肾积水患者。可于1次大量排尿后肿块骤然缩小，疼痛减轻，尿量减少时则肿块迅速增大，疼痛加重。

6.高血压

重度肾积水患者中有1/3出现高血压，呈轻度或中度升高。可能由于扩张的肾盂肾盏压迫小叶间动脉引起肾实质缺血所致。

7.自发性肾破裂

在无创伤的情况下，因继发感染致肾盂破溃，造成肾周围血肿及尿外渗。表现为突发性腰腹疼痛，有广泛性明显压痛伴肌紧张。

8.发热

继发感染时体温升高。

9.消化道症状

消化道症状可有腹痛、腹胀、恶心、呕吐，大量饮水后上述症状加重。

10.其他

双侧梗阻出现慢性肾功能不全、尿毒症。

肾积水常无典型的临床表现，主要表现为原发病的症状和体征，肾积水诊断时，首先应明确肾积水的存在，而后查明肾积水的原因、病变部位、梗阻程度、有无感染以及肾功能损害情况。

三、诊断与鉴别诊断

通过全面细致的病史采集、症状与体征的分析，以及实验室和各项影像学检查综合分析，多可明确诊断。

该病需与多囊肾、单纯性肾囊肿、肾周围囊肿、肾上腺囊肿、肠系膜囊肿、胰腺囊肿、肝囊肿等相鉴别。

四、治疗

1. 非手术治疗

(1)肾积水较轻,病情进展缓慢,肾功能已达平衡和稳定状态可观察,但应定期检查了解积水进展情况。

(2)可自行解除的梗阻者,如孕妇生理性肾积水。

2. 手术治疗

(1)手术指征:肾积水进行性加重,临床症状明显,肾功能不断下降,梗阻病因明确,有并发症存在,应及早行手术治疗。

(2)手术治疗的原则:①解除造成肾积水的梗阻性疾病:如结石应去除;解除纤维束带或迷走血管的压迫;前列腺增生可行电切或摘除等;②严重的肾积水致患侧肾功能全部丧失或有严重感染积脓,但对侧肾功能良好,可行患肾切除术;③肾积水致患侧肾功能极差,对侧肾由于其他疾病功能不佳,甚至尿毒症,积水肾宜先行肾造瘘术,待肾功能恢复,再进一步处理梗阻;④双侧肾积水,注意排除下尿路梗阻原因。一般先治疗情况好的一侧,待情况好转后,再处理严重的一侧。通常先做一侧肾造瘘术;⑤肾小盏积水,漏斗部梗阻多由结石引起,如无临床症状,一般无须手术;⑥整形手术原则,注意正常的肾输尿管解剖关系,保持肾输尿管的畅通引流,吻合处应在肾盂的最低处。吻合时防止内翻,力争缝合后呈漏斗状。修复时尽量将纤维组织粘连瘢痕切除干净,勿伤及血管,适当保留周围脂肪组织,以覆盖手术野。

(3)术后问题及处理:一般来说,由于尿路梗阻后所引起的肾积水是长期的病理过程,手术解除梗阻只是从形态学上解决了问题,为肾功能的恢复创造了条件。梗阻解除后肾功能在恢复过程中会出现一系列的问题,必须引起泌尿外科医生的高度重视。否则,对这些问题的处理不当,同样会造成很严重的后果。其问题包括如下:①梗阻后利尿:上尿路急性梗阻缓解后的 $1 \sim 3d$,患者可出现利尿现象。24h 尿量可为 $3000 \sim 8000mL$。在短时期内持续排出大量的尿液,必然会造成水、电解质、酸碱平衡的失调,严重者还会威胁患者的生命。造成梗阻后利尿的原因主要有两个方面:其一,梗阻后血中尿素氮和排钠激素的蓄积,使肾小管对水、钠和氯的重吸收功能降低。其二,肾小管上皮变平、吸收面积减少、碱性磷酸酶和 $Na^+ - K^+ - ATP$ 酶明显减少。随着病程的进展,肾小管的功能逐渐得到恢复,尿量会逐渐恢复正常;②对抗平衡问题:根据肾功能恢复过程中的对抗平衡问题,患肾功能的恢复有赖于体内代谢负荷的刺激。因此,一侧肾积水而肾功能严重受损时,如对侧肾功能完全正常,即使患侧肾的梗阻得到解除,它也得不到体内代谢产物的刺激,故其肾功能的恢复较慢。而如果对侧肾也有一定的损害,患侧肾在梗阻解除后功能的恢复会快一些。由此可知,如果两侧肾均有梗阻时,在保证患者全身情况许可的情况下,可先解除肾功能相对较好的一侧肾的梗阻,然后再尽快解除另一侧肾的梗阻;③梗阻对肾的影响:梗阻后由于水钠潴留,全身血容量随之增加;肾素活性增加,可导致高血压。在梗阻解除或切除患肾后,部分患者的血压即可随之下降。

五、护理

(一)术前护理

1. 心理护理

主动与患者沟通,了解患者的心理状态,向患者解释引起肾积水的原因及进行相关处理

（安置引流）的意义,取得患者的配合。

2. **缓解疼痛**

观察疼痛的部位、程度及诱因等;采取缓解疼痛的措施如改变患者的体位、保暖等;必要时遵医嘱给予解痉止痛剂。

3. **排尿障碍的护理**

保持各引流管的通畅,做好肾区引流或留置导尿管的护理;严格限制摄入水量,准确记录24h 出入量;注意观察患者腹部肿块的变化及排尿情况。

（二）术后护理

1. **肾造瘘术的护理**

（1）防止出血和感染:术后取仰卧位,卧床 2 周,以防继发出血;保持造瘘口周围皮肤清洁,及时更换敷料;鼓励多饮水,以利于尿路冲洗。

（2）保持引流管通畅:妥善固定引流管,防止尿外漏导致肾周围和腹膜后感染;观察引流液的性质、颜色、量,发现问题及时处理。

（3）拔管护理:造瘘管一般在置管 2 周左右拔除,拔管前应先做夹管试验,证明肾盂至膀胱引流通畅后方可拔管。拔管后取健侧卧位,嘱患者在 3 ~ 4d 内,每 2 ~ 4h 排尿一次,以免膀胱过度膨胀而影响肾盂、输尿管引流。长期造瘘的患者应定期在无菌条件下更换造瘘管。

2. **肾盂输尿管成形术的护理**

注意观察有无吻合口漏,若尿少,吻合口附近引流管有较多淡黄色液体引出,或切口敷料有较多淡黄色液体渗出,应考虑吻合口漏的可能,需及时报告医生。肾周引流管于术后 3 ~ 4d 拔除,双 J 管一般于术后 3 周经膀胱镜拔除。

（三）健康教育

1. **饮食指导**

嘱患者多饮水,进食低盐、低蛋白质、高热量食物。

2. **自我护理**

指导长期置管者定期到医院换管,尿袋定期更换;教会患者观察尿液的颜色及性质,如发现尿液有混浊、异味,以及发热、肾区疼痛、尿量减少、排尿困难等情况出现时应及时就诊。

3. **定期复查**

及时了解肾积水减轻程度及肾功能恢复情况。

第八章　外科手术麻醉

第一节　心脏瓣膜病手术麻醉

任何原因所致的心脏瓣膜疾病均不能自愈,其病变可从轻微的、无任何症状的瓣膜畸形到严重的循环功能衰竭直至死亡。药物治疗在于预防感染、改善症状,控制相关的心律失常,并预防血栓形成和栓塞类疾病;适时的手术治疗才能阻止病变的进一步恶化并恢复正常的心脏和循环功能。随着外科手术技术的改进、人工瓣膜材料和体外循环相关设备及技术的不断进步,大大提高了手术的成功率,尤其是疑难危重心脏瓣膜疾病的手术病死率已普遍降低至5%以下。心脏瓣膜病发病原因较多,包括风湿性、非风湿性、先天性、老年退行性和缺血性瓣膜病等,其中以风湿性心脏瓣膜病最为常见。由于心脏瓣膜病病程长,心功能普遍受累,受损瓣膜类别、性质和严重程度显著不同,故对血流动力学影响不一致。

一、入室前准备

心脏瓣膜手术患者可能需要紧急复苏或急诊体外循环,因此患者进入手术室之前必须准备好相应的麻醉药品和复苏设备。

1. 择期瓣膜手术

(1)麻醉机及气管插管设备:检查麻醉机是否处于正常工作状态,有确实可用的吸引器,气管插管物品包括咽喉镜、合适的气管内导管、插管用管芯、口咽通气道或鼻咽通气道、牙垫、胶布、听诊器、局部表麻药物、注射器等。

(2)监护仪:包括常规监护项目心电图、脉搏氧饱和度、无创血压、呼气末二氧化碳设备的准备,以及重症监测项目直接动脉压、中心静脉压、肺动脉导管、心排出量测定、体温测定等仪器的准备。其他设备包括除颤仪、ACT 测定仪、血气分析仪和 HCT 测定仪以及血小板及凝血功能测定仪的准备。

(3)药物:包括麻醉药、心血管活性药、肝素和其他药品。心血管药品的准备必须有静脉推注和持续滴注的不同浓度,以便对患者进行快速处理并能短时间内维持适当的血药浓度。

(4)静脉输液:体外循环心脏手术中除非患者有糖尿病或低血糖,一般选择无糖液体,无糖液体将使体外循环期间的高血糖状态降至最低程度,以利于缺血期间的脑保护。至少需准备两路液体。体外循环前输注的液体不必加温,而且这一阶段应使患者的体温逐渐降低,体外循环后输注的液体应加温。

2. 急诊瓣膜手术

(1)气管插管设备:应快速完成常规气管插管所需设备,尤其是吸引器、咽喉镜和气管内导管。

(2)药物:除常规药品外,可能需要准备作用更强的强心药等药物,做到能及时延续患者已经开始的各项治疗,并做出适当的调整。

（3）静脉通道：必须准备两路静脉通道，患者入手术室之前必须已经开放一路静脉以便快速诱导。必须保证开放足够大口径的静脉通道，以利快速输血输液。

（4）术前监测：对重症患者来说可能没有时间放置重症监测导管，如直接动脉压和肺动脉导管。如果患者血流动力学尚稳定，必须安全快速地建立无创监测项目如心电图、无创血压、呼气末二氧化碳和脉搏氧饱和度。最优先的项目是建立好的静脉通道。其他重症监测项目可在体外循环开始后建立。如患者之前已经建立了动脉压和中心静脉通道，应迅速和手术中的传感器相连。

二、麻醉管理

鉴于各种瓣膜疾病的不同病理特点和对血流动力的不同影响，采取不同的诱导方法以维持患者最佳的血流动力学状态。麻醉诱导和维持期间的处理包括血流动力学状态的维护和麻醉技术的实施。

（一）主要麻醉技术

1. 阿片类药物为主的方法

使用麻醉类药物如芬太尼、苏芬太尼诱导的优点在于诱导过程平稳，心肌抑制最小、心率降低，呼吸抑制降低了气道反应，为术后提供了镇痛，使心肌对儿茶酚胺不敏感，无肝肾毒性，不污染环境。但缺点是不降低心肌氧耗，容易触发高动力状态，导致心动过速和高血压，胸壁僵硬使通气困难，气道压增高，术后机械通气的时间延长，与吸入麻醉药相比术中知晓的发生率较高。此方法主要用于心功能较差的瓣膜手术患者（EF < 40%）。

2. 吸入麻醉药为主的方法

吸入麻醉药为主的诱导产生剂量依赖性心肌和脑氧耗抑制，能完善抑制外科手术刺激，无术中知晓，能加强神经肌肉阻滞剂的作用，术后可快速拔管，个别药物的不良反应如血管扩张有助于二尖瓣关闭不全等患者的处理。但吸入麻醉药的心肌抑制作用容易导致低血压，不如预期的那样能降低手术刺激的血流动力学反应，有肝肾毒性，术后需额外提供镇痛并污染环境。此方法主要用于心功能较好，尤其是出现高动力状态的瓣膜手术患者。

3. 静吸复合麻醉

静吸复合麻醉有助于发挥彼此的优点，减轻各自的不良反应。

（二）二尖瓣狭窄围手术期处理

二尖瓣狭窄患者必须适当增加左心室的前负荷，但又不至于因过量输液引起肺水肿。降低心率，延长舒张期时间，增加左心室充盈。二尖瓣狭窄患者心房收缩约占左心室每搏量的30%，房颤患者心房的收缩功能将丧失。维护心脏的收缩功能常需使用强心药。维持正常的体循环阻力，因为后负荷降低对增加二尖瓣狭窄前向血流的帮助不大。二尖瓣狭窄患者肺循环阻力常升高，低氧容易导致严重的肺血管收缩，避免任何麻醉处理导致肺动脉压升高，特别是不适当地使用氧化亚氮、没有及时发现酸中毒、高碳酸血症和低氧血症。避免术前用药过量导致前负荷降低、低氧血症和高碳酸血症，使用东莨菪碱而不是阿托品以避免心动过速。用于控制心率的地高辛必须用至术晨，并积极治疗心动过速，无论是窦性心动过速或房颤。对术前无房颤患者，维持窦性心律极为重要，一旦出现房颤，应尽快电复律。二尖瓣狭窄常采用芬太尼为主的麻醉技术。二尖瓣狭窄患者需常规放置肺动脉导管以指导术中的处理，但应特别注意对于肺动脉高压患者，导管可能导致肺动脉撕裂。而且此时肺动脉舒张压不能准确估计左房压,肺动脉楔压也因狭窄的二尖瓣而过高估计左室充盈压。因此,不必将导管反复置于楔压的位置。

(三)二尖瓣关闭不全

增加和维持二尖瓣关闭不全患者左心室的前负荷有助于保持每搏量,但并不是普遍提倡增加前负荷,因为左心房和左心室的扩张扩大了二尖瓣瓣环,增加了返流量。因此,对某个特定患者来说最佳的前负荷水平应以患者对液体治疗的临床反应为基础。应保持二尖瓣关闭不全患者有正常或较快的心率以减少返流,伴有房颤的患者较多见,心房收缩对前负荷的影响不如狭窄患者那么重要。使用强心药维持偏心性肥厚的心肌收缩力有助于二尖瓣瓣环的收缩,降低返流量。体循环阻力的降低有利于二尖瓣关闭不全患者保持正常的心排出量,应避免使用 α 受体兴奋剂,硝普纳降低左心室的充盈压能显著改善心脏的射血分数,但对于因缺血性乳头肌功能不全所致的急性二尖瓣关闭不全,使用硝酸甘油是更合理的选择。应避免各种因素导致肺动脉高压,加重右心衰竭。麻醉处理中应避免术前用药过量导致肺循环阻力升高,肺动脉导管对指导液体治疗和评估返流量有很大的帮助。常采用芬太尼为主的麻醉技术,减小麻醉药对心肌的抑制。诱导过程中保持一定的过度通气可选择性的扩张肺血管而不影响体循环的压力。

(四)主动脉瓣狭窄

主动脉瓣狭窄患者围手术期处理的要点在于增加左心室的前负荷,降低心率,维持窦性节律,保持心肌收缩力不变,增加后负荷,维持肺循环阻力不变。主动脉瓣狭窄患者以小量术前用药为主,既镇静不致引起心动过速又避免过度降低前后负荷。常用吗啡 0.05 ~ 0.1mg/kg,东莨菪碱 0.2 ~ 0.3mg,肌内注射;或咪唑安定 1 ~ 3mg 肌内注射,可根据患者的个体情况如年龄和生理状况做相应调整。主动脉瓣狭窄患者采用芬太尼、苏芬太尼为主的麻醉诱导方法,剂量分别为 5 ~ 10μg/kg 和 0.5 ~ 1.0μg/kg。诱导和维持麻醉时应备好 α 受体兴奋剂如去氧肾上腺素,积极治疗诱导过程中的收缩压和舒张压的降低。如果患者出现心肌缺血的表现,使用硝酸甘油应非常小心,因为它对前负荷和动脉压的影响可能加重心肌缺血。积极治疗室上性和室性心律失常,在放置肺动脉导管时如果出现频发室早,应将导管顶端退至中心静脉处,待瓣膜手术完成后再置入。芬太尼和苏芬太尼的维持用量为 5 ~ 10μg/(kg · h) 和 0.5 ~ 1μg/(kg · h)。

(五)主动脉瓣关闭不全

主动脉瓣关闭不全围手术期处理主要在于增加左心室前负荷,维持前向血流,增加心率,降低舒张期返流,舒张压提高和左室舒张末压的降低有助于改善心内膜下的血流,维持心率在 90 次/分,以便提高心排出量又不至于引起缺血,维持窦性节律不如狭窄患者那么重要,患者常伴有房颤。维持患者的心肌收缩力,可用纯 β 受体兴奋剂如异丙肾上腺素,既可扩张外周血管又能增加心肌的收缩力和心率。降低体血管阻力有利于提高前向血流,增加心排出量。维持肺循环阻力。少量术前用药既能维持心肌收缩力和心率,又不至于因为焦虑而增加外周血管阻力。

麻醉诱导常采用异氟烷、泮库溴胺与补充容量相结合,左心室功能严重下降的晚期患者,可用少量芬太尼和泮库溴铵诱导。由于主动脉瓣关闭不全患者的脉压有时高达 80 ~ 100mmHg,关注平均动脉压和舒张压的变化可能比关注收缩压更重要。

（六）三尖瓣狭窄和关闭不全

三尖瓣狭窄血流动力学处理的要点在于适当增加右心室的前负荷,维持窦性节律至关重要,积极处理室上性快速心律失常,避免心动过缓。维持右心的心肌收缩力,体循环阻力的变化对三尖瓣狭窄患者的血流动力学影响较小,除非患者有二尖瓣病变,尤其是二尖瓣关闭不全。但血管扩张血压过低可能限制跨三尖瓣的血流。由于前向血流的主要阻力在三尖瓣,因此降低肺动脉压的帮助不大,维持在正常范围内即可。三尖瓣狭窄患者术前的液体限制、强心利尿能改善肝功能,降低手术的风险。如果合并有二尖瓣病变,麻醉处理的原则应以处理二尖瓣损害为主,而单纯三尖瓣狭窄患者常采用高前负荷、高后负荷及维持术前心肌收缩力的芬太尼为主的麻醉技术。三尖瓣狭窄患者由于置入肺动脉导管较困难,常采用中心静脉压导管,可在外科医师的配合下放置左心房导管以强化监测。

三尖瓣关闭不全血流动力学处置的要点在于增加前负荷,维护右心室的每搏量,保持正常至较快的心率防止外周组织淤血,大多数三尖瓣关闭不全患者伴有房颤,保持窦性节律几乎不可能。由于右心室的结构更适应于容量而非压力负荷,可能需使用强心药保持右心室的收缩力,常采用芬太尼为主的麻醉技术,以减少对心肌的抑制。必须采取措施降低肺动脉压,改善右心室的功能,过度通气,避免气道压过高,如需使用强心药,可选择多巴酚丁胺、异丙肾上腺素、氨力农或米力农。

（七）肺动脉瓣狭窄

肺动脉瓣狭窄血流动力学处置的要点为增加右心室的前负荷,维持中心静脉压,患者依赖心房收缩提供右室充盈压,严重病变患者常伴有三尖瓣关闭不全,保持较快的心率有助于稳定血流动力学。严重肺动脉瓣狭窄患者右心室肥厚常需强心药维持心肌的收缩力,避免使用心肌抑制的药物,可采用芬太尼为主的麻醉方法。维持后负荷保证肥厚右心室的灌注压,尽管右心室主要的射血阻力来自狭窄的肺动脉瓣,但肺动脉压升高将导致右心室功能不全,因此保持肺循环阻力处于较低的水平。

第二节　冠心病手术麻醉

生活习惯和饮食结构的改变使国人冠心病的发生率逐年增高,冠状动脉旁路移植术(coronary arterybypass grafting,CABG)是目前治疗冠心病的主要外科手段。冠心病患者以中老年人居多,常合并高血压、高脂血症、糖尿病和脑血管意外等,心功能较差,心脏储备功能低下,不易耐受缺血缺氧和血流动力学波动。非体外循环下冠状动脉旁路移植术是在跳动的心脏上进行桥血管吻合术,对麻醉管理提出了更高的要求。

一、麻醉前准备

1.思想准备

思想准备包括麻醉医师和患者两个方面。麻醉医师术前应全面了解患者的病情,并做出病情判断。向外科医师了解搭桥的血管数目和具体血管。做好患者的思想工作,向患者介绍麻醉方法、手术过程,取得患者的信任,消除患者对手术的恐惧和对麻醉及术后疼痛的顾虑。此举是避免患者体内儿茶酚胺大量分泌,减少心肌氧耗,维持心肌氧供的关键。

2. 器械与用具准备

多功能麻醉机和监护仪,各类监测模块,包括心电图(5 导联)、有创血压、中心静脉压和肺动脉导管监测装置及耗材、TEE、体温、麻醉深度监测、除颤仪等。充分考虑到建立气道的难度,准备好困难气道的各种仪器设备,如口咽通气道、喉罩、纤维支气管镜、光棒、可视喉镜等,防止出现困难气道时不能及时采取措施的窘迫状况,防止缺血缺氧的发生。无论是在体外循环下还是非体外循环下进行搭桥手术,都应在患者入室前使体外循环机处于备用状态,以便在紧急情况下实施抢救。

3. 药物准备

准备好麻醉诱导药和各种急救药品如多巴胺、阿托品、利多卡因等。去氧肾上腺素和硝酸甘油应常规稀释备用。

二、麻醉前用药

1. 镇静药

术前一晚口服地西泮 10mg,保证睡眠,术日晨肌内注射吗啡 $0.1 \sim 0.2mg/kg$,使患者入室时安静欲睡,避免儿茶酚胺分泌。对于心肺功能较好的高动力状态患者,可适当增加镇静镇痛药剂量,盐酸右美托咪定可安全地用于冠心病患者的术前镇静镇痛,且不抑制呼吸循环,患者可保持清醒状态,并可实施部分有创操作,如动脉置管测压等。由于负荷量容易导致血压一过性升高,建议可缓慢泵注直至起效,常用剂量 $0.3 \sim 0.7\mu g/(kg \cdot h)$。

2. 抗胆碱药

主要用于减少呼吸道分泌物和预防喉痉挛,阿托品可显著增加心率,此类患者若需用药可考虑选用东莨菪碱或长托宁。为避免术前用药使患者的病情复杂化,目前多数推荐术前不再常规使用此类药物,待患者入室后可根据患者的具体情况酌情用药。

3. 抗心肌缺血药

可胸部心前区贴敷硝酸甘油贴片,对心绞痛频繁发作的患者,应备用硝酸甘油口含片。对左冠状动脉主干严重狭窄或冠脉多支严重病变的患者,术前一天就应持续滴注硝酸甘油或钙通道阻滞剂,以减轻左心室充盈并使冠状血管扩张以改善血运,避免发生大面积心肌缺血。

三、麻醉管理

(一)麻醉原则

在麻醉过程中保持并改善心肌的氧供需平衡,维持循环功能稳定,从而减少心肌缺血的发生是麻醉管理的基本原则。决定心肌氧耗的因素包括室壁张力、心肌收缩力和心率,而心肌氧供依赖于冠脉血流量和血液的携氧能力,而冠脉血流量取决于冠脉灌注压和冠脉阻力。麻醉药和血管活性药均会改变心肌氧耗。麻醉药对冠脉循环的作用至今仍存在争议,麻醉性镇痛药、苯二氮卓类药物和其他辅助用药可扩张冠脉。吸入麻醉药对冠脉具有直接扩张作用,其全身血管扩张作用可通过降低室壁张力减少氧耗,其中以异氟烷的扩血管作用最强。但吸入麻醉药存在剂量依赖性的心肌抑制作用,恩氟烷和异氟烷的心肌抑制作用大于地氟烷和七氟烷,在降低心肌收缩力的同时减少心肌氧耗,对于心功能严重受损的患者,可致心室扩张增加心肌氧耗,使心功能恶化。因此,理想的麻醉效果来源于合理辨证地运用麻醉和血管活性药物。

对于心肌缺血的密切监测和及时处理是冠心病手术麻醉管理的关键。由于术前精神紧张和对麻醉手术的应激反应,围手术期心肌缺血往往加重,所不同的是,在麻醉状态下,患者对心绞痛等不适没有主诉,只能靠麻醉医师通过心电图、TEE 和血流动力学的变化进行判断。如对于心电图的变化可帮助麻醉医师明确是否发生心肌缺血(如远端血管栓塞、吻合口狭窄等)、这种心电图的改变是局部性的还是全心性的,前者可能与桥血管吻合有关,后者可能意味着心肌保护不当。还要注意心电图的变化是否伴有心功能恶化和心律失常。

(二)体外循环下冠状动脉旁路移植术

患者入室后,面罩吸氧,开放静脉,安置心电图、脉搏氧饱和度、桡动脉测压、体温、中心静脉压等监测。估计心功能较差患者可放置肺动脉导管监测。麻醉诱导药可选用咪达唑仑、依托咪酯、丙泊酚、芬太尼、苏芬太尼等。单纯芬太尼、苏芬太尼等静脉麻醉药往往不能减轻高动力患者的血流动力学反应,应加用吸入麻醉药以加深麻醉,必要时给予血管活性药,避免深麻醉带来的不良反应。常用肌松药有罗库溴铵、维库溴铵、顺式阿曲库铵等。麻醉维持以静吸复合为主,避免使用大剂量芬太尼类药物,以减少术后呼吸支持和 ICU 滞留时间。诱导后可放入 TEE 监测,对诊断心肌缺血,尤其是节段性室壁异常运动有重大意义,也便于监测心脏功能和指导液体治疗等。体外循环转流前和复温开始后应加深麻醉,避免体外循环管道分布容积增大和体温上升、代谢加快麻醉药血药浓度下降导致的术中知晓和自主呼吸恢复。随着手术的完成逐渐调整好循环、呼吸、体温、内环境、麻醉深度等各项指标,为脱离体外循环做好准备,经肉眼观察、肺动脉导管测定和 TEE 评估后,估计脱机后心功能维持可能有困难的患者,除积极调整血管活性药用药外,必要时应在体外循环停机前放置好左室辅助装置,如主动脉内囊反搏(IABP),对患者顺利脱机和心功能良好转归非常有帮助。停体外循环后及时恢复血红蛋白浓度和血细胞比容,保持血容量稳定,维持中心静脉压平稳,可小剂量应用硝酸甘油,既维护心脏功能,也可防止动脉桥血管的痉挛。在充分镇静镇痛的情况下送 ICU 监护,术后可以丙泊酚镇静为主,辅以血管活性药维持血流动力学稳定,待循环状态稳定后,逐渐使患者清醒,直至拔除气管导管。

(三)非体外循环下冠状动脉旁路移植术(OPCABG)

OPCABG 技术的应用可避免体外循环带来的许多并发症,如凝血机制紊乱、全身炎性反应、肺损伤、肾功能损害和中枢神经系统并发症等,由于该方法对机体损伤小,术后恢复快,住院时间短,节省了医疗费用。随着外科吻合器械和技术的不断提高,其适应证有逐步放宽的趋势,如术前心功能严重低下、合并肾功能不全、呼吸功能障碍和脑血管意外的患者外科医师倾向于选择 OPCABG。但该技术的应用对麻醉医师提出了更高的要求。麻醉医师面临的挑战是如何维持术中心肌氧供需平衡,维持血流动力学稳定,保护心脑肺肾等重要脏器的功能,预防、早期诊断和治疗在跳动心脏上手术操作带来的心律失常、低血压和心肌缺血。

按体外循环下手术的标准实施监测、诱导和维持麻醉。但如患者须术后早期拔管,芬太尼与苏芬太尼的用量要控制(总用量芬太尼 <15μg/kg,苏芬太尼 <2.5μg/kg)。近年来,超短效瑞芬太尼为施行快通道麻醉提供了便利条件,且无术后呼吸抑制的顾虑。手术开始前应充分补充血容量,血红蛋白浓度较低的患者可适当输血,调整内环境稳定,使血钾水平保持在正常高限以降低心肌的应激性。移植远端血管搬动心脏时,血压可发生剧烈波动,可临时采取头低脚高体位,并在固定器安放好后观察半分钟,待血压、心率和节律稳定后施行血管吻合术。如

果经正性肌力药物调整后仍不能维持正常血压,应松开固定器将心脏恢复原位。如此反复搬动心脏几次,可起到缺血预处理的心脏保护作用,心脏将会对搬动到异常体位产生适应,可减少对血流动力学的影响。吻合远端吻合口时须提升血压,而吻合近端吻合口时须控制性降压,以防止主动脉侧壁钳夹后导致严重高血压,增加心肌氧耗。在吻合远端吻合口临时阻断血管时,要密切观察心肌缺血和心律失常的发生,一旦出现严重心律失常和 ST 段急剧抬高,应通知外科医师尽快放置血管内分流器或松开阻断的血管,无法改善的只能重新全身肝素化在体外循环下实施手术。

由于不用体外循环,多数患者失血不多,可以不输异体血。对出血多的患者,可采用血液回收机将失血回收处理后回输给患者。

(四)辅助循环

冠心病患者心脏功能严重受损时,需依靠辅助循环措施,以减少心脏做功,提高全身和心肌供血,改善心脏功能。辅助循环的成功主要取决于其应用时机,越早应用效果越好。其适应证为:术前心功能不全,严重心肌肥厚或扩张;术中心肌缺血时间 >120min;术毕心脏指数 <2.0L/(m² · min),左房压 >20mmHg,右房压 >25mmHg;恶性室性心律失常;不能脱离体外循环。

常用的辅助循环措施有:①主动脉内球囊反搏(IABP)为搭桥手术前最常用的辅助循环措施,适用于术前并存严重心功能不全、心力衰竭、心源性休克的冠心病患者,可为患者争取手术治疗创造条件。将带气囊心导管经外周动脉置入降主动脉左锁骨下动脉开口的远端,导管与反搏机连接后调控气囊充气与排气,其原理是:心脏舒张期气囊迅速充气以阻断主动脉血流,促使主动脉舒张压升高,借以增加冠脉血流,改善心肌供氧;心脏收缩前气囊迅速排气,促使主动脉压力、心脏后负荷及心排血阻力均下降,由此减少心肌耗氧;②人工泵辅助有滚压泵、离心泵两种。滚压泵结构简单,易于操作,比较经济,缺点是血细胞破坏较严重,不适宜长时间使用。离心泵结构较复杂,但血细胞破坏少,在后负荷增大时可自动降低排出量,更符合生理,适合较长时间使用,但也只能维持数天;③心室辅助泵有气驱动泵和电动泵两型。气驱动型泵流量大,适于左、右心室或双心室辅助,但泵的体积大,限制患者活动。近年来,逐渐采用埋藏式电动型心室辅助泵,连接心尖部以辅助左心功能;④常温非体外循环搭桥手术中,有时出现心率过慢和血压过低而经药物治疗无效者,可继发循环衰竭,此时可采用"微型轴流泵",采用离心泵驱动血液以辅助循环。在轴流泵的支持下施行常温冠脉搭桥手术,比体外循环下手术出血少,心肌损伤轻。轴流泵的优点是:用患者自体肺进行血液氧合;不需要阻断主动脉;不存在缺血再灌注损伤;降低心脏负荷,减少心肌耗氧,增加心肌血流,增强心肌保护;减少肝素用量,减少手术出血。

四、术后管理

(一)保持氧供

(1)维持血压和心脏收缩功能,必要时辅用小剂量儿茶酚胺类药。同时,保证足够的血容量,使中心静脉压维持满意水平。应用小剂量硝酸甘油,防止冠脉痉挛和扩张外周血管。

(2)维持血红蛋白浓度,尤其是心功能不全、高龄、术后出现并发症而增加机体氧耗和需机械通气辅助的重症患者,血红蛋白浓度应维持 10g/dL 和 Hct 30% 左右,不宜太高。

(3)维持血气及酸碱平衡,充分供氧,调整呼吸机参数使血气达到正常水平。积极治疗酸中毒、糖尿病及呼吸功能不全。

（二）降低氧耗

（1）保持麻醉苏醒期平稳，避免手术后期过早减浅麻醉，应用镇静镇痛药以平稳度过苏醒期。

（2）预防高血压和心动过速，针对性使用 α 受体阻滞剂（乌拉地尔）、β 受体阻滞剂（美托洛尔）和钙通道阻滞剂。心率控制在小于 80 次/分，其心肌缺血发生率约为 28%，而心率高于 110 次/分者则可增至 62%。

（三）预防桥血管痉挛和栓塞

术后桥血管痉挛和栓塞是心肌梗死的主要病因。小剂量硝酸甘油可有效防止静脉桥和内乳动脉桥血管痉挛的发生。对于采用桡动脉为桥血管的患者，应尽早使用钙通道阻滞剂地尔硫卓等防止血管痉挛的发生，并持续口服至术后 6 个月。在严密监测凝血功能的情况下，如无明显出血倾向，应在 48h 内恢复使用抗血小板药物阿司匹林，监测使用后的凝血状况和出血倾向，如胃肠道和泌尿道出血等。

（四）早期发现心肌梗死

冠脉搭桥患者围手术期心肌缺血发生率为 36.9%~55%，其中 6.3%~6.9% 发生心肌梗死。临床上不易发现小范围局灶性心肌梗死。大范围者则引起低心排综合征或严重心律失常，其中并发心源性休克者占 15%~20%，病死率高达 80%~90%。并发心力衰竭者为 20%~40%。早期发现心肌梗死具有重要性，其诊断依据有：①主诉心绞痛；无原因的心率增快和血压下降；②心电图出现 ST 段及 T 波改变，或心肌梗死图像；③心肌肌钙蛋白（cTn）、CK-MB、肌红蛋白（Myo）、核素扫描^{99m}锝－焦磷酸盐心肌"热区"心肌显像可支持早期心肌梗死的诊断，有重要价值。

（五）术后镇静镇痛

术后疼痛可导致机体一系列病理生理改变，如肺活量降低，肺顺应性下降，通气不足，缺氧和二氧化碳蓄积；患者不能有效咳嗽排痰，易诱发肺不张和肺炎；患者焦虑不安、精神烦躁、睡眠不佳，可使体内儿茶酚胺、醛固酮、皮质醇、肾素－血管紧张素系统分泌增多，引起血管收缩、血压升高、心率加快、心肌氧耗增加；还可引起内分泌变化，使血糖上升，水钠潴留、排钾增多；引起交感神经兴奋，使胃肠功能抑制，胃肠绞痛、腹胀、恶心、尿潴留等。考虑到肝素化后硬膜外镇痛有引起硬膜外血肿的可能性，建议采用静脉镇痛。常用药物有吗啡、芬太尼、苏芬太尼、盐酸氟吡洛芬、曲马多和盐酸右美托咪定等。

第三节　胸内手术的麻醉

胸内手术的麻醉进展是现代麻醉学发展的重要组成部分。胸外科手术的进展要求与之相适应的麻醉技术的提高，胸内手术麻醉的进展又为胸外科手术的进步创造了条件。

一、常见胸内手术的麻醉特点

常见胸内手术包括全肺切除、肺叶切除、肺段切除、食管手术、纵隔手术等，传统手术多采用开胸入路,开胸对呼吸、循环功能可产生明显影响。手术操作对纵隔内结构的牵拉与压迫可引起不良神经反射。术前疾病本身影响呼吸、循环功能,手术可加重这种不良影响。因此,胸内手术的麻醉处理与管理要求较高。为方便手术操作与保护健肺,胸内手术多采用全身麻醉、肺隔离技术。现今胸内微创手术开展日趋增多,肺隔离技术已成为胸腔镜下乃至达芬奇机器人辅助下手术的必要条件。

二、麻醉选择

胸内手术的麻醉方法以气管内插管全身麻醉为主。麻醉诱导可根据患者的病情选择静脉诱导、吸入诱导及静 – 吸复合诱导的方法。麻醉维持也可采用静脉、吸入及静 – 吸复合的方法,常使用肌肉松弛药以保证充分的肌肉松弛。全身麻醉联合胸段硬膜外阻滞或椎旁神经阻滞与全身麻醉配合不仅有利于加强镇痛作用、减少术中麻醉药的用量,还有利于术后镇痛,促进患者的恢复。虽有非气管内插管硬膜外、局麻与镇静复合麻醉配合胸腔镜下成功行肺叶切除、淋巴结清扫等胸外科常见复杂手术的报道,但毕竟有一定的局限性,术中要求胸外科医师进行迷走神经的阻滞以抑制咳嗽反射,其有效性、安全性及真正的效益/成本比有待进一步的实践检验。

三、麻醉期间的呼吸管理

(一)保持呼吸道的通畅

由于胸内手术多采用肺隔离技术,故首先应有足够的麻醉深度使双腔支气管导管或支气管阻塞导管准确到位。术中依据气道压力、呼气末二氧化碳波形的持续监测及时发现并处理导管移位、气道分泌物增加等呼吸道受阻的情况。在手术的重要步骤有时需要麻醉医师暂停呼吸来保证手术的顺利进行,有时则需要外科医师在手术台上调整气管导管的位置或直接台上行气管或支气管插管,而在气道吻合结束需要麻醉医师轻柔膨肺来协助外科医师检查是否存在吻合口漏,在关胸前则应再次吸净呼吸道分泌物后充分膨肺,因此台上、台下医师间的配合甚为重要。

(二)保证有效通气的同时预防急性肺损伤

保证有效通气的同时预防急性肺损伤,主要采用保护性肺通气策略。

(三)促进术后尽早恢复

有效的自主呼吸正常、有效的自主呼吸有赖于中枢神经系统调节下的呼吸运动。全身麻醉药及阿片类药物对于中枢神经系统的抑制、肌肉松弛药对于呼吸运动肌肉的阻滞及开胸手术对于呼吸功能的损害都可影响患者有效自主呼吸的恢复。因此,在制订麻醉方案时就应考虑这些因素,通过合理的麻醉管理方法,达到术中保持患者无知晓、无疼痛、肌肉松弛无体动、无咳嗽、植物神经抑制适度,手术结束后又能够使患者的意识、自主呼吸迅速恢复,且无明显的疼痛、躁动、恶心、呕吐及不良记忆。

四、麻醉期间的循环管理

(一)胸内手术对循环系统的影响

开胸前,胸腔两侧压力相等,纵隔位于胸腔中间。开胸后,开胸侧胸腔变为正压,而非开胸侧胸腔仍为负压,结果使纵隔移向非开胸侧胸腔。此时,如为自主呼吸,吸气时非开胸侧胸腔负压增加,纵隔向非开胸侧胸腔移位更明显;呼气时非开胸侧胸腔压力增加超过开胸侧胸腔压力,使纵隔向开胸侧胸腔移位,纵隔随呼吸的变化在两侧胸腔之间交替移动,称为纵隔摆动。纵隔摆动容易造成大血管扭曲。腔静脉扭曲可引起回心血量减少,使心排出量降低;大动脉扭曲则直接造成血压下降。因此,开胸手术需要采用气管内插管全身麻醉、正压机械通气以减轻纵隔摆动所致的血流动力学紊乱。有学者报告已成功开展了非气管插管静脉麻醉微创胸腔镜下肺叶切除术,术中要求外科医师进行迷走神经阻滞以抑制咳嗽反射,但该麻醉方式仅适用于部分患者且存在呼吸、循环抑制的风险。

即便采用了全身麻醉、机械通气,胸内操作对于纵隔内结构的牵拉、压迫、电灼刺激及单肺通气的影响等仍可对循环系统产生明显的干扰,容易造成低血压、心肌缺血、心律失常等。因此,胸内手术中应持续监测心电图、脉搏血氧饱和度、呼气末二氧化碳、有创动脉血压、中心静脉压等。术后搬动患者时也应动作轻柔,尤其是对全肺切除后的患者。

(二)胸内手术循环管理的方法

1.严密监测

由于心电图电极位置必须让位于手术野,因此需要更加注意心电图波形的动态变化。心电图可以发现心率、心律及 ST‐T 的改变。有创动脉压监测应作为开胸手术所必备的监测。围麻醉期心搏骤停的发生率为 0.1%,多发生在肺门周围操作期间,而此时恰逢使用电凝、心电图受到干扰的情况下,有创动脉压监测可不受电凝的干扰,从动脉压力波形改变的瞬间观察到血压的骤降,此时让术者暂停手术,分析心电图波形即可得到心搏骤停类型的诊断,在心脏按压的同时,针对心搏停止、无脉电活动及心室纤颤采用相应的心脏复苏措施,一般均可获得良好的治疗效果。心肺复苏期间有创动脉压还可以直接观察到心脏按压的效果,对于后续治疗有明显的指导意义。此外,有创动脉压监测便于单肺通气期间血气分析血样的获取。中心静脉压监测常作为临床液体管理的主要监测方法,胸内手术中要考虑胸内手术操作对中心静脉压的影响,因此开胸手术中更加强调中心静脉压的动态观察,结合患者的心功能状况、手术操作、有创动脉压及呼气末二氧化碳等来判断中心静脉压数值的意义更有价值。

此外,在紧急状况下中心静脉通路能够为药物迅速起效提供便捷的给药途径。脉搏血氧饱和度和呼气末二氧化碳监测不仅是呼吸功能监测的主要指标,同时两者提供的信息也有利于循环管理。通过观察脉搏血氧饱和度的波形可以获悉心脏收缩强弱、外周血管舒缩及是否存在血容量不足的初步信息;呼气末二氧化碳则是肺血流量减少甚为敏感的指标,术中应同步监测有创动脉压与呼气末二氧化碳,如果术中呼气末二氧化碳突然下降,随之血压下降,要考虑肺栓塞的可能;如果血压下降在前,呼气末二氧化碳随后下降,则肺血流的下降则是全身血流下降的一部分。血气分析检查则是单肺通气管理的一部分,在抽取动脉血时应同步记录呼气末二氧化碳的数值,这样可以动态观察动脉血二氧化碳与呼气末二氧化碳的差值,借此了解肺通气的有效性。术中容易被忽略的,但也却是最简单、有效的监测,即呼吸音的听诊,在麻醉前、中、后均应重视。

2.循环功能的调节

循环功能的调节以满足机体有效灌注为目的,维持好心脏的心泵功能、血容量、血管的完整性及正常的舒缩功能这三者之间的平衡。就心脏而言,周而复始、有序、协调的收缩与舒张是实现正常心泵功能的前提,为此保证心脏自身正常的血供、前后负荷、营养成分、水电解质都是必要的,因此防治心肌缺血、心律失常及代谢、水电解质紊乱等都是维持正常循环功能重要的组成。相对而言,由于监测技术的发展,心脏异常情况较容易发现。血管的完整性及正常的舒缩功能,需要根据病理生理、手术流程及动脉压力波形或脉搏血氧饱和度波形、末梢毛细血管充盈度等的观察来综合判断,如感染晚期低血压患者可能已经存在毛细血管通透性增加(相当于血管的完整性破坏)。血容量的补充首先考虑"量"、其次考虑"质","量"必须与心功能和血管的容积相适宜,本着节约用血的原则,容量补充可用人工代血浆,"质"则为血液的有形成分及凝血因子、纤维蛋白等,按需补充,维持水、电酸碱平衡。

3. 备好抢救用药、仪器

常规将麻黄碱、阿托品、利多卡因分别抽好在注射器内备用,此外,在手术室内应能够随时取到肾上腺素等其他抢救药品。在手术室固定场所备好随时可用、性能良好的除颤仪等。

五、术后管理

(一)术后管理模式

手术结束后麻醉管理的目标就是要让患者安全、无痛、舒适地从麻醉状态中快速恢复到正常的生理状态,而无严重不良反应。胸内手术因其手术创伤大,对患者循环和呼吸系统功能的干扰大,可能潜在的问题有术后剧烈疼痛、恶心、呕吐、低氧血症、体温异常、意识障碍和血流动力学不稳定等,需要专业人员迅速诊断与治疗。麻醉后恢复室(PACU)的管理模式,不仅提高麻醉后患者的安全性,而且还可以提高手术室的使用效率,合理利用医疗资源。

(二)呼吸问题的处理

PACU 呼吸问题的处理目标是避免缺氧与减少手术后呼吸系统并发症,如果患者自身能够保持气道通畅(保护性反射恢复,注意食管手术潜在吞咽、咳嗽反射恢复延迟)、神经肌肉接头功能恢复(确认无肌松残余作用)、麻醉药对呼吸的抑制作用消退,在充分膨肺之后可以考虑拔除气管导管。但在此处理过程当中,应避免缺氧,在吸痰、拔管过程中始终供氧。对于胸内手术患者可用潮气量、胸廓起伏、呼吸频率及手握力等来判断潮气量恢复是否足够,没有必要在患者手术恢复早期最需要充分氧供的时候用脱氧自主呼吸观察氧饱和度是否能够维持的方法来判断。

PACU 要求气管导管拔除前谨慎评估:①确保拔管后能够保证呼吸道通畅;准备加压面罩和口鼻咽通气道,必要时使用喉罩;在拔管前应在一定麻醉深度下清除呼吸道分泌物,包括气管、支气管和口腔,必要时进行气管镜检查;双腔支气管导管在不需要肺隔离后,应将小套囊放气,再次清理呼吸道;②确保拔管后能够保证足够的通气与氧合,带管自主呼吸如下:自主呼吸恢复平稳,呼吸频率 <25 次/分,潮气量 $>8mL/kg$(可借助呼吸机采用 CPAP 通气模式,将压力参数设置为 0,通过监测数值来判断);尚未拮抗肌松药如 TOF 在 $0.75 \sim 0.9$,可拮抗一次,使 TOF >0.9;气体交换达标:$FiO_2 40\%$ 血气分析 $PaCO_2 < 45mmHg$(既往有 COPD 者 $<50mmHg$),$PaO_2 > 100 \sim 200mmHg$,SpO_2 为 $99\% \sim 100\%$;③拔管前吸氧,适当膨肺,拔管后面罩吸氧,如患者已清醒,可鼓励深吸气、咳嗽交替进行后面罩吸氧;④循环系统拔管前要求血流动力学稳定,无明显活动性出血,胸腔引流量应 $<100mL/h$。PACU 是清醒后拔管还是麻醉状态中拔管,要因人而异,开放气道的难易程度是重要的考虑因素,其次考虑的是患者的心脏能否承受气管导管刺激所致的应激反应。麻醉早期应用右美托咪定可为清醒拔管创造良好的镇静条件。

拔管后要注意观察是否潜在气道并发症。对气管塌陷或出现严重的皮下气肿、纵隔气肿,可能需要再次气管插管,故在拔管前应常规准备气管插管器具,对于存在困难气道的患者,拔管应慎重,必要时在导管内留置交换导管并准备相应的可视喉镜等设备。对于气管或支气管重建患者特殊的体位造成再次插管困难,应保留气管导管直至患者自主呼吸恢复并能够良好配合。

对术前肺功能减退、术中出血、输血量大、手术创伤大等潜在急性肺损伤患者,可考虑带气管导管回 ICU 行呼吸支持治疗。

(三)循环问题的处理

PACU 中可以通过监测心电图、血压、中心静脉压及观察患者的末梢循环等来判断患者的循环功能。胸腔引流液的量、色均是观察的重点。拔管前后的吸痰要注意既要吸净分泌物,又要防止患者剧烈咳嗽造成血管结扎线脱落。如果突然血压下降,首先要排出血,如果大出血,及时开胸止血能够挽救患者的生命,一旦拖延则有可能延误抢救时机。

血压是反映循环功能的综合指标,血压降低一定要查明原因,切忌仅用升压药治标。在PACU 中最常见的循环系统并发症是高血压,尤其是术前有高血压且控制不佳的患者,排除疼痛因素外,可以用硝酸盐类或钙通道阻断药或乌拉地尔等控制血压,以免引起心脑血管意外。其次,胸科手术中较常见的是心律失常,尤其是房颤,对于无严重器质性疾病的房颤患者,在PACU 中首先调整其内环境,包括水电、酸碱、血气、温度等,然后可以在镇静下行电复律,以消除房颤的危害。对于全肺切除术后的患者,在搬动和改变体位时,注意操作轻柔,避免纵隔摆动对生命体征的干扰。

(四)疼痛的处理

术后镇痛是胸内手术麻醉管理中不可或缺的重要组成部分。术后镇痛不仅可改善患者的呼吸功能,增加通气量,还有利于咳嗽、排痰,减少术后肺部并发症。目前,采用多模式全程镇痛的模式,静脉自控镇痛(PICA)、硬膜外自控镇痛(PECA)、椎旁神经或肋间神经阻滞等镇痛方法及中枢、外周镇痛药的联合应用可发挥良好的镇痛作用,使得胸科手术后疼痛已非 PACU中的主要问题,偶有患者主诉疼痛,加用少量镇痛药物多能缓解。

(五)苏醒延迟与躁动的处理

苏醒延迟偶见于老年肝功能不良者,应用氟马西尼可促进恢复。躁动重在预防,术前良好准备,完善的麻醉计划,恰当的麻醉用药,术中良好的循环、呼吸功能维护,对于预防躁动乃至术后谵妄均有意义。小剂量右美托咪定 $1\mu g/kg$ 在麻醉早期应用,不但可以减少术中麻醉用药,而且其加强镇静、镇痛效果对于预防术后躁动、谵妄及寒战不适均有良好的作用。

(六)低体温的处理

低体温多见,偶有寒战。可采用周身覆盖吹热风式加温的方式以避免寒战带来的不利;如有寒战,应用适量哌替啶或曲马多,多能缓解。

(七)恶心、呕吐的处理

恶心、呕吐在 PACU 中少见。但在手术后当晚及次日女性患者容易发生。预防性应用地塞米松及中枢性抗呕吐药有一定的作用。对于食管患者在拔除气管导管前一定要注意胃管的通畅,以防误吸。

(八)尿失禁与尿潴留的处理

注意观察,如果尿失禁应注意更换尿垫,尿潴留多见于男性患者,导尿处理简单但要注意预防并发症。

（九）PACU 转出标准与患者的转送

每例患者在转出 PACU 之前必须要进行充分评估，汇总分析。呼吸道的保护反射一定要恢复良好，通气和氧合能力良好，以保证在无监测条件下能克服轻微的病情变化，血压、心率和外周末梢灌注良好，体温正常不是必需的指标，但是应无寒战，镇痛充分，呕吐得到控制，已经超过最后一次用药 15min 以上。根据患者的情况决定返回病房或 ICU。由于个体差异，根据患者临床情况做出判断更加重要，如果对诊断和安全性存在疑问，应该推迟转出 PACU 或入 ICU 继续监护治疗。

第四节　胃肠道手术麻醉

一、麻醉前准备

（1）胃肠道疾病，特别是恶性肿瘤患者，术前多有营养不良、贫血、低蛋白血症、水肿、电解质异常和肾功能损害。麻醉前应尽力予以调整，以提高患者对手术、麻醉的耐受性，减少术后并发症。

（2）消化道溃疡和肿瘤出血患者多伴有贫血和低清蛋白血症，若为择期手术，必要时应予小量多次输血或补充清蛋白。

（3）消化道疾病发生呕吐、腹泻或肠内容物潴留，最易发生水、电解质及酸碱平衡紊乱，出现脱水、血液浓缩、低钾血症，上消化道疾病易出现低氯血症及代谢性碱中毒，下消化道疾病可并发低钾血症及代谢性酸中毒等。长期呕吐伴有手足抽搐者，术前术中应适当补充钙和镁。

（4）为避免麻醉中呕吐、误吸及有利于术后肠功能恢复，胃肠道手术宜常规行胃肠减压。

（5）麻醉前用药需根据麻醉方式和病情而定。对饱胃及可能呕吐者，应避免用药量过大，以保持患者的意识和反射。

二、麻醉处理

1. 胃十二指肠手术

硬膜外阻滞可经胸$_{8～9}$或胸$_{9～10}$间隙穿刺，向头侧置管，阻滞平面以胸$_4$～腰$_1$为宜。为清除内脏牵拉反应，进腹前可适量给予镇痛镇静药。上腹部手术的阻滞平面不宜超过胸$_3$，否则胸式呼吸被抑制，膈肌代偿性活动增强，可影响手术操作。此时，如再使用较大量镇痛镇静药，可显著影响呼吸功能而发生缺氧和二氧化碳蓄积，甚至发生意外。因此，麻醉中除应严格控制阻滞平面外，还应加强呼吸监测和管理。当前，腹部手术最为常用的麻醉方法为全麻，宜选择麻醉诱导快、肌松良好、清醒快的麻醉药物。肌松药的选择及用药时间应合理掌握，需保证进腹探查、深部操作、冲洗腹腔及缝合腹膜时有足够的肌肉松弛，注意药物间的相互协同作用，加强呼吸、循环、尿量、体液等变化和维护水、电解质、酸碱平衡的管理。

2. 结肠手术

右半结肠切除术选用连续硬膜外阻滞时，可选胸$_{11～12}$间隙穿刺，向头侧置管，阻滞平面控制在胸$_6$～腰$_2$。左半结肠切除术可选胸$_{12}$～腰$_1$间隙穿刺,向头侧置管,阻滞平面需达胸$_6$～骶$_4$。进腹探查前宜先给予适量辅助药,以控制内脏牵拉反应。选择全麻使用肌松药时,应注意其与抗生素和其他麻醉等药物的协同不良反应,如呼吸延迟恢复等。结肠手术前常需多次清洁洗肠,故应注意血容量和血钾的变化。严重低钾血症可导致心律失常,术前数小时应复查血钾,并密切监测心电图的变化。

3. 直肠癌根治术的麻醉手术

需取截石位,经腹会阴联合切口,选用连续硬膜外阻滞时宜用双管法。一点取胸$_{12}$～腰$_1$间隙穿刺,向头置管;另一点经腰$_{3～4}$间隙穿刺,向尾置管。先经低位管给药以阻滞骶神经,再经高位管给药,使阻滞平面达胸$_6$～骶$_4$,麻醉中适量应用辅助药即可满足手术要求。麻醉中应注意体位改变对呼吸、循环的影响,游离乙状结肠时多需采用头低位,以利于显露盆腔,此时应注意呼吸通气情况,并常规吸氧。术中出血可能较多,要随时计算出血量,并给予及时补偿。随着腹腔镜手术的快速发展以及患者对诊疗要求的提高,大多胃肠道手术已采用全身麻醉,并在手术过程中采取动、静脉穿刺,实时监测血压、中心静脉压及血气、血红蛋白,指导麻醉药物应用、呼吸参数调节及补液输血量。

三、麻醉后注意事项

(1)腹部手术结束,需待患者各项生命体征稳定后方可送回术后恢复室或病房。麻醉医师须亲自检查呼吸、血压、脉搏、四肢末梢温度颜色及苏醒程度,向主管手术医师和值班护士交代清楚后,方可离开患者。

(2)患者尚未完全清醒或循环、呼吸功能尚未稳定时,应加强对呼吸、血压、中心静脉压、脉搏、尿量、体温、意识、皮肤颜色温度等监测,并给予相应处理。术后应常规给予氧疗,以预防术后低氧血症。

(3)麻醉手术后应立即进行血常规、血细胞比容、电解质、血气分析等检查,并依检查结果给予相应处理。

(4)持续静脉补液,手术当天的输液量,成人为 3500～4000mL,如术中有额外出血和体液丢失,应根据出量予以补充调整。

(5)术后可能发生出血、呕吐、呃逆、尿潴留和肺部并发症,须予以重视和防治。

第五节　肝胆手术麻醉

一、麻醉前准备

(1)重点应检查心、肺、肝、肾功能。对并存疾病特别是高血压病、冠心病、肺部感染、肝功能损害、糖尿病等应给予全面的内科治疗。

(2)胆囊、胆道疾病多伴有感染;胆道梗阻多有阻塞性黄疸及肝功能损害,麻醉前都要给予消炎、利胆和保肝治疗。阻塞性黄疸可导致胆盐、胆固醇代谢异常,维生素 K 吸收障碍,致使维生素 K 参与合成的凝血因子减少,发生出凝血异常,凝血酶原时间延长。麻醉前应给予维生素 K 治疗,使凝血酶原时间恢复正常。胆道疾患术前慎用吗啡类镇痛药。

(3)血清胆红素升高者,在腹部外科多为阻塞性黄疸,术前应加强保肝治疗,术中术后应加强肝肾功能维护,预防肝肾综合征的发生。

(4)阻塞性黄疸的患者,自主神经功能失调,表现为迷走神经张力增高,心动过缓。麻醉手术时更易发生心律失常和低血压。

(5)胆囊、胆道疾病患者常有水、电解质、酸碱平衡紊乱、营养不良、贫血、低蛋白血症等继发性病理生理改变,麻醉前均应做全面纠正。

二、麻醉选择及处理

胆囊、胆道手术,可选择全身麻醉、硬膜外阻滞或全麻加硬膜外阻滞下进行。硬膜外阻滞可经胸$_{8\sim9}$或胸$_{9\sim10}$间隙穿刺,向头侧置管,阻滞平面控制在胸$_{4\sim12}$。胆囊、胆道部位迷走神经分布密集,且有膈神经分支参与,在游离胆囊床、胆囊颈和探查胆总管时,可发生胆 – 心反射。患者不仅出现牵拉痛,而且可引起反射性冠状动脉痉挛、心肌缺血导致心律失常,血压下降。应采取预防措施,如局部神经封闭、应用哌替啶及阿托品或氟芬合剂等。吗啡、芬太尼可引起胆总管括约肌和十二指肠乳头部痉挛,而促使胆道内压上升达 2.94kPa(300mmH$_2$O)或更高,持续 15~30min,且不能被阿托品解除,故麻醉前应禁用。阿托品可使胆囊、胆总管括约肌松弛,麻醉前可使用。胆道手术可促使纤维蛋白溶酶活性增强,纤维蛋白溶解而发生异常出血。术中应观察出凝血变化,遇有异常渗血,应及时检查纤维蛋白原、血小板,并给予抗纤溶药物或纤维蛋白原处理。

阻塞性黄疸常伴肝损害,应禁用对肝肾有损害的药物,如氟烷、甲氧氟烷、大剂量吗啡等,三个月内曾用过氟烷麻醉者,也应禁用氟烷。恩氟烷、异氟烷和七氟烷亦有一过性肝损害的报道。麻醉手术中因凝血因子合成障碍,毛细血管脆性增加,也促使术中渗血增多。但临床观察并未发现不同麻醉方法对肝功能及凝血因子有不同的影响。

胆道外科患者,病情与体质差异极大,肥胖体型者逐年增多,麻醉选择与处理的难度也各异。肝脏手术出血凶猛,应做好动静脉穿刺,实时监测,指导药物应用和补液输血。

三、麻醉后注意事项

(1)术后应密切监测血压、脉搏、呼吸、尿量、尿比重,持续鼻导管吸氧,直至病情稳定。按时检查血红蛋白、血细胞比容及电解质、动脉血气分析,根据检查结果给予调整治疗。

(2)术后继续保肝、保肾治疗,预防肝肾综合征。

(3)对老年人、肥胖患者及并存气管、肺部疾病者,应防治肺部并发症。

(4)胆总管引流的患者,应计算每日胆汁引流量,注意水、电解质补充及酸碱平衡。

(5)危重患者和感染中毒性休克未脱离危险期者,麻醉后应送术后恢复室或 ICU 进行严密监护治疗,直至脱离危险期。

参 考 文 献

[1]张咏新,马振东,魏学明,等.新临床外科诊疗与进展[M].长春:吉林科学技术出版社,2015.

[2]杨维建.临床外科疾病诊治精要[M].北京:科学技术文献出版社,2015.

[3]任雷.临床外科疾病处置与并发症防治[M].长春:吉林科学技术出版社,2016.

[4]吕忠船,姜爱华,柳尧林.临床外科常见病诊疗学[M].长春:吉林科学技术出版社,2012.

[5]李光新.临床外科诊治精要[M].长春:吉林科学技术出版社,2016.

[6]吴橙香,窦丽丽.基础护理技术[M].郑州:河南科学技术出版社,2013.

[7]宁宁,廖灯彬,刘春娟.临床伤口护理[M].北京:科学出版社,2013.

[8]张延龄,吴肇汉.实用外科学[M].3版.北京:人民卫生出版社,2012.

[9]缪建华.恶性肿瘤相关治疗临床应用解析[M].南京:东南大学出版社,2016.

[10]孙普军.现代外科理论与实践[M].石家庄,河北科学技术出版社,2012.

[11]曹波.外科常见病诊治[M].石家庄,河北科学技术出版社,2013.

[12]杨登科.实用泌尿生殖外科疾病诊疗学[M].北京:人民军医出版社,2015.

[13]申永璋.外科疾病的现代诊断与治疗[M].天津:天津科学技术出版社,2011.

[14]富京山.胃肠疾病与常见急症超声诊断[M].北京:人民军医出版社,2012.